Hefte zur Unfallheilkunde
Beihefte zur Zeitschrift „Der Unfallchirurg"

Herausgegeben von:
J. Rehn, L. Schweiberer und H. Tscherne

203

Roland Wolff (Hrsg.)

Zentrale Themen aus der Sportorthopädie und -traumatologie

Symposium anläßlich der Verabschiedung von
G. Friedebold, Berlin, 25.–26. März 1988

Mit 136 Abbildungen und 16 Tabellen

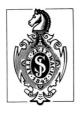

Springer-Verlag
Berlin Heidelberg New York
London Paris Tokyo Hong Kong

Reihenherausgeber

Prof. Dr. Jörg Rehn
Mauracher Straße 15, D-7809 Denzlingen

Prof. Dr. Leonhard Schweiberer
Direktor der Chirurgischen Universitätsklinik München-Innenstadt
Nußbaumstraße 20, D-8000 München 2

Prof. Dr. Harald Tscherne
Medizinische Hochschule, Unfallchirurgische Klinik
Konstanty-Gutschow-Straße 8, D-3000 Hannover 61

Bandherausgeber

Priv.-Doz. Dr. Roland Wolff
Orthopädische Klinik und Poliklinik
Freie Universität Berlin, Oskar-Helene-Heim
Clayallee 229, D-1000 Berlin 33

ISBN 3-540-51325-6 Springer-Verlag Berlin Heidelberg New York
ISBN 0-387-51325-6 Springer-Verlag New York Berlin Heidelberg

CIP-Titelaufnahme der Deutschen Bibliothek. Zentrale Themen aus der Sportorthopädie und -traumatologie / Symposium anläss.. d. Verabschiedung von G. Friedebold, Berlin, 25.–26. März 1988. R. Wolff (Hrsg.). – Berlin ; Heidelberg ; New York ; London ; Paris ; Tokyo ; Hong Kong : Springer, 1989
(Hefte zur Unfallheilkunde ; H. 203)
ISBN 3-540-51325-6 (Berlin . . .) brosch.
ISBN 0-387-51325-6 (New York . . .) brosch.
NE: Wolff, Roland [Hrsg.] ; Symposium anlässlich der Verabschiedung von G. Friedebold < 1988, Berlin, West> ; Friedebold, Günter : Festschrift ; GT

Dieses Werk ist urheberrechtlich geschützt. Die dadurch begründeten Rechte, insbesondere die der Übersetzung, des Nachdrucks, des Vortrags, der Entnahme von Abbildungen und Tabellen, der Funksendung, der Mikroverfilmung oder der Vervielfältigung auf anderen Wegen und der Speicherung in Datenverarbeitungsanlagen, bleiben, auch bei nur auszugsweiser Verwertung, vorbehalten. Eine Vervielfältigung dieses Werkes oder von Teilen dieses Werkes ist auch im Einzelfall nur in den Grenzen der gesetzlichen Bestimmungen des Urheberrechtsgesetzes der Bundesrepublik Deutschland vom 9. September 1965 in der Fassung vom 24. Juni 1985 zulässig. Sie ist grundsätzlich vergütungspflichtig. Zuwiderhandlungen unterliegen den Strafbestimmungen des Urheberrechtsgesetzes.

© Springer-Verlag Berlin Heidelberg 1989
Printed in West Germany.

Die Wiedergabe von Gebrauchsnamen, Handelsnamen, Warenbezeichnungen usw. in diesem Buch berechtigt auch ohne besondere Kennzeichnung nicht zu der Annahme, daß solche Namen im Sinne der Warenzeichen-Gesetzgebung als frei zu betrachten wären und daher von jedermann benutzt werden dürfen.

Produkthaftung: Für Angaben über Dosierungsanweisungen und Applikationsformen kann vom Verlag keine Gewähr übernommen werden. Derartige Angaben müssen vom jeweiligen Anwender im Einzelfall anhand anderer Literaturstellen auf ihre Richtigkeit überprüft werden.

Druck, Einband: Druckhaus Beltz, Hemsbach/Bergstr.
2124/3140-543210 – Gedruckt auf säurefreiem Papier

Professor Dr. med. G. Friedebold

Seit 1969   Ordinarius für Orthopädie und Ärztlicher Direktor der
             Orthopädischen Klinik und Poliklinik
             der Freien Universität Berlin im Oskar-Helene-Heim

1970/71   Präsident der Deutschen Gesellschaft für plastische
             und Wiederherstellungschirurgie e.V.

1972   Präsident der DGOT

1973   Präsident der Deutschen Gesellschaft für Unfallheilkunde

1979   Berufung in die Deutsche Akademie der
             Naturforscher Leopoldina

Mitglied und Ehrenmitglied zahlreicher nationaler und internationaler
wissenschaftlicher Gesellschaften

1986   Verleihung des Großen Bundesverdienstkreuzes

1986   Erich Lexer-Preis

1987   J.F. Dieffenbach-Büste

Vorwort

Der heutige Leistungs- und Hochleistungssport bringt gehäuft Verletzungen und Schäden am Bewegungsapparat mit sich. Für den Sportler ist in der Regel nicht falsches oder zu intensives Training Ursache dieser Beschwerden, sondern unzureichende medizinische Betreuung. Die Anforderungen gerade des Leistungssportlers an den Arzt sind recht hoch, rechtfertigen jedoch deshalb keine anderen Therapieformen.

Anläßlich der Verabschiedung von Herrn Professor Dr. G. Friedebold im März 1988 wurde in einem kleineren Kreis erfahrener Orthopäden und Unfallchirurgen eine kritische Standortbestimmung zu zentralen Themen aus Sportorthopädie und Traumatologie versucht. In drei einführenden Grundsatzreferaten wird die Reaktion des passiven Bewegungsapparates auf Belastung und Überlastung besprochen.

Gerade in der Sportmedizin gewann die Ultraschalldiagnostik als ein nichtinvasives Verfahren rasch an Bedeutung; Möglichkeiten und Grenzen dieses Verfahrens werden eingehend beschrieben und diskutiert. Nach grundsätzlichen Überlegungen zur operativen Behandlung des Sportlers werden Beispiele und spezielle Indikationsstellungen aus dem Bereich der oberen und unteren Extremität dargestellt.

Für den Sportler — insbesondere den Berufssportler — ist die Sportfähigkeit nach einer Verletzung entscheidend. Eine kritische Beurteilung der Belastbarkeit nach Bandverletzungen durch namhafte Vertreter mehrerer großer Kliniken gibt hier eine Hilfestellung.

Inhaltsverzeichnis

I. Einführung 1

Die Bedeutung der Orthopädie für Freizeit und Leistungssport – historische Entwicklung – heutiger Stand (H. Rettig) 1

Medizin und Sport – Gefährdung und Herausforderung (H. Mellerowicz) 6

II. Die Reaktion des passiven Bewegungsapparates auf Belastung und Überlastung 11

Die Reaktion der Sehne auf verschiedene Formen der Belastung und Überlastung (H.M. Sommer und H. Cotta) 11

Die Reaktion des Knorpels auf verschiedene Formen der Belastung und Überlastung (W. Noack) 20

Die Rekation des Knochens auf Belastung und Überlastung (R. Wolff) 24

Diskussion zum Hauptthema II (R. Kreusch-Brinker und R. Wolff) 37

III. Diagnostik von Sportverletzungen durch Arthroskopie und Sonographie 41

Indikationsstellung zur Arthroskopie beim Sportler (J. Probst und H. Hempfling) 41

Sonographische Diagnostik bei Sportverletzungen (U. Harland) 61

Möglichkeiten und Grenzen der Sonographie in der sportorthopädischen Praxis (H.H. Mellerowicz) 76

Diskussion zum Hauptthema III (H.H. Mellerowicz und R. Wolff) 91

IV. Die operative Therapie von Sportschäden und -verletzungen 93

Die Indikation zur operativen Behandlung von Verletzungen des Leistungssportlers (S. Weller) 93

Möglichkeiten der operativen Behandlung von Sportschäden und Verletzungen an der oberen Extremität – Kritische Wertung (L. Schweiberer und P. Habermeyer) 102

Die operative Versorgung von Sportverletzungen und Sportschäden der Hand
(A. Pannike) 105

Die operative Behandlung von Sportschäden und Sportverletzungen im Bereich
der unteren Extremität – Kritische Wertung (H. Zwipp) 116

Verletzungen und Schäden an der Wirbelsäule beim Sportler (R. Kreusch-
Brinker, A. Eisenschenk und R. Wolff) 129

Diskussion zum Hauptthema IV (H. Mellerowicz und R. Wolff) 140

V. Spezielle Verfahren zur Rekonstruktion von Bandverletzungen 143

Die Bandplastik als Primär- oder Sekundäreingriff am oberen Sprunggelenk
(E.H. Kuner) 143

Discus- und Bandverletzungen im Bereich der Handwurzel (H. Zilch) 151

Die Behandlung frischer und veralteter fibularer Bandrupturen der oberen
Sprunggelenke (F. Durbin und W. Pörschke) 157

Ein neues percutanes Ligamentsicherungssystem zur rascheren funktionellen
Rehabilitation nach Gelenk-Bandverletzungen (PLSS) (H. Mittelmeier und
W. Mittelmeier) 161

Die veraltete Ruptur des vorderen Kreuzbandes und ihre Versorgung
(E. Lambiris, G. Papajanopulos, K. Kasakos und D. Rondojanni) 169

Fallbeispiele – sportbedingte, ungewöhnliche Gelenkluxationen am Handgelenk
(A. Ahmadi und A. Kefenbaum) 174

Diskussion zum Hauptthema V (R. Wolff und R. Kreusch-Brinker) 177

VI. Die postoperative Sportfähigkeit 179

Die Sportfähigkeit nach Bandplastiken – Übersichtsreferat (K. Weise) 179

Die Sportfähigkeit nach Kniebandplastiken (P. Lobenhoffer und M. Blauth) .. 186

Sportfähigkeit nach Kreuzbandverletzungen (M. Settner) 192

Die Sportfähigkeit nach Bandplastiken am oberen und unteren Sprunggelenk
(H. Zwipp, E. Scola und H. Thermann) 196

Sportfähigkeit nach endoprothetischer Versorgung (H. Mittelmeier und
J. Heisel) 204

Zusammenfassung der Diskussion zum Hauptthema VI (H.H. Mellerowicz
und R. Wolff) 218

VII. Spezielle Probleme der Sportorthopädie 211

Der Leistenschmerz des Fußballers (W. Pörschke und F. Durbin) 211

Die sportliche Belastbarkeit bei angeborenen Fehlformen im Bereich der Hüfte
(Coxa valga) (A. Rohlmann, G. Bergmann und R. Wolff) 223

Diskussionsbemerkungen zum Hauptthema VII (H. Mellerowicz) 231

Ungelöste Probleme bei der Behandlung nach Verletzungen von Leistungssportlern (G. Hierholzer und E. Ludolph) 232

Sachverzeichnis 237

Mitarbeiterverzeichnis

Ahmadi, A., Dr.; Orthopäd. Klinik und Poliklinik, Freie Universität Berlin, Oskar-Helene-Heim, Clayallee 229, D-1000 Berlin 33

Bergmann, G., Dr. Ing.; Orthopäd. Klinik und Poliklinik, Freie Universität Berlin, Oskar-Helene-Heim, Clayallee 229, D-1000 Berlin 33

Blauth, M., Dr.; Unfallchirurgische Klinik, Medizinische Hochschule Hannover, Konstanty-Gutschow-Straße 8, D-3000 Hannover 61

Cotta, H., Prof. Dr.; Stiftung Orthopäd. Univ.-Klinik, Schlierbacher Landstraße 200a, D-6900 Heidelberg

Durbin, F., Priv.-Doz. Dr.; Orthopäd. Klinik, Klinikum der Justus-Liebig-Universität, Paul-Meimberg-Straße 3, D-6300 Gießen

Eisenschenk, A., Dr.; Orthopäd. Klinik und Poliklinik, FU Berlin, Oskar-Helene-Heim, Clayallee 229, D-1000 Berlin 33

Habermayer, P., Dr.; Chirurg. Klinik Innenstadt und Poliklinik, Universität München, Nußbaumstraße 20, D-8000 München 2

Harland, U., Dr.; Orthopäd. Klinik, Klinikum der Justus-Liebig-Universität, Paul-Meimberg-Straße 3, D-6300 Gießen

Heisel, J., Dr.; Orthopäd. Univ.-Klinik und Poliklinik, D-6650 Homburg/Saar

Hempfling, H., Dr.; BG-Unfallklinik, Prof.-Küntscher-Straße 8, D-8110 Murnau/Staffelsee

Hierholzer, G., Prof. Dr.; BG-Unfallklinik, Großenbaumer Allee 250, D-4100 Duisburg 28

Kasakos, K., Dr.; Orthopaedic Surgery, General Hospital Athens, GR-Athen

Kefenbaum, A., Dr.; Orthopäd. Klinik und Poliklinik, FU Berlin, Oskar-Helene-Heim, Clayallee 229, D-1000 Berlin 33

Kreusch-Brinker, R., Dr.; Orthopäd. Klinik und Poliklinik, FU Berlin, Oskar-Helene-Heim, Clayallee 229, D-1000 Berlin 33

Kuner, E.H., Prof. Dr.; Unfallchirurg. Abteilung, Chirurg. Univ.-Klinik, Hugstetter Straße 55, D-7800 Freiburg

Lambiris, E., Prof. Dr.; Orthopaedic Surgery, University of Patras, GR-Patras

Lobenhoffer, P., Dr.; Unfallchirurg. Klinik, Medizinische Hochschule Hannover, Konstanty-Gutschow-Straße 8, D-3000 Hannover 61

Ludolph, E., Dr.; BG-Unfallklinik, Großenbaumer Allee 250, D-4100 Duisburg 28

Mellerowicz, H., Prof. Dr.; Institut für Leistungsmedizin, präventive und rehabilitative Sportmedizin, Forchenbeckstraße 21, D-1000 Berlin 33

Mellerowicz, H.H., Dr.; Orthopäd. Klinik und Poliklinik, FU Berlin, Oskar-Helene-Heim, Clayallee 229, D-1000 Berlin 33

Mittelmeier, H., Prof. Dr.; Orthopäd. Univ.-Klinik und Poliklinik, D-6650 Homburg/Saar

Mittelmeier, W., Dr.; Orthopäd. Univ.-Klinik und Poliklinik, D-6650 Homburg/Saar

Noack, W., Prof. Dr., Abt. für Orthopädie, Ev. Waldkrankenhaus, Akad. Lehrkrankenhaus der FU Berlin, Stadtrandstraße 555, D-1000 Berlin 20

Pannike, A., Prof. Dr.; Unfallchirurgische Klinik, Klinikum der Universität Frankfurt, Theodor-Stern-Kai 7, D-6000 Frankfurt/M. 70

Papajanopulos, G., Dr.; Orthopaedic Surgery, General Hospital Athens, GR-Athen

Pörschke, W., Dr.; Orthopädische Klinik, Klinikum der Justus-Liebig-Universität, Paul-Meimberg-Straße 3, D-6300 Gießen

Probst, J., Prof. Dr.; BG-Unfallklinik, Prof.-Küntscher-Straße 8, D-8110 Murnau/Staffelsee

Rettig, H., Prof. Dr.; Orthopäd. Klinik, Klinikum der Justus-Liebig-Universität, Paul-Meimberg-Straße 3, D-6300 Gießen

Rohlmann, A., Dr. Ing.; Orthopäd. Klinik und Poliklinik, FU Berlin, Oskar-Helene-Heim, Clayallee 229, D-1000 Berlin 33

Rondojanni, D., Dr.; Orthopaedic Surgery, General Hospital Athens, GR-Athen

Settner, M., Dr.; BG-Unfallklinik, Großenbaumer Allee 250, D-4100 Duisburg 28

Scola, E., Unfallchirurgische Klinik, Medizinische Hochschule Hannover, Konstanty-Gutschow-Straße 8, D-3000 Hannover 61

Sommer, H.M., Dr.; Stiftung Orthopädische Univ.-Klinik, Schlierbacher Landstraße 200a, D-6900 Heidelberg

Schweiberer, L., Prof. Dr.; Chirurg. Klinik Innenstadt und Chirurg. Poliklinik, Universität München, Nußbaumstraße 20, D-8000 München 2

Thermann, H., Dr.; Unfallchirurgische Klinik, Med. Hochschule Hannover, Konstanty-Gutschow-Straße 8, D-3000 Hannover 61

Weise, K., Dr.; BG-Unfallklinik, Rosenauer Weg 95, D-7400 Tübingen

Weller, S., Prof. Dr.; BG-Unfallklinik, Rosenauer Weg 95, D-7400 Tübingen

Wolff, R., Priv.-Doz. Dr.; Orthopäd. Klinik und Poliklinik, FU Berlin, Oskar-Helene-Heim, Clayallee 229, D-1000 Berlin 33

Zilch, H., Prof. Dr.; Abt. für Unfall-, Wiederherstellungs- und Handchirurgie, Kreiskrankenhaus Goslar, D-3380 Goslar

Zwipp, H., Priv.-Doz. Dr.; Unfallchirurg. Klinik, Med. Hochschule Hannover, Konstanty-Gutschow-Straße 8, D-3000 Hannover 61

I. Einführung

Die Bedeutung der Orthopädie für Freizeit und Leistungssport
— historische Entwicklung — heutiger Stand

H. Rettig

Orthopädische Klinik der Justus-Liebig-Universität Gießen (Direktor: Prof. Dr. med. H. Rettig), Paul-Meimberg-Straße 3, D-6300 Gießen

Das Thema ist so umfassend, daß es hier nur fragmentarisch abzuhandeln ist.

Die *Olympischen Spiele* mit einem 4jährigen Turnus, heute wie früher Höhepunkt sportlichen Engagements und sportlicher Anstrengungen, dürften zum ersten Male um 1500 v. Chr. gefeiert worden sein.

Erste sichere Aufzeichnungen von Siegern dieser Spiele gehen nach Mannhart (1968) auf das Jahr 776 v. Chr. zurück. Damals galten die noch begrenzten Sportdisziplinen der Schulung von Kraft und Geschicklichkeit. Eigenschaften, die mit körperlicher Ertüchtigung, vor allem der Wehrhaftigkeit der Übenden, also dem kriegerischen Dienste nützten. Platon betrachte die Gymnastik als Schwester der geistigen Künste. In seiner "Politeia" stellte er fest: "wer geistige Bildung und körperliche Leistungsfähigkeit aufs schönste verbindet und sie im rechten Maße dienstbar macht, der ist nach unserer Ansicht der vollendete harmonisch gefügte Mensch".

Philatelie und Kunst haben sich mit Darstellungen der verschiedenen Wettkämpfe jeweils zu Zeiten Olympischer Spiele dieser Themen immer wieder angenommen.

Die japanische Geschichte zeigt nach Akiyama (1964) in gleicher Weise eine Reihe frühgeschichtlicher Sportarten. Auch sie dienten als Kampfspiele der Wehrertüchtigung. Judo, Kendo (Fechtsport) und Kyndo (Bogenschießen) kennzeichnen eine Ausbildung zur Körperertüchtigung, die mit der Beifügung des Wortes "Kyudo" ebenso die geistige Entwicklung als wesentlichen Bestandteil der Leibesübungen kennzeichnete. Derartige Sportarten sind in Japan seit dem 12. bis 13. Jahrhundert bekannt.

In der ägyptischen, aber auch in der kretischen und assyrischen Kultur sind Ballspiele belegt.

Der Gummiball wurde, wie Peschard (1968) berichtet, vor etwa 500 Jahren aus Mexiko nach Europa importiert. Man sollte sich dieser "Importware" bewußt sein, wenn heute der Fußballsport bei weitem sogar den früher beliebten Stierkampf in spanischen Ländern an Bedeutung überholt hat. Ovido hatte wohl als erster Europäer die springende Kautschukkugel beschrieben. Wahrscheinlich handelte es sich beim Ballspiel der Ureinwohner Mexikos um eine Zeremonie, die der Götterverehrung diente. Zu den Gepflogenheiten dieses Spieles zählte nach alten Berichten der Abschluß von Wetten. Von reichen Mitbürgern wurden verlorene Wetten in Gold und Edelsteinen, vom Mittelstand mit Maiskolben und von den Armen mit dem Verlust der Freiheit, also dem Sklaventum, beglichen. Die Sieger des Spiels wurden den Göttern geopfert.

Gymnastik und Heilkunde fanden nach anfänglichen Widerständen in Griechenland bald zueinander: Hygieia — Gesundheitslehre nach Erasistratos. Das Asklepion von Pergamon, wahrscheinlich in der ersten Hälfte des 4. Jahrhunderts v. Chr. erbaut, weist mit dem Gymnasium und den Behandlungsstätten bereits auf eine solche Kombination altgriechischer Medizin hin.

Der politische Verfall in Griechenland, vor allem in Athen, und die Folgen des Peleponesischen Krieges führten zur Spezialisierung im Sport und entwickelten das Berufsathletentum mit allen Nachteilen, wie sie auch heute dem Sport leider oft anzulasten sind.

In Europa waren Ballspiele im Mittelalter üblich — Ballhaus. Spanische und italienische Humanisten haben das Spiel in die Erziehung eingeordnet.

Ritterspiele des europäischen Mittelalters dienten auf Grund rechtlicher und sozialer Strukturen mehr der körperlichen und Kriegsertüchtigung.

Bruno Valentin, ein Kenner der Geschichte des orthopädischen Faches, hat auf Entwicklungen verwiesen, die in Griechenland mit Heil- und pädagogischer Gymanstik zu Behandlungswegen führte, die heute als Krankengymnastik einen wesentlichen Teil des Behandlungsplanes der Medizin, besonders orthopädischer Kliniken kennzeichnet.

Die Geschichte der Orthopädie zeigt, daß der Vater unseres Faches, Nicolas Andry, 1744 noch vorwiegend mit passiven Maßnahmen "Form und Ungestaltheit des Leibes bei Kindern" zu beeinflussen suchte. Dem französischen Arzte Tissot (1780) muß zugestanden werden, daß er, angeregt von griechischen Vorbildern, medizinische und chirurgische gymnastische Übungen zur Heilung seiner Kranken einsetzte.

Mit der Gründung zahlreicher orthopädischer Anstalten, Anfang des 19. Jahrhunderts, wurde die Gymnastik als "Leibesübung" Teil der Behandlung bestimmter Erkrankungen des Haltungs- und Bewegungsapparates. I. Shaw in England führte Übungen zur Behandlung der Skoliose durch. Venel in der Schweiz hatte gleiche therapeutische Vorstellungen. In Frankreich war Pravaz (1791–1853) am Institut von Delpech um die Einführung der Gymnastik in der Krankenbehandlung bemüht. In Deutschland sind mit diesen Behandlungsverfahren Jakob Heine und der orthopädische Arzt Schreber, letzterer mit der Zimmergymnastik und der Entwicklung von "Schrebergärten" zu benennen. Der Schwede Per-Hendrik Ling setzte in gleicher Weise die Übungsbehandlung in der Therapie durch. Erfahrungen und Erfolge dieser Ärzte lieferten letztlich Grundlagen der Krankengymnastik, so wie sie uns heute geläufig ist.

Zwanglos von der Heil- oder Krankengymnastik, der im orthopädischen Fache fest verankerten Therapieform, entwickelte sich im 20. Jahrhundert der Versehrtensport. Leibesübungen dienten nicht mehr nur zur Erhaltung der Gesundheit, sie stellten die Bedeutung von Sport und Spiel zur Wiederentdeckung des Körpergefühls und der Körperbeherrschung bei Schwerversehrten heraus. Bereits im 1. Weltkrieg (Mallwitz) wurde der Versehrtensport als bedeutungsvoll anerkannt und in einer Reihe Lazarette im Therapieplan aufgenommen.

Versehrtensport als Breitensport hatte sich auch im 2. Weltkrieg zur körperlichen und geistigen Persönlichkeitsentwicklung bewährt (Abb. 1). Die Gründung zahlreicher Versehrtensportverbände sind ein beredtes Zeugnis dieser Einschätzung. Die Namen von Max Lange (1941) und A.N. Witt (1954), ersterer mit einem zweckmäßigen Schema über den Einsatz des Versehrtensportes in seiner "Unfallorthopädie", sind als Promotoren der Förderung des Versehrtensportes nach dem 2. Weltkrieg zu benennen.

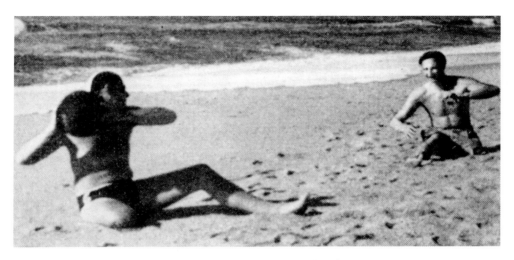

Abb. 1. Amputierte Versehrtensportler beim Medizinballspiel

Akute Verletzungsgefahren oder Abnützungsschäden, die befürchtet wurden, sind an den verbliebenen gesunden Gelenken und Sehnen bei guter Kompensationsfähigkeit, wie Untersuchungen und Erfahrungen zeigen, im Versehrtensport gering (Witt 1954). Trotz schwerer Gliedmaßendefekte und Verletzungsfolgen sind Funktionen und Bewegungsabläufe auch beim Versehrtensport ästhetisch. Die erbrachten Leistungen sind zum Teil hervorragend. Mallwitz war trotzdem ein harter Gegner von Hochleistungen und Leistungsabzeichen oder Preisen beim Versehrtensport.

Die Entwicklung des Sports allgemein, nach dem 2. Weltkrieg als Breitensport und zur Freizeitgestaltung, z.T. mit neuen Sportdisziplinen, aber auch den "Trimm-Dich"-Anregungen, haben Verletzungshäufigkeit und Sportschäden als zunehmendes medizinisch therapeutisches Problem gebracht. In der Diagnostik wie im therapeutischen Einsatz ist das orthopädische Fach dabei gefordert.

Ein Rückblick auf die vergangenen 15–20 Jahre zeigt, daß bei verbesserter Diagnostik, z.B. durch Arthroskopie, aber auch der Therapie, mit Erkenntnissen der Vielfältigkeit von Verletzungsarten wie den Bandverletzungen am Kniegelenk, im Krankengut unserer Kliniken Sportverletzungen einen höheren Stellenwert zahlenmäßig einnehmen. Die Häufigkeit von Sportverletzungen auf einzelne Disziplinen prozentual nach einer älteren Statistik von Heiss (1963) aufgeteilt, dürfte auch heute noch weitgehend sachgerecht sein, wobei regionale Unterschiede (Wintersport – Wassersport) sicher zu berücksichtigen sind.

Ob Einsatz und Gewinn in der Sportdisziplin und bei Verletzungen der erlittene Folgezustand im Hinblick auf Dauerschäden immer miteinander in Einklang zu bringen sind, wird nicht zu Unrecht als unbeantwortete Frage, vorwiegend beim Kampfsport, heute aufgeworfen.

Ursachen von Verletzungen (Abb. 2 u. 3) sind nicht nur sportart- und gerätetypisch. Auch der Sporttreibende trägt dazu bei:

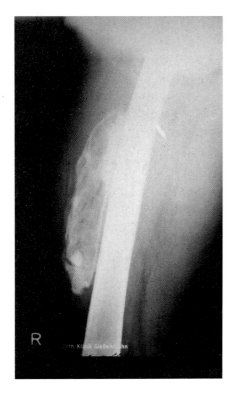

Abb. 2. Verkalktes Oberschenkelhämatom nach Trittverletzung am Oberschenkel

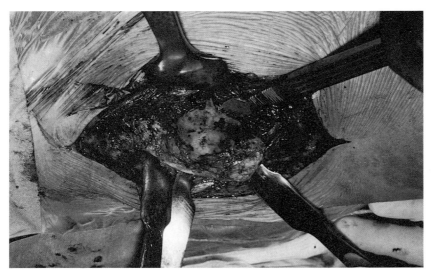

Abb. 3. Hämatombedingte Exostose an der Beckenschaufel – Operationssitus

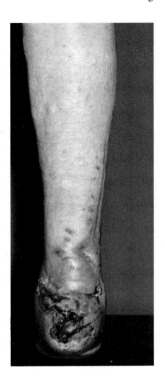

Abb. 4. Schwere Fußnekrose nach Unterschenkelfraktur mit Kompartmentsyndrom

Ungenügende Vorbereitung,
mangelnde Körperbeherrschung,
Überlastung und Übermüdung sowie
undiszipliniertes Verhalten der Sporttreibenden

sind häufige Ursache von Schäden und Verletzungsfolgen, die keineswegs immer zur vollen Rehabilitation, auch bei exakter Behandlung, geführt werden können (Abb. 4).

In der Zeit des Beginns der Olympischen Spiele hatte dem Sieger ein Lorbeerkranz als Trophäe gewinkt. Bereits die Griechen mußten aber erkennen, daß mit Steigerung des Wertes der Preise für den Sieger eine Entwicklung gesteuert wurde, die zum Berufsathletentum (Mannhart 1968) führte und dem Sport keineswegs zuträglich war. Möge eine solche Entwicklung, für die heute zweifellos Parallelen nicht ohne weiteres zu leugnen sind, zeitig erkannt und im Interesse unserer jungen Sportler gesteuert werden.

Literatur

Akiyama N (1964) Der japanische Sport und seine Geschichte. Materia Medica Nordmark, XVI/13–14, zur XVIII. Olympiade 1964 in Tokio, S 558–570

Baumgartl F, Niemann F (1968) Wie muß das Kniegelenk eines Hochleistungssportlers beschaffen sein? Materia Medica Nordmark, XX/9, zu den XIX. Olympischen Spielen in Mexiko, September 1968, S 511–522

Heiss F (1963) Sport und Unfall. Therapeutische Berichte 2/63, 35. Jahrgang 1963. Bayer Leverkusen, S 39–49
Hoske H (1952) Überlastungen beim Versehrtensport. V. Versehrtensport – Sportärzte-Kongreß, Berlin, Juni 1952, S 115
Lange M (1941) Muskel- und Sehnenschäden beim Sport. Zentralbl Chirurgie, 68. Jahrgang, Nr 10:438–445
Mannhart H (1968) Die Olympischen Spiele im Spiegel der Briefmarke und der Motivphilatelie. Materia Medica Nordmark, XX/10, zu den XIX. Olympischen Spielen in Mexiko, Oktober 1968, S 554–566
Noeske H (1964) Versehrtenleibesübungen für Unfallverletzte. Die Berufsgenossenschaft, Heft 5, Mai 1964
Peschard A (1968) Sport im alten Mexiko. Materia Medica Nordmark, XX/9, zu den XIX. Olympischen Spielen in Mexiko, September 1968, S 473–481
Refior HJ (1987) Kapselbandverletzungen des Kniegelenkes. MMW 129, 45:807–808
Witt AN (1954) Die Schädigungsmöglichkeiten der Gelenke beim Versehrtensport. Sportmedizin, Zeitschrift für angewandte Biologie des Sportes, Jahrgang 5/12:1–16

Medizin und Sport – Gefährdung und Herausforderung

H. Mellerowicz

Institut für Leistungsmedizin, präventive und rehabilitative Sportmedizin, Forchenbeckstraße 21, D-1000 Berlin 33

Im Sport unserer Zeit liegen viele medizinische Probleme und ärztliche Aufgaben. – Die Sportmedizin, im heutigen umfassenden Sinne des Wortes, ist nicht erst im 20. Jh. entwickelt worden. Von griechischen Ärzten und Philosophen des klassischen Altertums sind Wirkungen und Bedeutung der Gymnastik früh erkannt und in eingehenden Werken beschrieben und praktisch angewandt worden. Die Grundgedanken unserer heutigen präventiven und rehabilitativen Sportmedizin sind bereits in jener Zeit entwickelt worden.

Platon (427–347 v. Chr.) bezeichnete die Heilkunst und die Gymnastik als Schwesterkünste.

Hippokrates (460–377 v. Chr.) hebt in seinen Schriften häufig den hygienischen Wert der Gymnastik hervor. Im "Corpus Hippocraticum" finden sich bereits Abhandlungen über die Gymnastik als Heilmethode.

Die griechischen Ärzte Diokles von Karystos – ein Schüler des Aristoteles – Praxagoras und Philotimos haben das Gesamtgebiet der Gymnastik und der vorbeugenden Körperpflege als Hygiene in die griechische wissenschaftliche Medizin eingeführt. – Sie errichteten ein wohl fundiertes Lehrgebäude, in dem vorbeugende und wiederherstellende Gymnastik, Massage und Badebehandlung einen breiten Raum einnahmen. Die Gymnastik als Mittel der Erhaltung und Förderung der Gesundheit und die Heilgymnastik fanden in der folgenden Zeit wachsende Anerkennung in der griechischen Medizin und weite praktische Anwendung. – Der große römisch-hellenistische Arzt Galen (gest. 199 n. Chr. in Rom) hat mehrere Schriften über Gymnastik und Massage verfaßt. Er wies verschiedentlich auf den therapeutischen Wert der Leibesübungen hin und forderte, daß der Arzt mit dem ganzen Gebiet der Gymnastik vertraut sei.

Am Ausgang der Antike bestand ein reiches Wissen über die medizinische Bedeutung der Leibesübungen. Es wurde später von byzantinischen und arabischen Ärzten übernommen und ausgebaut und ist auch in die frühmittelalterliche medizinische Literatur des Abendlandes übergegangen. In Deutschland erschien von dem Hallenser Professor Friedrich Hoffmann (1701) eine Abhandlung: "De motu corporis optima medicina" ("Leibesübung als optimales Heilmittel"), eine "gründliche Anweisung, wie ein Mensch durch vernünftige Anwendung von Leibesübungen seine Gesundheit erhalten könne". Der englische Arzt Franzisco Fuller verfaßte 1740 zwei bedeutende sportärztliche Werke, die "Medicina Gymnastica" und "Treatment concerning the power of exercise". – Er behandelt in letzterem die Einwirkung der Gymnastik auf den menschlichen Körper, ihre Bedeutung für die persönliche Gesundheitspflege und Jugenderziehung sowie für die Heilung von Krankheiten. In Paris schrieb Tissot 1780 eine "Gymnastique medicinale et chirurgienne". Im 18. Jh. hat auch Johann Peter Frank in seinem berühmtem sechsbändigen Werk "System einer vollständigen medizinischen Polizey" geradezu modern anmutende Grundsätze für die Leibeserziehung der Jugend veröffentlicht. – Leider bemühen wir uns noch heute um ihre Verwirklichung.

Um die Jahrhundertwende (um 1900) war in Deutschland ein bedeutender Vorkämpfer des sportärztlichen Gedankens F.A. Schmidt aus Bonn. Das ärztliche Interesse für die Leibesübung wurde durch die internationale Hygieneausstellung 1911 in Dresden gefördert. Hier wurde das erste sportärztliche Laboratorium in Betrieb genommen und Untersuchungen von Zuntz, Kraus, Du Bois-Reymond und Mallwitz ausgeführt.

Die präventive Sportmedizin erwies sich in zunehmendem Maße als wesentlich, weil unsere moderne technisierte Zivilisation bei der Entstehung einer großen Gruppe von Krankheiten mit eine ursächliche Rolle spielt.

Sie werden bedingt durch Mangel an körperlicher Arbeit und körperlichem Training bei einem Übermaß an nervösen Beanspruchungen (Overstress), Fehl- und Überernährung und durch Rauchsucht u.a. – Den negativen Auswirkungen dieser widernatürlichen Lebensweise auf die Volksgesundheit vorzubeugen und entgegenzuwirken, ist eigentlicher Zweck präventiver sportärztlicher Beratung und Gesundheitserziehung. – Bei manchen Leiden und nach vielen Erkrankungen ist ausgewähltes, wie ein Medikament dosiertes Training von ansteigendem Maß vorzüglich geeignet, als Mittel der Rehabilitation zur Wiederherstellung der Leistungsfähigkeit beizutragen.

Nicht zu verkennen ist: In den letzten Jahrzehnten sind manche *Fehlentwicklungen* und Irrtümer des Sports und der Sportmedizin deutlich geworden.

Sport ist immer mehr zum *"Show business"* einiger weniger Akteure und möglichst zahlreicher Zuschauer geworden.

Hierzu ein Wort des langjährigen Präsidenten des Internationalen Olympischen Komitees, A. Brundage, das jetzt vom jetzigen Präsidenten des Deutschen Sportärztebundes und des Welt-Sportärztebundes, Herrn Hollmann, oft zitiert wird: Olympischer Geist sei derzeit: "gewinnbezogenes, leistungsbestimmtes musculäres Handeln *unter Einsatz von Gesundheit und Moral"*.

Der Trend zum *"Tribünensportler"*, der einst verachtenswert war, wird immer mehr fast Leitmotiv. Die individuelle persönliche Leistung findet kaum noch entsprechende Wertschätzung.

Von vielen wird gemeint und von interessierten Kreisen suggeriert:
Sport sei Höchstleistungssport. Es wird dabei übersehen:
Weniger als 1% aller Sporttreibenden sind Hochleistungssportler.
Mehr als 99% sind Freizeit-, Breiten- und Gesundheitssportler.

Zu viele meinen, Medaillen – auch bei Olympischen Spielen – könne man *"kaufen"*. Es wird dabei übersehen: Es sind in zunehmendem Maße die "Armen", welche Medaillen gewinnen. Sportliche Leistungen werden nicht durch zuviel Wohlstand gefördert. Wohlstand macht träge, Hunger ist eines der stärksten menschlichen Motive.

Zu viele meinen, sportliche Leistungen können durch *Medikamente* gesteigert werden. Diese irrige Auffassung und falsche, durchaus eigennützige Einflüsterungen mancher Trainer und Sportmediziner haben zum Unwesen des *"Dopismus"* geführt. Demgegenüber bleibt einfache und klare Wahrheit: Es gibt keine pharmakologische Substanz, durch welche die Höchstleistung des Höchsttrainierten unschädlich weiter gesteigert werden kann.

Andere meinen, man müsse nur immer mehr und härter trainieren, um immer höhere Leistungen zu erreichen. Doch besteht nach wie vor die *Wissenschaft* und die *Kunst im Training* darin, das rechte Maß zu finden zwischen dem "Zu wenig" und dem "Zuviel".

Die Misere der Vielzahl von Sportverletzungen und Sportschäden, insbesondere im Spitzensport, ist u.a. zum erheblichen Teil auf eine Unkenntnis der naturgesetzlichen Zusammenhänge von Maß und Wirkung im Training zurückzuführen.

Die neue "reine" Sportwissenschaft mißachtet weitgehend naturwissenschaftliche, experimentelle Forschung. Sie verliert zudem immer mehr den *Bezug zur Sportpraxis*. Sie fragt nicht mehr nach Erziehung zu fairem Verhalten im Sport. Sie fragt nicht, wie Sport in der Schule so durchgeführt werden kann, daß er Spaß und Freude macht.

Aber "Angst" und "Aggression" sind seit Jahren "in", insbesondere die *Theorien* über ihre Entstehung, weniger, welche Maßnahmen zu ihrer Prävention praktisch anzuwenden sind.

Auch in der *Sportmedizin* dieser Zeit sind m.E. manche Fehlentwicklungen aufgetreten. Der derzeitige Mode-Trend in der Sportmedizin heißt seit Jahren: Bestimmung der Lactatspiegel im Blut.

Es wird darüber vergessen:

Die Lactatmessung ist nur eine von vielen Methoden zur Bestimmung des Trainings- und Leistungszustandes.
Wie andere Methoden ist sie nur brauchbar, wenn sie unter bestimmten, möglichst standardisierten Bedingungen durchgeführt wird.
Nur dann sind ihre Ergebnisse vergleichbar, reproduzierbar und von einigem retrospektivem und prospektivem Wert.

Es ist leider nicht unzutreffend, was ein bekannter Spitzenathlet gesagt hat: "Wir kennen unsere Lactatspiegel, aber die anderen laufen an uns vorbei."

Nicht wenige meinen, Sportmedizin sei *Sport-Traumatologie*. Demgegenüber ist deutlich zu sagen: Von den mindestens 7 Teilbereichen der Sportmedizin ist die Sport-Traumatologie nicht mehr als einer, genaugenommen etwa ein halber Teilbereich in der "Sport-Orthopädie und Sport-Traumatologie" neben der Sport-Physiologie, der Funktionellen Anatomie des Sports, der Inneren Sportmedizin, der präventiven Sportmedizin u.a.. Allerdings besteht die Gefahr im derzeitigen Spitzensport, daß die Sport-Traumatologie infolge mancher Mißbräuche ein unangemessenes Gewicht bekommt.

Gewiß haben einzelne Sportmediziner (der mehr als 8000 im Deutschen Sportärztebund organisierten) im Bereich des Hochleistungssports weitgehend versagt. Glücklicherweise sind davon weniger als 1% der Sporttreibenden ganz überwiegend betroffen − und erfreulicherweise machen die Kosten, die durch Sportverletzungen und Sportschäden verursacht werden, nur ca. 1−2% der Krankheits- und Folgekosten aus, die durch Mangel an Training und Sport, Mangel an Bewegung und Mangel an körperlicher Arbeit in der technisierten Zivilisation unserer Zeit verursacht werden. Doch sind es einige hundert Millionen DM zuviel (!).

Vornehmste Aufgabe der Sportmedizin war stets und bleibt: akute und chronische Fehl- und Überbeanspruchungen, die zu Sportverletzungen und Sportschäden führen, zu verhüten!, ihre erkennbaren Ursachen so weit wie möglich zu beheben!

Fehler sollte der Mensch und die Menschheit *nicht zweimal* machen!

Bereits einmal ist der Sport, sind die "Leibesübungen" am Ausgang der Antike in einem "Gladiatorentum" untergegangen. − Spötter meinen, heute sei es fast wieder soweit, nur ginge die Miß-Entwicklung viel schneller.

Wir müssen wohl sehr ernsthaft darüber nachdenken und alles Nötige tun, um das zu vermeiden.

"Errando discimus", hoffentlich, auch in diesem uns alle angehenden Anliegen. ("Ut sit" wäre hinzuzufügen!).

Was ist zu tun in dieser Situation?

Die *Ursachen* dieser Fehlentwicklungen müssen erkannt und behoben werden. *"Rerum causas cognoscere",* darauf kommt es an!

Und *bewährte Grundsätze der Sportmedizin* sind wieder anzuwenden. Welche sind es?

10 Grundsätze (Gebote) der Sportmedizin

1. Die Sportmedizin *dient* der Erhaltung, Förderung und Wiederherstellung menschlicher Leistungsfähigkeit und Gesundheit bei Arbeit und Sport.
2. Die Sportmedizin *dient nicht* dem Versuch der Leistungssteigerung durch Pharmaka und artifizielle Manipulationen.
3. *Training* und *gesunde Lebensführung* sind wirksame Prinzipien für Leistung und Gesundheit.
4. *Training und Sport können gesund sein* − doch der Gesundheitswert verschiedener Sportarten ist sehr unterschiedlich.
5. *Wissenschaft* und *Kunst* im Training sind − es in wirksamer Quantität und Qualität anzuwenden, das rechte Maß zu finden zwischen dem "Zu wenig" und dem "Zuviel".
6. *Bewegungsmangel,* Über- und Fehlernährung, Rauchsucht, Alkoholismus, Drogenmißbrauch und Umweltgifte sind die Feinde des Menschen in der technisierten Zivilisation. Sie können von der Sportmedizin wirksam bekämpft werden.
7. *Akute Fehl- und Überlastungen* verursachen Sportverletzungen, *chronische Fehl- und Überlastungen* bewirken Sportschäden. Aufgabe der Sportmedizin ist insbesondere ihre Prävention und Rehabilitation.

8. Wesentliches Anliegen der Sportmedizin — ist die Hinführung zu täglicher sportlicher Aktivität und *gesunder Lebensführung* durch Information, Motivation, Gewöhnung, Übung, Training und das eigene Vorbild des Sportarztes.
9. *Freude* und *Spaß* an Spiel und Sport, *faires Verhalten* im Sport helfen sehr der Entwicklung zum Sport für alle.
10. Es ist unredlich, die Leistung auf Kosten der Gesundheit steigern zu wollen. Nur der gesunde Sportler kann höchst-leistungsfähig und lebenstüchtig sein.

Auf diese Grundsätze sollten alle jungen Sportmediziner verpflichtet werden — damit Sport und Sportmedizin noch eine (gesunde) Zukunft haben.

II. Die Reaktion des passiven Bewegungsapparates auf Belastung und Überlastung

Die Reaktion der Sehne auf verschiedene Formen der Belastung und Überlastung

H.M. Sommer und H. Cotta

Stiftung Orthopädische Universitätsklinik Heidelberg (Direktor: Prof. Dr. med. H. Cotta), Schlierbacher Landstraße 200a, D-6900 Heidelberg

Das Sehnengewebe gilt als ein bradytrophes, d.h. relativ stoffwechselinaktives Gewebe (Field et al. 1939; Martin et al. 1955; Peacock 1955; Vailas et al. 1978; Schmidt et al. 1980; Sommer 1987). Seine Stoffwechselaktivität ist gegenüber der Stoffwechselaktivität der Leber um ein Zehntel erniedrigt. Trotzdem wird die Fähigkeit des Sehnengewebes, auf mechanische Reize zu reagieren, nicht bestritten.

Roux hatte bereits 1895 die funktionelle Anpassungsfähigkeit des Sehnengewebes gefordert. Als spezifischer funktioneller Reiz wurde die überwiegende Zugbeanspruchung angenommen. Ploetz (1937) hatte erkannt, daß eine veränderte funktionelle Beanspruchung der Sehne auch zu einer veränderten Struktur der Sehne führt und die schon von Roux (1895) geforderte enge Beziehung zwischen Struktur, Form und Funktion auch für das Sehnengewebe bestätigt.

Die Fähigkeit zur funktionellen Anpassung setzt die Reaktionsfähigkeit der cellulären Bestandteile des Sehnengewebes voraus. Dabei spielen weniger die Fibrocyten als vielmehr die Fibroblasten die entscheidende Rolle. Sie sind bis in das Erwachsenenalter zur Mitose wie auch zur Hypertrophie befähigt und erlauben die Neuproduktion der extracellulären Matrix (Ingelmark 1948; Benecke et al. 1970; Kneese 1979). Sie werden durch pluripotente Mesenchymzellen v.a. des paratendinösen Gleitgewebes, die sich unter ausreichend starken funktionellen Reizen ausdifferenzieren, unterstützt. Im Bereich der Sehneninsertion wie auch im Bereich der konkaven Seite einer Umlenksehne sind diese Zellen wahrscheinlich dazu in der Lage, sich zu Chondroblasten zu entwickeln und Knorpelgewebe zu bilden (Becker et al. 1978; Ploetz 1937).

Die Beziehung zwischen Struktur, Form und Funktion wird von Pauwels (1965) noch eindeutiger in seiner kausalen Histogenese des Binde- und Stützgewebes neu formuliert. Er führt die Neubildung und die funktionelle Anpassung des Binde- und Stützgewebes auf unterschiedliche Veränderungen des Spannungs- und Verzerrungszustandes zurück. Der funktionelle Reiz des Sehnengewebes beruht danach auf eine überwiegende Veränderung des Verzerrungszustandes.

Die Kenntnis um das funktionsmechanische, viscös-elastische Verhalten des Sehnengewebes ergänzt die Pauwelsschen Vorstellungen um die Abhängigkeit der Wirksamkeit dieser Veränderungen von der Zeit:

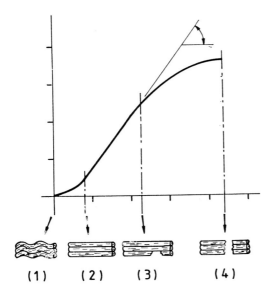

Abb. 1. Spannungs-Dehnungsdiagramm einer Sehne modifiziert nach Butler et al. (1978): Toepart-Bereich von (*1*) bis (*2*), Hookscher-Bereich von (*2*) bis (*3*), Plastischer Verformungs-Bereich von (*3*) bis (*4*)

Das viscös-elastische Verhalten der Sehne bedeutet ein insbesondere zeitlich abhängiges elastomechanisches Verhalten. Das Spannungs-Dehnungsdiagramm entspricht einer S-förmigen Kurve, die sich in drei Abschnitte unterteilen läßt (Abb. 1):

— den Toepart-Bereich,
— den Hookschen Bereich,
— den plastischen Verformungsbereich.

Der erste Abschnitt entspricht dem physiologischen Belastungsbereich. Die zeitlich gegenüber der Dehnung verzögerte Spannungszunahme der Sehne wird als Retardation bezeichnet und ist Kennzeichen des viscös-elastischen Verhaltens der Sehne. Der zweite Abschnitt der Spannungs-Dehnungskurve entspricht dem grenzwertigen, gerade noch physiologischen Belastungsbereich der Sehne mit einer linearen, d.h. elastischen Beziehung von Spannung und Dehnung. Der dritte Abschnitt entspricht der Überlastung der Sehne bis zur Ruptur. Während es in der viscös-elastischen Belastungsphase v.a. zu einer Entwellung des sogenannten "planar crimp" kommt, erfolgt im elastischen Bereich die intrafibrilläre Dehnung auf molekularer Ebene und im plastischen Verformungsbereich das interfibrilläre, pathologische und irreversible Gleiten.

Die Steilheit des Spannungs-Dehnungsdiagrammes nimmt entsprechend dem zeitlich abhängigen viscös-elastischen Verhalten des Sehnengewebes mit der Verformungsgeschwindigkeit zu. Das resultierende harte Dehnungsverhalten unter hohen Verformungsgeschwindigkeiten wird auch im cyclischen Dehnungsversuch bestätigt: Bei einer cyclischen Verformung im physiologischen Dehnungsbereich der Sehne von ca. 5% Sehnenausgangslänge ergibt sich eine Anspannungs- und Entspannungskurve in Form einer Hystereseschleife, die mit zunehmender Dehnungsfrequenz steiler verläuft. Gleichzeitig wird die Fläche, die diese Schleife begrenzt, kleiner, d.h. die Dämpfungseigenschaft der Sehne nimmt ab (Arnold 1972; Butler et al. 1978; Fung 1981; Knörzer et al. 1986).

Das funktionsmechanische, viscös-elastische Verhalten des Sehnengewebes bestimmt auch den Vorgang der funktionellen Anpassung. Bisher wurde davon ausgegangen, daß Sehnen unter regelmäßiger sportlicher Belastung an Festigkeit gewinnen und somit trainierbar sind (u.a. Langhoff 1973; Tipton et al. 1975; Tittel et al. 1970; Viidik 1969; Zuckermann et al. 1973). Ihre Aussagen waren aber insofern widersprüchlich, als sie die Sehnenfestigkeit nicht als Belastung pro Belastungsquerschnitt definierten und den beobachteten unterschiedlichen Anpassungsvorgängen keine einheitliche Belastungsmodalität zuordnen konnten. Eine weiterführende diesbezügliche Klärung bringt die Arbeitsgruppe Sommer (Sommer et al. 1980; Schmidt et al. 1980; Krämer 1984; Cullmann 1985; Sommer 1986):

Unter ausreichend starken Belastungsreizen, die weniger von der Dauer einer Belastung als vielmehr von der Qualität und Intensität und damit verstärkten Ermüdung, v.a. der entsprechenden Erfolgsmuskulatur bestimmt wird, reagiert Sehnengewebe in Form einer

— Zunahme des Belastungsquerschnittes,
— Abnahme der Festigkeit,
— reduzierten Zunahme der Dehnbarkeit,
— initialen Zunahme und nachfolgende Abnahme des Gewebestoffwechsels,
— initialen Rechtsverschiebung, nachfolgenden Linksverschiebungen durch abschließender Normalverteilung der Fibrillendurchmesser.

Diese Anpassungsreaktionen sind in der Phase der Kompensation veränderlich, zeigen aber unter fortgesetzten starken Belastungen ein grenzwertiges Verhalten, mit der Gefahr der Dekompensation. Aus biomechanischer wie auch aus metabolischer Sicht erfolgt selbst bei einer fortgesetzten hohen Belastung keine weitere Anpassungsreaktion, so daß allein die Belastung im physiologischen Arbeitsbereich, die Überlastung momentan und auch zukünftig verhindern kann.

Die in der Endphase der funktionellen Anpassung erreichten Zellgewebsrelationen mit relativ hohen Sehnenfaseranteilen wurden bereits von Ingelmark (1948) erkannt. Ob dabei die Reaktionsfähigkeit der Sehne durch den metabolischen oder biomechanischen Anpassungszustand bestimmt wird, bleibt jedoch ungeklärt. Die stabile Stoffwechselreaktion des Sehnengewebes in diesem Grenzzustand der funktionellen Anpassung sprechen gegen die Annahme, daß z.B. die O_2- und Substratversorgung und damit auch die Blutversorgung leistungsbegrenzend wirken (Schmidt et al. 1982; Sommer 1986).

Zweifelsohne spielen bei diesen funktionellen Anpassungsvorgängen auch altersabhängige Vorgänge eine Rolle. Es muß in diesem Fall davon ausgegangen werden, daß mit dem fortgeschrittenen Alter die Sehnenfestigkeit abnimmt, aber der Grad der Quervernetzungen der Sehnenfaser zunimmt. Die Folge sind eine auch bei der funktionellen Anpassung beschriebene Abnahme der Dämpfungskapazität (Sommer et al. 1980; Krahl 1977; Verzar 1964).

Die bisher beschriebenen experimentellen Erkenntnisse lassen sich bei einer konsequenten Anwendung der Pauwelsschen Forderungen und dem bekannten zeitlich abhängigen Verformungsverhalten im funktionellen Anpassungsverhalten auch am pathologischen veränderten Sehengewebe nachvollziehen.

Die klinische Symptomatik des überlasteten Sehnengewebes geht regelmäßig mit einer Schwellung im Bereich der Insertion oder auch im Bereich des Gleitgewebes einher. Bei einer persistierten Überlastung lassen sich Verhärtungen v.a. des paratendinösen Gleitgewebes tasten. Palpations- und Funktionsschmerzen korrespondieren nicht immer mit diesen Befunden. Häufig treten Belastungsschmerzen zu Beginn und nach einer z.B. sportlichen Belastung im erkalteten Zustand auf und im Extremfall auch während der Belastung. Selbst wenn die Beschwerden auch während der Belastung anhalten, werden dynamisch-konzentrische Muskelkontraktionen toleriert, nicht aber dynamisch-exzentrische Muskelkontraktionen. Die erkaltete wie auch die dynamisch-exzentrisch belastete Muskulatur verhindert durch einen zu großen inneren Widerstand die ausreichend gedämpfte Kraftübertragung auf die überlastete Sehne, so daß die Dämpfungskapazität der entsprechenden Sehne überbeansprucht werden muß (Stoboy 1980; Sommer 1987). Die von uns beobachteten guten Erfolge in der Behandlung der Tendopathie durch muskeldetonisierende Maßnahmen vermögen diese Vorstellungen zu unterstützen.

Die Überbeanspruchung des Sehnengewebes erscheint also prinzipiell sowohl im kompensierten als auch bereits dekompensierten funktionellen Anpassungszustand des Sehnengewebes möglich, sofern die Muskulatur nicht suffizient arbeitet. Die maximalen Belastungswerte von 9 000 N bei der menschlichen Achillessehne (Krahl 1977) erscheinen gegenüber diesen Vorstellungen von der mehr oder weniger günstig genutzten Dämpfungskapazität von zumindest geringerer Bedeutung. Die durch zu einen zu hohen Muskeltonus zu erwartende ungünstige, in der Regel zu schnelle Kraftübertragung wird durch Belastungsschmerzen der pathologisch veränderten Sehne verstärkt. Verknöcherungen im Verlauf oder im Ansatz dieser Sehne wären die mittelbare (Mineralisation auf dem Boden einer Nekrose als Endstufe der Degeneration oder im Gefolge einer Mikro- oder Makro-Traumatisierung) oder auch unmittelbare Folge (auf dem Boden der funktionellen Anpassung bei sehr schnellen Belastungsvorgängen z.B. im Bereich der Sehneninsertion). Das häufig bei der Tendinosis calcarea beobachtete spontane Verschwinden der Ossifikationen unter der fortgesetzten Belastung dieser Sehne vermag diese Vorstellung insofern zu unterstützen, als eine ausreichende Regeneration dieser Sehne nur unter Belastung denkbar ist und Patienten mit solchen Spontanverläufen sich regelmäßig über Belastungsbeschwerden hinwegsetzen und damit allein einen ausreichenden, funktionellen Anpassungszustand der Muskulatur garantieren können (Abb. 2 bis 5).

Die bisherigen Erkenntnisse über das funktionsmechanische wie auch funktionelle Anpassungsverhalten des Sehnengewebes und die Kenntnis seiner pathologischen Veränderungen lassen keine sichere Aussage zu, die in der ausschließlich degenerativen aber auch altersbedingten Veränderung des Sehnengewebes die Schlüsselrolle in der Pathologie der Sehne erkennt oder in einer initialen Überbelastung im Sinne der rezidivierenden Mikrotraumatisierung. Das gleiche gilt auch für die Makrotraumatisierung, die Sehnenruptur, die prinzipiell bei einer unbeschädigten wie auch bei einer vorgeschädigten Sehne möglich erscheint, obwohl der Vorschaden bzw. die pathologische Veränderung einer Sehne die Wahrscheinlichkeit solcher Ereignisse vergrößern.

Wie die beschriebenen pathologischen Vorgänge werden auch die regenerativen Vorgänge des Sehnengewebes von der Belastungsgeschichte der Sehne wie auch der Muskulatur und damit von derem funktionellen Anpassungszustand bestimmt. Die Relation von Schaden zu cellulärer Reaktionsfähigkeit des Sehnengewebes wird bei einer adäquaten funktionellen Reizung bestimmen, ob zumindest eine funktionelle restitutio ad integrum erreicht wird. Die so im fortgeschrittenen Alter noch erreichbare sportliche Belastbarkeit z.B. einer entsprechend therapierten Achillessehnenruptur verdeutlicht die außerordentliche Regenerationsbereitschaft dieses Gewebes (Abb. 6).

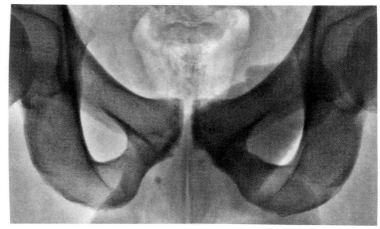

Abb. 2. Symphysennahe Osteo-Chondronekrose eines 31jährigen Fußballspieler mit einer therapieresistenten zweijährigen Beschwerdesymptomatik. Durch ein systematisches, die Becken stabilisierende Muskulatur ausbalancierendes krankengymnastisches Übungsprogramm, das die in diesen Fällen regelmäßig erheblich verkürzten Oberschenkeladductorenmuskeln ausschließlich auf Reflexebene über die Aktivierung der entsprechenden antagonistischen Muskulatur allein durch einen Detonisierung im schmerzfreien Bereich "dehnen", läßt sich die beschwerdefreie Belastung innerhalb von 4 Monaten erreichen. Die Arbeit im schmerzfreien Bereich ist obligatorisch, um durch auftretende Dehnungsschmerzen keinen zusätzlichen Verkürzungstonus aufzubauen. Durch den Einsatz der jeweiligen antagonistischen Muskulatur erfolgt auf Reflexebene nicht nur eine Detonisierung der verkürzten anzusprechenden Muskulatur, sondern auch eine Kräftigung der antagonistischen Muskulatur, die allein die Verkürzungstendenz der jeweiligen synergistischen Muskulatur unter Belastung verhindern kann

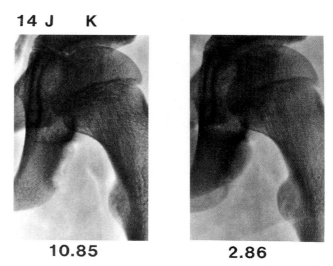

Abb. 3. Osteo-Chondronekrose am Os ischii eines 14jährigen Kunstturners in ihrem zeitlichen Verlauf bis zum Behandlungserfolg und beschwerdefreier maximaler Belastbarkeit (Behandlung wie unter Abb. 2 beschrieben)

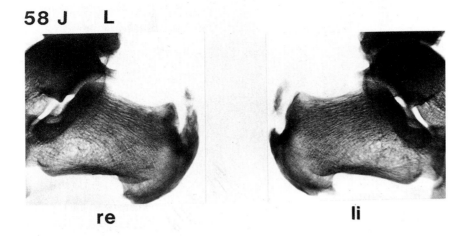

Abb. 4. Die funktionelle Anpassung durch Mineralisation der Sehneninsertion im Bereich des rechten und linken Calcaneus eines 58jährigen Marathon-Läufers; über eine Leidensanamnese z.B. im Sinne einer chronisch rezidivierenden Achillodynie wird nicht berichtet

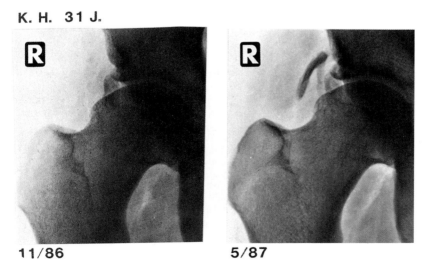

Abb. 5. Die Mineralisation im Gefolge einer posttraumatischen Nekrose der Sehne des M. rectus femoris eines 31jährigen Fußballspielers mit plötzlich bei einer Sprintbelastung auftretenden Schmerzes im Bereich der rechten Hüfte, primär unauffälligen Röntgenbefund und sekundär nachweisbaren Calcifikation im Sehnenverlauf sowie persistierende belastungsabhängige Beschwerden in diesem Bereich. Die 2monatige wie unter Abb. 2 beschriebene Behandlung führte zu einer uneingeschränkten Belastbarkeit

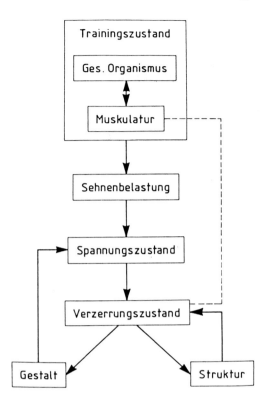

Abb. 6. Das systemhafte funktionelle und funktionsmechanische Anpassungsverhalten von Sehne, Muskulatur und Gesamtorganismus bei mechanischen Belastungen

Das bradytrophe Sehnengewebe stellt also ein reaktives Gewebesystem dar, das in Abhängigkeit von seinen elasto-mechanischen Vorbedingungen zur funktionellen Anpassung befähigt ist. Der funktionelle Anpassungsprozeß kann jedoch nicht uneingeschränkt als eine im Sinne der Tranierbarkeit positive Gewebereaktion bewertet werden, sondern erscheint über einen quasi stabilen Grenzzustand verstärkt Überlastungen ausgesetzt zu sein. Die degenerativen Veränderungen lassen sich aus der Belastungsgeschichte aber auch durch den Vorgang des Alterns erklären. Sie werden durch Mikrotraumatisierungen begleitet oder auch verursacht. Makrotraumatisierungen bis zur Sehnenruptur scheinen die unmittelbare Folge zu sein. Die regenerativen Vorgänge im Sehnengewebe, die zumindest einen unphysiologischen metabolischen Ausgangszustand voraussetzen, sind in ihrer Art und in ihrem Umfang von der Belastungsvorgeschichte, gleichzeitig aber auch von der momentanen und fortgesetzten funktionellen Beanspruchung abhängig. Weniger die maximale Belastbarkeit der Sehne als das spezielle funktionsmechanische, viscös-elastische Verhalten, und die damit verbundene Dämpfungseigenschaft entscheiden über die physiologische oder pathologische Gewebereaktion. Gleichzeitig wird die in einer von Friedebold (1972) geleiteten Podiumsdiskussion von Sportmedizinern und Sportwissenschaftlern erkannte "Schutzfunktion der Muskulatur für die passiven Gewebeelemente des Haltungs- und Bewegungsapparates" bestätigt. Die Erfahrung im Umgang mit Überlastungsschäden des Sehnengewebes im Sport und die Erkenntnis der funktionellen Anpassungsfähigkeit erfordere insofern ein Umdenken, als von einer Tranierbarkeit der Sehne nur bedingt ausgegangen werden darf und daß der Muskulatur die Schlüsselrolle bei der Prophylaxe aber auch bei der Rehabilitation entsprechender primärer oder sekundärer Sportschäden der Sehne zukommt.

Literatur

Arnold G (1972) Mechanische Eigenschaften von Sehnen. Verl Anat Ges, Zagreb 1971. Anat Anz Ergänzungsl Bd 130, S 499–504
Arnold G (1974) Biomechanische und rheologische Eigenschaften menschlicher Sehnen. Z Anat Entwickl Gesch 143:263–300
Bargmann W (1977) Histologie und Mikroskopische Anatomie des Menschen, 7. Aufl. Thieme, Stuttgart
Becker W, Krahl H (1978) Die Tendopathien. Thieme, Stuttgart
Beneke G, Ervig K, Schmitt W (1970) Polyploidisierung und Heterochromatisierung von Sehnenzellkernen in Abhängigkeit vom Lebensalter. Beitr Pathol 141:19–32
Butler DL, Grood BS, Noyes FR, Zernicke RF (1978) Biomechanics of ligaments and tendons. In: Hutton RS (ed) Exercise Sport Sciences Reviews, Bd 6. Publishing Affiliates, Santa Barbara, S 125–181
Cullmann HJ (1985) Die strukturelle Anpassungsfähigkeit der Achillessehne der Ratte an ein differentiertes Lauftraining. Eine vergleichende elektronen-mikroskopisch-morphonetische Untersuchung der Kollagenfillendicken. Inaug Diss Med Fak Univ Heidelberg
Field J, Belding H, Martin W (1939) An analysis of the relation between basal metabolism and summated tissue respiration in the rat. J Cell Comparat Physiol 14:2
Friedebold G (1972) Podiumsgespräch Sportschäden in Theorie und Praxis. Z Orthop 110: 762
Fung YC (1981) Biomechanics. Springer, Berlin Heidelberg New York
Ingelmark BE (1948) Der Bau der Sehnen während verschiedener Altersperioden und unter wechselnden funktionellen Bedingungen. Acta Anatom 6:113–140
Kneese K-H (1979) Stützgewebe und Skelettsystem. In: von Möllendorf W, Bargmann W (Hrsg) Handbuch der mikroskopischen Anatomie des Menschen, Bd 2/5. Springer, Berlin Heidelberg New York
Knörzer E, Folkhard W, Geerken W, Boschert C, Koch MHJ, Hilbert B, Krahl H, Mosler E, Nemetschek H, Nemetschek T (1986) New aspects of the etiology of tendon rupture. An analysis of time-resolved dynamic-mechanical measurements using synchroton radiation. Arch Orthop Trauma Sorg 105:113–120
Krämer KL (1984) Tierexperimentelle Untersuchungen biomechanischer Kenngrößen von Achillessehnen nach differentierten Laufbelastungen und unter Anabolika-Einfluß. Inaug Diss Med Fak Univ Heidelberg
Krahl H (1977) Das elastomechanische Verhalten der Patellasehne. Sportarzt und Sportmedizin, Bd 28
Langhoff J (1973) Auswirkungen eines 110-tägigen Lauftrainings unterschiedlicher Dauer und Schnelligkeit auf die Achillessehne der Ratte. Med Habilitationschrift, Universität Mannheim
Lindner G (1982) Die Pathologie der Sehnenansätze und -ursprünge sowie der Sehnentunnel. Orth Praxis 12:718–736
Martin AW, Fuhrmann FA (1955) The relationship between summated tissue respiration and metabolic rate in the mouse and dog. Physiol Zoolog 28
Neuberger A, Slack HGB (1953) The metabolism of collagen from liver, bone, skin and tendon in the normal rat. J Biochem 53
Pauwels F (1965) Gesammelte Abhandlungen zur funktionellen Anatomie des Bewegungsapparates. Springer, Berlin Heidelberg New York

Peacock EE jr (1959) A study of the circulation in normal tendons and healing grafts. Ann Surg 149

Ploetz E (1937) Funktioneller Bau und funktionelle Anpassung der Gleitsehnen. Z Orthop Chir 67:212–234

Roux W (1895) Gesammelte Abhandlungen über die Entwicklungsmechanik der Organismen. In: Engelmann W, Leipzig, Nr 3: "Über die Leistungsfähigkeit der Deszendenzlehre zur Erklärung der Zweckmäßigkeit des tierischen Organismus", Bd I, 137–422 (Erstveröffentlichung 1891): Nr 5: "Der züchtende Kamp der Teile im Organismus" (Autoreferat) Bd I, 423–437 (Erstveröffentlichung 1881)

Schmidt HJ, Sommer HM, Oettershagen K, Haasek D (1983) Über den Einfluß von Lauftraining auf die Stoffwechselgröße der Rattenleber bei unterschiedlicher Trainingsdauer und Laufqualität. In: Heck H, Hollmann W, Liesen H, Rost R (Hrsg) Sport, Leistung und Gesundheit. Deutscher Ärzte Verlag, Köln, S 225–229

Sommer HM, Hanstein K-L, Hille E (1980) Experimentelle Untersuchungen menschlicher Sehnen bei extremer Zugbelastung. Ein Beitrag zur Entstehung von Sehnenrupturen. In: Nowacki PE, Böhmer D (Hrsg) Sportmedizin. Thieme, Stuttgart New York, S 216–219

Sommer HM (1983) Anpassungsreaktion des Sehnengewebes an gleichbleibender äußerer Belastung. Eine tierexperimentelle Untersuchung nach Kriterien der Biomechanik und des Gewebestoffwechsels. Z Orthop Heft 4, Bd 121:362–363

Sommer HM, Krahl H, Krämer KE, Schmidt HJ (1982) Die Anpassungsfähigkeit der Achillessehne der Ratte an gleichbleibende äußere Belastung unter Anabolikaeinfluß. In: Kindermann W, Hort W (Hrsg) Sportmedizin für Breiten- und Leistungssport. Demeter, Gräfelfing, S 421–425

Sommer HM (1987) The biomechanical and metabolic effects of a running regime on the Achilles tendon in the rat. Int Orthop 11:71–75

Stoboy H (1980) Die mechanischen Eigenschaften des Muskels und seine Kontraktion. In: Wittetal (Hrsg) Allgemeine Orthopädie, Bd I. Thieme, Stuttgart New York, S 410–414

Tipton CM, Matthes RD, Maynard JA, Carey RA (1975) The influence of physical activity on ligaments and tendons. Med Sci Sports 7:165–175

Tittel K, Otto H (1970) Der Einfluß eines Lauftrainings unterschiedlicher Dauer und Intensität auf die Hypertrophie, Zugfestigkeit und Dehnungsfähigkeit des straffen, kollagenen Bindegewebes (am Beispiel der Achillessehne). Med Sport 10:308–315

Vailas AC, Tipton CM, Laughlin HL, Tcheng TK, Matthes RD (1978) Physical activity and hypophysectomy on the arobic capacity. J Appl Physiol 44:542–546

Verzár F (1964) Aging of the collagen fiber. In: Hall DA (ed) International review of connective tissue research, Bd 2. Academic Press, New York London, pp 243–300

Viidik A (1969) Tensile strength properties of achilles tendon systems in trained and untrained rabbits. Acta Orthop Scand 40:261–272

Viidik A (1973) Functional properties of callagenous tissues. In: Hall DA, Jackson DS (eds) International review of connective tissue research, Bd 6. Academic Press, New York London, pp 127–215

Wilhelm K (1974) Das Verhalten der menschlichen Achillessehne im Experiment bei statischer und dynamischer Belastung. Res Exp Med 162:281–297

Zuckermann J, Stull GA (1973) Ligamentous separation force in rats as influenced by training, detraining, and cage restriction. Med Sci Sports 5:44–49

Die Reaktion des Knorpels auf verschiedene Formen der Belastung und Überlastung

W. Noack

Orthopädische Abteilung im Ev. Waldkrankenhaus, Akad. Lehrkrankenhaus der FU Berlin, Stadtrandstraße 555, D-1000 Berlin 20

Der hyaline Gelenkknorpel hat auf den knöchernen Gelenkflächen eine Dicke zwischen 0,2 und 0,6 mm. Er ist bei älteren Menschen im allgemeinen dünner als bei jüngeren Personen. Auf konvexen Gelenkflächen (z.B. Hüftkopf) wird die Knorpelauflage zum Rand hin dünner, bei den konkaven Gelenkflächen (z.B. Hüftpfanne) nimmt dagegen die Knorpeldicke vom Zentrum zur Peripherie hin zu.

Die größeren und stärker beanspruchten Gelenke sind mit einem dickeren Knorpelüberzug versehen als die kleineren und weniger belasteten Gelenke.

Obwohl individuell die Mengenverhältnisse schwanken, kann näherungsweise die biochemische Zusammensetzung des Knorpels wie folgt angegeben werden:
15–20% Kollagen, 5% Glucosaminoglykane, 5% Eiweißsubstanzen, 75% Intercellularsubstanz. Sie besteht vorwiegend aus Wasser, welches einen ganz entscheidenden Anteil für das biomechanische Verhalten des Knorpels aufweist.

Die quantitative Verteilung der einzelnen Bestandteile wechselt sowohl schichtenabhängig als auch altersabhängig.

Bei Schädigungen des hyalinen Knorpels ergeben sich darüber hinaus qualitative Unterschiede in der Zusammensetzung.

Durch die Anordnung der Makromoleküle im Gewebe entsteht ein dreidimensionales Netzwerk, wobei Proteoglykane und Glucosaminoglykane offensichtlich eine ordnende Wirkung auf die kollagenen Fibrillen ausüben.

Das Funktionsverhalten des hyalinen Knorpels kann entsprechend den einwirkenden Druck- und Scherbeanspruchungen als eine Reaktion auf Kompression bei simultan erfolgender Oberflächenschmierung beschrieben werden.

Das typische Deformations-Zeitdiagramm einer Kompression des Knorpels belegt, daß mit der Belastung des Gelenkknorpels eine augenblickliche Deformation eintritt, die dann langsamer fortschreitet und bei anhaltender Belastung zum Erliegen kommt. Mit der Entlastung geht die Deformation zunächst sprunghaft zurück und verliert sich dann allmählich ohne im Gewebe einen Verformungsrückstand zu hinterlassen.

Dieses elastische Verhalten wird auf die Wasserbindungskraft der quellfähigen Proteoglykane zurückgeführt, deren Bewegungsfreiheit im interstitiellen Raum eben dadurch eingeschränkt wird, daß sie an kollagene Fibrillen gebunden sind.

Bei Belastung werden kleine Funktionseinheiten (Domänen) elastisch verformt und verkleinert, indem ihr Gewebswasser in weniger komprimierte Domänen abgegeben oder aus der Knorpeloberfläche herausgepreßt wird. Dieser Prozeß verläuft bei sehr hohen Druckeinwirkungen innerhalb einer sehr kurzen Zeitspanne. Es besteht aber dennoch eine entscheidende Abhängigkeit von der Belastungsgeschwindigkeit. Die Belastungsgeschwindigkeit ist für das Verhalten des hyalinen Knorpels entscheidend.

Je größer die Belastungsgeschwindigkeit, desto unnachgiebiger reagiert der hyaline Knorpel, weil die Wasserverschiebungsvorgänge nicht rechtzeitig erfolgen können.

Dies bedeutet, daß bei sehr schnell einwirkenden Druckbelastungen der hyaline Knorpel eine glasharte Konsistenz einnehmen kann.

Große Belastungen, die mit hoher Belastungsgeschwindigkeit auf den Knorpel einwirken (Belastungen wie sie etwa beim Dreisprung, aber auch beim 100 oder 200 m Lauf auftreten), können die aktuelle Belastungsfähigkeit des Knorpels überschreiten und damit zu Traumatisierungen (Knorpelaufbrüchen) an der Knorpeloberfläche führen. Auch Anpralltraumen, wie sie bei Kontaktsportarten häufiger vorkommen, können so zu Gelenkverletzungen mit der Heraussprengung von Knorpelfragmenten führen.

Lang einwirkende konstante hohe Druckkräfte führen zunächst zu Fließbewegungen des Gewebswassers im Knorpel, die jedoch bei Anhalten der Druckkräfte allmählich zum Erliegen kommen. Das Gewebe wird wasserarm (weich) und damit gegenüber Scherkräften äußerst anfällig. Solche extremen Situationen treten im Sport, insbesondere bei rhythmischen Bewegungen, in der Regel nicht auf, sind aber bei extrem statischen Belastungen denkbar. So können statische Belastungen, insbesondere wenn sie mit hohen Gewichten verbunden sind, den Knorpel weich und damit schädigungsanfällig machen.

Für fast alle üblichen Sportarten gilt aber, daß sie mit einer cyclischen Gewebsdeformation einhergehen, d.h. Belastung und Entlastung einander abwechseln.

Cyclische Beanspruchungen sind darum für den Knorpel günstig, weil sie einerseits ein Optimum an Elastizität garantieren und zweitens gleichzeitig Nährstoffe in den Knorpel hinein- und Abbaustoffe aus dem Knorpel herausgepumpt werden.

Wie bereits erwähnt, erfolgt mit der Entlastung ein Deformationsrückgang, der, wie Ekholm u. Ingelmark zeigen konnten, sogar eine temporäre Dickenzunahme (zwischen 4 und 11%) hervorruft. Diese "funktiogene Hypertrophie" bildet sich jedoch nach einer Ruhepause von 30 min wieder auf ihren Ausgangswert zurück.

Ergänzend sei hier angeführt, daß der hyaline Knorpel, trotz seiner oben beschriebenen Eigenschaften, allein nicht in der Lage ist, Impulse, wie sie z.B. im Sport auftreten, zu absorbieren. Da, wie bereits ausgeführt, der Knorpel nur wenige Millimeter dick ist, bleibt den energieabsorbierenden Verformungen nur wenig Spielraum. Der Verformungsspielraum wird zudem durch sehr schnelle Bewegungscyclen (ohne entsprechende Pause für einen Deformationsrückgang) verkleinert.

Es kommt also noch weiteren Mechanismen eine wesentliche Bedeutung für die Impulsabsorption zu, die im folgenden kurz angesprochen werden sollen.

Die gelenkübergreifenden Muskeln spielen eine wesentliche Rolle für den aktiven Gelenkschutz.

Bei Gelenkbewegungen werden die reflektorisch gespannten Skelettmuskeln gedehnt und fangen somit Bewegungsenergien auf. Stöße auf den Gelenkknorpel werden so bereits vorher gedämpft und schädigende Einwirkungen minimiert.

Bei einem völlig gestreckten Gelenk hat durch Wegfall einer effektiven Dehnungsmöglichkeit die Skelettmuskulatur keine Schutzfunktion mehr. Hier muß der Knorpel und die unter dem Knorpel gelegene Knochenspongiosa die Druckstöße alleine aufnehmen. Obwohl die Spongiosa zwar weniger elastisch als der Knorpel ist, kann sie aber aufgrund ihres Volumens mit nur geringfügiger Verformung große Mengen an Bewegungsenergie binden.

Wir sehen also, daß bei starken sportlichen Belastungen (hohe Bewegungsenergie), bei unterschiedlicher Winkeleinstellung des Gelenkes, verschiedene Mechanismen zur Impulsabsorption wirksam werden. Nur die Intaktheit dieser Mechanismen verhindert insgesamt Gewebeschäden am Gelenkknorpel.

Trainingswirkungen auf den Gelenkknorpel

Darunter müssen Trainingswirkungen verstanden werden, die sowohl eine kurzfristige funktiogene Anpassung als auch langfristige morphologische Veränderungen hervorrufen.

Wie bereits oben erwähnt, können bei rhythmischer Gelenkbelastung temporäre Hypertrophien auftreten. Diese temporären Hypertrophien können als Belastbarkeitsreserve für einwirkende Belastungen gewertet werden.

Die Frage, ob der hyaline Gelenkknorpel auch durch morphologische strukturelle Veränderungen an gesteigerte Belastung angepaßt werden kann, wurde von Weiss (1970) eindeutig dahingehend beantwortet, daß er feststellt: der menschliche Gelenkknorpel ist nicht trainierbar.

Dies kann — wenn überhaupt — jedoch sicher nur für den ausdifferenzierten hyalinen Knorpel gelten.

Tierexperimente am ausgewachsenen Meerschweinchen mit einem täglichen Lauftraining belegen, daß nach mehreren Wochen weder eine Dickenzunahme des hyalinen Gelenkknorpels, noch das Verhältnis Zellzahl zur Intercellularsubstanz verändert werden konnte (Sääf 1950).

Anders sind die Verhältnisse am wachsenden Knorpel zu beurteilen. Holmdahl u. Ingelmark konnten schon 1948 an wachsenden Kaninchen nachweisen, daß durch tägliches Lauftraining die Dicke des hyalinen Knorpels um 20–40% zunehmen kann. Die absolute Zellzahl war erhöht, die Relation von Zellen zur Intercellularsubstanz aber zugunsten der Intercellularsubstanz verschoben. Diese Autoren sahen hierin einen biologischen Adaptationsmechanismus und folgerten daraus eine höhere Belastbarkeit der Gelenkflächen.

Auch Cotta (1976) bestätigt für den menschlichen Gelenkknorpel eine Dickenzunahme bei steigender Belastung.

Ekholm u. Ingelmark (1952) wiesen ebenfalls beim Menschen nach entsprechender Gelenkarbeit röntgenologisch ein Dickenwachstum des Gelenkknorpels nach. Ob diese Verdickung des Gelenkknorpels lediglich temporär erfolgt oder bis in das Alter hinein erhalten werden kann, ist kontrovers.

Nach dem Prinzip der kausalen Histogenese, wonach intermittierende Deformationen am Knorpelgewebe eine Ossifikation verhindern und die Knorpeldicke erhalten, könnte gefolgert werden, daß eine regelmäßige sportliche Belastung über das Jugendalter hinaus den gewünschten bleibenden Effekt auf die Knorpeldicke erzielen könnte.

Von einigen Autoren (Cotta 1976; Zippel 1973) wird eine Knorpeladaptation an veränderte Belastungsbedingungen gefordert. Cotta verlangt z.B. nach Meniscektomien eine langsame und schonend zunehmende Gewebsbelastung, um Adaptationsvorgänge des Knorpelgewebes zu ermöglichen. Wenn diese Adaptationsvorgänge unter pathologischen Bedingungen möglich sind, so sollten sie auch unter vermehrter physiologischer Anforderung, z.B. durch sportliche Belastung, ablaufen können.

Da der hyaline Knorpel durch Diffusion ernährt wird, bleibt jedoch offen, ob und inwieweit ein Dickenwachstum immer eine gewünschte Anpassung darstellt, oder aber ob es dadurch in tiefergelegenen Gewebsschichten bereits zu einer kritischen Ernährungssituation kommen kann. Hierüber sind zweifellos noch eine Reihe von Fakten zu erbringen.

Verletzung – Überlastung – Knorpelschaden

Während Verletzungen des zuvor unbeschädigten Knorpels durch das biomechanische Verhalten des Knorpels leicht erklärt werden können, bleibt die Überlastung und der Knorpelschaden in seiner Genese immer nocht weitgehend Spekulation.

Knorpelverletzungen (Aufbrüche, Knorpelfragmente) werden immer dann auftreten, wenn der auftreffende Impuls (kinetische Energie) hoch ist und damit die Wiederstandsfähigkeit des Knorpels gesprengt wird. Wie aus den anfangs gemachten Ausführungen hervorgeht, weist der Knorpel bei hoher Belastungsgeschwindigkeit eine gläserne Konsistenz auf.

Ob Überlastungen durch eine Steigerung der funktionellen Belastung (physiologische Belastung) auftreten können, bleibt zweifelhaft. So können z.B. bei Langstreckenläufern, die im Laufe ihres Lebens Strecken zwischen 150 bis 200 000 km zurückgelegt haben, wenn keine zusätzlichen Achsenveränderungen vorliegen, weder am Knie noch an Hüft- oder Sprunggelenken gehäuft Arthrosen beobachtet werden. Groh (1972) glaubt sogar nachweisen zu können, daß bei Ausdauersportlern Arthrosen seltener sind als in der Durchschnittsbevölkerung. Da Ausdauersportler ihre Sportart häufig bis ins höchste Lebensalter hinein betreiben, ist eine sichere Beurteilung der langfristigen Auswirkungen möglich.

Wenn also die gesteigerte, aber normale Funktion als direkte Ursache einer Arthrose abgelehnt werden muß, so kann dennoch die extreme Belastung eines Gelenkes den Knorpel durch vermehrte Flüssigkeitsabgabe mit dem daraus folgenden Festigkeits- und Elastizitätsverlust extrem vulnerabel machen.

Es ist somit theoretisch denkbar, daß Knorpelgewebe durch Dauerdruck extrem empfindlich gegen Belastungen geworden ist. Unter diesen Umständen können physiologische Bewegungen Schäden am Gelenk hervorrufen. Es ist also denkbar, daß nach langanhaltender statischer Belastung eines Gelenkes plötzlich einwirkende dynamische submaximale oder maximale Belastungen die Scherfestigkeit des Gewebes überfordern und damit Mikroverletzungen am Gewebe bewirken.

Die häufigsten an Sportlergelenken gesehenen Arthrosen müssen wohl als Folge nicht erkannter Mikrotraumen gesehen werden.

Unter Mikroverletzungen des Gelenkes sind Traumen zu verstehen, die dem Verletzten zu keinem Zeitpunkt bewußt werden, die sich aber aufsummieren und damit später zu degenerativen Veränderungen, also zu Arthrosen an Gelenken führen. Die Tücke dieser Verletzung besteht darin, daß sie wegen fehlender Schmerzen zunächst nicht erkannt werden kann und somit das mikroverletzte Gelenk weiter belastet – jetzt überlastet wird. An einem derart vorgeschädigten (mikrotraumatisierten) Gelenk können also "physiologische Belastungen" zu weiteren Verletzungen und damit zur Progredienz des Schadens führen.

Zusammenfassend kann gesagt werden, daß aus Analogieuntersuchungen im Tierversuch und Erfahrungen an Sportlern Rückschlüsse auf das Verhalten des Knorpels hinsichtlich Trainierbarkeit, Adaptation an Belastung (Überlastung?) und die Mechanismen der Traumatisierung bezogen werden können.

Dennoch bleiben mehr Fragen offen als zur Zeit schon beantwortet werden können.

Möglicherweise können neuere biochemische Untersuchungen, vor allem aber weiterentwickelte bildgebende Verfahren, in naher Zukunft Antworten geben.

Literatur

Cotta H (1976) Pathophysiologie des Knorpelschadens. In: Hefte Unfallheilkd, Heft 127. Springer, Berlin Heidelberg New York, S 1–16

Ekholm R, Ingelmark B (1952) Functional Thickness Variations of Human Articular Cartilage. Acta Societatis Medicorum Uppsaliensis, Vol LVII, Nos 1–2:39–59

Groh H (1972) Die Bedeutung der Verletzungen im Leistungs- und Kampfsport. Sportarzt Sportmed 23, Heft 6:120 ff

Holmdahl D, Ingelmark R (1948) Der Bau des Gelenkknorpels unter verschiedenen funktionellen Verhältnissen. Acta Anatom VI:309–375

Sääf J (1950) Effects of Exercise on Adults Articular Cartilage. Acta Orthop Scand (Suppl Nr VII)

Weiss U (1970) Die Leibesübungen des älteren Menschen. Hippokrates, Jahrg 41, Heft 1: 83–96

Zippel H (1973) Meniskusverletzungen und -schäden. Leipzig

Die Reaktion des Knochens auf Belastung und Überlastung

R. Wolff

Orthopädische Klinik und Poliklinik der Freien Universität Berlin im Oskar-Helene-Heim (Ärztl. Direktor: Prof. Dr. med. G. Friedebold), Clayallee 229, D-1000 Berlin 33

Im heutigen Leistungs- und Hochleistungssport werden die Resultate nicht nur von Trainingsumfang und Talent, sondern wesentlich von der Belastbarkeit des passiven Bewegungsapparates bestimmt: Knochen, Knorpel und Sehnen müssen die sportliche Belastung tolerieren und sich an wachsende Trainingsreize adaptieren. Auch Freizeitsportler überschreiten zunehmend die Grenze ihrer individuellen Belastbarkeit. Anatomische Formvarianten – Genua valga, Genua vara, Hüftdysplasie – begünstigen Fehlbelastungen. Hier ist es Aufgabe der präventiven Orthopädie, die Athleten bei der Auswahl geeigneter Trainingsformen und Sportarten zu beraten.

Bereits 1882 befaßte sich der Anatom W. Roux mit der Anpassung von Organen an unterschiedliche Belastungen. Entsprechende Reize sind zur Ausbildung und Funktionserhaltung der Organe erforderlich, zu hohe Belastungen führen dagegen zu Schädigungen. Die Grenzen der Belastbarkeit sind dabei noch weitgehend ungeklärt. Ein wenig beanspruchter Knochen zeigt Inaktivitätsatrophie, langfristige Belastungssteigerung führt zur Knochenhypertrophie, während zu hohe Reize zum Ermüdungsbruch führen. Die Bestimmung allgemein gültiger Belastungsgrenzen am menschlichen Knochen ist nicht möglich (Nigg 1980). Einerseits bestehen erhebliche alters- und geschlechtsabhängige inter- sowie intraindividuelle Unterschiede (große Streubreite), zum anderen setzt die Bestimmung der Belastungstoleranz letztlich das Überschreiten dieser Toleranzgrenze – also die irreversible Schädigung – voraus. Entsprechende experimentelle Untersuchungen an Sportlern sind daher prinzipiell mit heutiger Methodik nicht durchführbar. Belastungen lassen sich nur abschätzen bzw. annäherungsweise berechnen, Bruchlasten sind nur annäherungsweise am toten Gewebe im Labor zu bestimmen. Die Regenerationsfähigkeit und Anpassungsfähigkeit des lebenden Knochens werden dabei nicht berücksichtigt.

Die Folgen von Überlastung und Mikrotrauma ergeben sich letztlich aus dem klinischen Alltag, wobei jedes Gewebe organspezifisch reagiert (z.B. Verknöcherung im Sehnenbereich nach Mikrotrauma und Einblutung).

1. Umbauvorgänge des Knochens

Der Knochen ist während des gesamten Lebens einem kontinuierlichen Prozeß struktureller Veränderungen unterworfen (Remodeling), der aus Cyclen von Knochenresorption und -neubildung besteht (erstmals beschrieben von Tomes und De Morgan 1863; dann von Ebner 1875). Der primär gebildete Knochen wird durch ein koordiniertes Zusammenspiel von Osteogenese und Osteoclasie umgebaut, was letztlich die Voraussetzung jedes Wachstums, jeder Anpassung und auch der Frakturheilung ist (Abb. 1). Neben Enlow (1963) beschäftigte sich insbesondere Frost (1963, 1966, 1972, 1973a, b) in mehreren Monographien mit dem Remodeling. Funktionelle Einheiten (Basic Multicellular Units, vergleichbar z.B. mit dem Nephron der Niere) sind für diese spezielle Zellerneuerung verantwortlich, bei der Abbau und Aufbau in zeitlich gegliederter Folge am gleichen Ort ablaufen. Zunächst erfolgt die Aktivierung (A) einer neuen BMU. Mesenchymzellen, die einer Knochenoberfläche benachbart liegen, werden zur Proliferation stimuliert. Die Art des Stimulus bleibt dabei unklar.

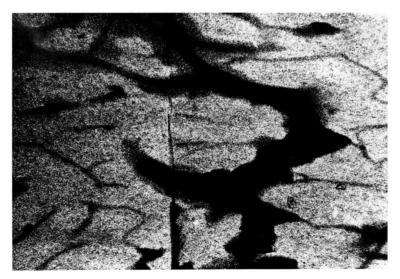

Abb. 1. Umbauvorgänge des Knochens am Beispiel der Kontaktheilung. Osteoclasten haben durch Resorptionskanäle den Frakturspalt gekreuzt, Osteoblasten anschließend die Wandungen ausgekleidet und Fragmente 'verbolzt'

Viele der Tochterzellen, die jetzt entstehen, sind differenziert (Osteoclasten, Osteoblasten). Sie erscheinen in definierter, stereotyper zeitlicher Folge. Zunächst tauchen Osteoclasten auf und resorbieren (R) einen Knochenbezirk (Zeitraum etwa 1 Monat). Die Resorptionsaktivität hört schließlich auf, die Osteoclasten verschwinden und am gleichen Ort erscheinen Osteoblasten, die neuen Knochen formen (F). Während der nächsten drei Monate ersetzen sie etwa den gleichen Betrag an Knochen, der entfernt wurde. Der neue Knochenbezirk bleibt einige Jahre (1 bis 30 Jahre, Mittelwert 15 Jahre) am Ort und nimmt seine mechanischen und physiologischen Aufgaben wahr, dann folgt die nächste Erneuerung. Jede BMU erneuert 10^{-1} bis 10^{-2} mm^3 Knochen. Die Knochenstruktur (Kollagenfasern) ist dabei parallel der zeitlich gemittelten Resultierenden von Druck und Zugspannung ausgerichtet (Frost 1973c). Der obige Prozeß der Zellerneuerung gleicht u.a. mechanische Ermüdungserscheinungen aus (Selbstheilungsmechanismus).

Unterscheiden lassen sich externes Remodeling — hierunter ist die architektonische Strukturierung des Knochens mit seiner Trabekelanordnung (beschrieben von Wolff 1892) zu verstehen — und internes Remodeling der Osteone. Bei letzterem wird der Haversche Kanal durch Osteoclasten in einen erweiterten, tunnelähnlichen Raum umgeformt. Anschließend erfolgt die Ablagerung von lamellärem Knochen durch Osteoblasten, die den Tunnel begrenzen. Bei aktiven Osteonen liegt die Rate der Knochendeposition bei etwa 1 μm pro Tag (Sewitt 1980). Knochenumbau ist an eine intakte Mikrozirkulation gebunden (Schenk und Willenegger 1964a; Willenegger et al. 1971). Knochenneubildung erfolgt dabei nur im Bereich der Diffusionsstrecke von Gefäßen (Eitel 1981), die im Knochengewebe etwa 0,1 mm mißt (Schenk 1978).

Nach Currey (1960) ist kein Osteocyt weiter als 0,14 mm vom nächsten Gefäß entfernt.

2. Belastung des Knochens beim Sport

Die Belastung des Knochens beim Sport läßt sich nur abschätzen. Der direkten Messung zugänglich sind in vivo nur Bodenreaktionskräfte und eventuell Beschleunigungen. Die Belastungen der Gelenke, der Knochen und Sehnen sind jedoch um ein Vielfaches höher, was an zwei Beispielen erläutert werden soll.

Aus Abb. 2 ergibt sich die Kraft F_A, die die Wadenmuskulatur eines 700 N schweren Menschen entwickeln (überschreiten) muß, wenn er sich auf die Zehenspitzen stellen will. Die Bodenreaktionskraft F_B muß gleich dem Körpergewicht sein, die wirksamen Hebelarme werden mit a = 6 und b = 15 cm angenommen:

$$F_B \cdot b = F_A \cdot a$$

$$F_A = \frac{15}{6} F_B = 2,5 \, F_B$$

Zum Abheben der Ferse muß die Wadenmuskulatur also eine Kraft entwickeln, die einem Mehrfachen des Körpergewichtes entspricht. Auf das Sprunggelenk wirkt dabei die Summe der Kräfte von F_A und F_B.

Ähnlich läßt sich die Kraftwirkung auf das Hüftgelenk im Einbeinstand abschätzen. Ein Abkippen des Beckens wird durch die Kontraktion der Abductoren verhindert. Im Gleichgewicht müssen sich die Summen der wirkenden Momente und Kräfte aufheben. Eine

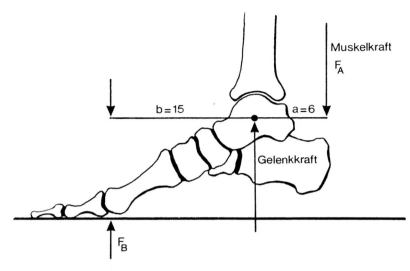

Abb. 2. Schematische Darstellung der Belastung des oberen Sprunggelenkes

vereinfachte Rechnung zeigt, daß auf das Hüftgelenk beim Einbeinstand das dreifache Körpergewicht einwirkt. Die Kraftwirkung beim Gehen beträgt, in Abhängigkeit von der Geschwindigkeit, etwa:

Hüftgelenk: 4- bis 7faches Körpergewicht
Kniegelenk: 3,5- bis 6faches Körpergewicht
Sprunggelenk: 2,2- bis 4,8faches Körpergewicht.

Bei sportlichen Übungen wirken zusätzlich erhebliche Beschleunigungskräfte. So ermittelten Baumann und Stucke (1980) folgende Maximalwerte der Reaktionskräfte in der Stützphase bei unterschiedlichen Bewegungen:

Sprint: 2000 bis 3000 N (vertikal),
Hochsprung: 3000 bis 6000 N (vertikal),
Weitsprung: 5500 bis 7000 N.

Bei intensiver sportlicher Bewegung treten Beanspruchungen auf, deren Größenordnung im Bereich der Belastungstoleranz des biologischen Materials liegt.

3. Meßmethodik

Der direkten Messung zugänglich sind nur Bodenreaktionskräfte (über eine Meßplattform). Die Ermittlung der Muskelkraft aus der zeitlichen Integration von Muskelaktionspotentialen und dem Muskelquerschnitt ist mit erheblichen Fehlern behaftet und kann allenfalls Abschätzungen ermöglichen. Die Belastung des toten Knochens unter verschiedenen Krafteinwirkungen und nach Versorgungen, z.B. mit einer Prothese, läßt sich dagegen im Labor ermitteln, im allgemeinen durch Bestückung des Präparates mit Dehnungsmeßstreifen. Bei diesen recht aufwendigen Versuchen bleiben Muskelkräfte zunächst unberücksichtigt.

Mit der Methode der "Finiten Elemente Analyse" wird versucht, die Belastung von nichtisotropem Material mit geometrischen Unregelmäßigkeiten zu erfassen. So wird der Knochen in zahlreichen dreidimensionale Strukturen (Prismen) mit bestimmten physikalischen Eigenschaften (Elastizitätsmodul) zerlegt. Jedem dieser Elemente werden dann mathematische Gleichungen zugeordnet, die eine Aussage über die Verformung unter Krafteinwirkung machen. Bei definierter Kraftwirkung auf den Knochen lassen sich dann die Kräfte und Spannungen im Bereich dieser Prismen berechnen, die Spannungsverteilung an der Knochenoberfläche läßt sich graphisch darstellen.

Im Labor lassen sich Knochenspannungs-Dehnungsdiagramme bis hin zur Bruchlast ermitteln. In eigenen Versuchen wurden u.a. Biegebelastungen an der Kaninchentibia durchgeführt (vgl. Abb. 3). Bei wirksamer Stempelkraft F wirkt auf den Knochenabschnitt zwischen den Stempelauflageflächen das konstante Moment M = a x F/2 (4-Punkt-Biegung mit konstantem Momentenverlauf zwischen den beiden angreifenden Druckkräften). Wie Abb. 4 zu entnehmen ist, besteht statistisch zwischen der Biegungsstabilität der linken Tibia (M_B = 5,70 ±0,50 Nm) und der rechten Tibia (M_B = 5,66 ±0,38 Nm) kein Unterschied.

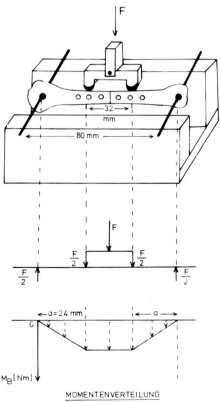

Abb. 3. Versuchsaufbau zur Ermittlung der Bruchlast der Kaninchentibia

Wie aus der Differenz M_B rechts minus M_B links ersichtlich ist, kann der intraindividuelle Unterschied im Einzelfalle jedoch 20% des maximalen Biegungsmomentes betragen, im allgemeinen liegt die Differenz im Seitenvergleich aber unter 10%.

Wird der Knochen periodisch submaximal belastet, erfolgt oberhalb einer gewissen Schwelle nach einer definierten Anzahl von Belastungscyclen der sogenannte Ermüdungsbruch. Die Zahl dieser Belastungscyclen bis zur Fraktur in Abhängigkeit von der Belastung läßt sich durch das Wöhler-Diagramm darstellen.

Beim Marathonlauf erfolgt ebenfalls eine hohe Anzahl von Kraftstößen im submaximalen Bereich auf den Knochen, die Folge kann auch hier der Ermüdungsbruch sein. Der Knochen als biologisch aktives Organ unterscheidet sich von toter Materie jedoch grundlegend: Er kann sich an die Belastung adaptieren, vorausgesetzt, er hat ausreichend Zeit für diesen Anpassungsvorgang.

4. Die Einwirkung von Druck auf den Knochen

Der Knochen besitzt ein erstaunliches Maß an Anpassungsfähigkeit. Bekannt sind eindrucksvolle Bilder aus der Kindertraumatologie: Achsenfehlstellungen bis zu 30°, Verschiebungen um mehr als Schaftbreite sowie Verkürzungen gleichen sich völlig aus, das Zusammenspiel von Osteoclasten und Osteoblasten unter Wirkung äußerer Kräfte führt durch Remodeling zur restitutio ad integrum.

Beim Leistungssportler erfolgt durch ständige Belastung eine Corticalisverdickung und Ausrichtung der Spongiosabälkchen. Zu hohe Belastung führt dabei ebenso zu Knochenabbau wie eine zu geringe.

Die Knochenstruktur ist parallel zu physikalischen Kräften orientiert, die auf den Knochen wirken. Es resultiert eine große Steifigkeit des Knochens, eine große Stabilität gegenüber Kompression und Zug. Alle internen und externen Oberflächen eines Knochens 'driften' zur Seite der Konkavität, die während einer Serie stereotyper dynamischer Biegebeanspruchung entsteht (Frost 1973c). Nach Krompecher (1936, 1956) bestimmen Zug- und Druckkräfte, nach Pauwels (1965) Dehnung und hydrostatischer Druck die Art der Ossifikation. Für Pauwels sind möglichst Bewegungsruhe bei gleichzeitiger mechanischer Beanspruchung Voraussetzung für die Osteogenese. Elastische Deformationen in mikroskopischer Größenordnung werden als spezifischer Stimulus angesehen, der − je nach Größe − die Aktivität der Osteoblasten oder Osteoclasten fördert (Kummer 1980). In gewissen Grenzen ist die Anlagerung von Knochengewebe bzw. die Verfestigung durch vermehrte Kalksalzeinlagerung der aktuellen Spannungsgröße proportional (Pauwels 1965, 1973). Werden Belastungsgrenzwerte überschritten, wird Knochengewebe resorbiert.

Erste Versuche über die Knochenreaktion auf Druck wurden bereits von Duhamel 1740 durchgeführt, später von Rustizky 1874. Dennoch sind die bisherigen Kenntnisse über die Reaktion des Knochens auf Druck teilweise widersprüchlich, was durch unterschiedliche Versuchsanordnungen und Versuchsziele bedingt ist.

Zusammenfassend läßt sich nach Fries (1969) folgende Aussage machen: Kleinste und geringe Drucke bewirken eine Knochenresorption, insbesondere dann, wenn der Druck nicht direkt auf den Knochen, sondern auf eine über dem komprimierten Knochen liegende Bindegewebsmembran ausgeübt wird. Mittlere Drucke können ebenfalls eine Knochenresorption bewirken, die teils so umfangreich ist, daß sie ein Einsinken der Druckkörper erlaubt (Rustizky 1874; Ackermann et al. 1966; Friedenberg und French 1952; Hackenbroch 1955; Mittelmeier et al. 1956), teils aber auch das Ausmaß einer umschriebenen lacunären Resorption nicht überschreitet.

Auf große und exzessive Drucke wird übereinstimmend das Auftreten einer Knochennekrose im Bereich der Druckspitzen beschrieben (Rabl 1927; Friedenberg und French 1952; Willenegger et al. 1962; Eggers 1949; Matzen 1952; Fries 1969).

Woo (1984) unterzog Schweine über 3, 6 bzw. 12 Monate einem Ausdauertraining. Die Laufgeschwindigkeit lag bei 6–8 km pro Stunde, die Herzfrequenz bei 215–260 Schlägen pro Minute (65–80% der maximalen Herzfrequenz). Die Tiere legten durchschnittlich 40 km por Woche zurück. Das Femur der Tiere wurde nach 3 bzw. 12 Monaten in Knochenstreifen zerlegt, die biomechanisch untersucht wurden. Während der Knochen im Vergleich zur Kontrollgruppe nach 3 Monaten keine wesentlichen Differenzen aufwies, ergaben sich nach 12 Monaten bei den trainierten Tieren signifikante strukturelle Unterschiede, die Bruchlast lag um 35% höher im Vergleich zur Kontrollserie. Die mechanischen Eigenschaften des Knochens (Elastizitätsmodul, Young-Modul) änderten sich nicht statistisch signifikant. Die Corticalis verdickte sich bei den trainierten Tieren um etwa 17%, der Knochenquerschnitt wuchs insgesamt um 23% an. Ursache der knöchernen Vergrößerung war im wesentlichen eine Verringerung des endostalen Durchmessers, der äußere (periostale) Durchmesser des Knochens veränderte sich nicht. Das Flächenträgheitsmoment wuchs bei trainierten Tieren um etwa 25%.

5. Überlastung des Knochens

Wird bei Dauerbelastung des Knochens die individuelle Belastungstoleranz überschritten, finden sich im Bereich mechanischer Spannungsspitzen Strukturveränderungen und Umbauvorgänge, die unter dem Begriff "Ermüdungsfraktur" (stress fracture) bekannt sind.

Breithaupt berichtete 1855 erstmals über Ermüdungsbrüche im Bereich der Mittelfußknochen bei preußischen Rekruten. Die Häufigkeit derartiger Frakturen beim Militär wird heute mit 3–31% angegeben [18, 41a].

Seit Anfang der 60er Jahre – erstmals 1958 von Devas – wird zunehmend über derartige Brüche nach wiederholter submaximaler Belastung in unterschiedlichen Sportarten berichtet. Im Bereich der oberen Extremität (Ulna, Radius) handelt es sich dabei eher um Einzelbeobachtungen: Tennis [53, 54], Gymnastik [52], Softball [44], Volleyball [44], Gewichtheben [43], Speerwerfen [31]. Bei Mittel- und Langstreckenläufern treten Ermüdungsbrüche im Bereich von Wirbelsäule [1, 63], Sacroiliacalgelenk [19], Becken (Schambein) [46], Schenkelhals [5, 18, 34], Femur [7, 38, 39], Tibia [11], Fibula [64, 71], Os naviculare [66] und Mittelfuß [30, 64] auf.

Als morphologisches Substrat des Ermüdungsbruches lassen sich im Tiermodell [37] (Kaninchen, die durch Stromstöße zum Sprung und Lauf gebracht wurden) zunächst osteoclastische Resorptionen im Bereich von Spannungsspitzen an der Tibia (7. Tag) nachweisen. Schließlich zeigen sich Mikrofrakturen (10. Tag) – Risse und Sprünge im Bereich der Zementlinie des Haversschen Systems – im histologischen Präparat. Der röntgenologische Nachweis von Knochenresorptionen ist nach 14 Tagen möglich, periostale knöcherne Reaktion zeigt sich nach 3 Wochen. Im Bereich der Überlastung finden sich zunächst

Tabelle 1. Bruchmomente der Kaninchentibia. Bei Tieren gleichen Alters und gleichen Gewichtes bestehen erhebliche intra- und interindividuelle Unterschiede

	Links	Rechts	
	M_B [N_M]	M_B [N_M]	$M_{B_{re}} - M_{B_{li}}$ [N_M]
B 01	6,24	5,17	-1,07
B 02	4,90	4,80	-0,10
B 03	5,07	5,86	0,79
B 04	6,12	6,24	0,12
B 05	6,31	5,69	-0,62
B 0,6	6,24	5,88	-0,36
B 07	5,45	5,64	0,19
B 08	5,26	5,43	0,17
B 09	5,62	5,81	0,19
B010	5,26	5,07	-0,19
	5,70 ±0,50	5,66 ±0,38	

lokale Zirkulationsstörungen im Haversschen System mit Thrombosen [37]. Ischämie und Anoxie werden als Ursache der vermehrten osteoclastischen Aktivität angesehen. Die initialen pathologischen Veränderungen sind also osteoclastische Resorptionen (Tabelle 1).

Die Knochenneubildung durch Osteoblasten erfolgt verzögert, so daß zunächst eine verminderte Belastbarkeit resultiert. Periostale Proliferationen und Knochenneubildung sind stets erst Folge auf eine Knochenresorption. Radiologisch muß eine definitive Frakturlinie nicht sichtbar sein, eine periostale Callusmanschette ist oft einziges röntgenologisches Zeichen. Diese Ergebnisse stimmen mit den Untersuchungen von Johnson et al. [32] überein, die Biopsien von Ermüdungsfrakturen der Tibia untersuchten. Rubin et al. [56] fanden ebenfalls nach wiederholter cyclischer Belastung Resorptionen im Corticalisbereich. Die eventuelle Fraktur ist dann eher eine Folge des adaptiven Remodelings (Abnahme des effektiven lasttragenden Querschnitts) als ein Materialfehler des Knochens infolge Ermüdung (Abb. 4).

Nach Clement [8] spielt die Ermüdung des musculären Systems eine wesentliche Rolle bei der Entstehung der Fraktur, da der stoßabsorbierende Effekt der Muskulatur fortfällt. Stanitski et al. [62] sehen in den wiederholten Muskelanspannungen eher eine zusätzliche schädliche Belastung. Nach Baker et al. [3] führt zunehmende Belastung zur Muskelermüdung, verändertem Laufbild und damit zu einer veränderten Belastungsverteilung am Knochen. Normalerweise sorgt die Muskulatur in ihrem meist breiten Ursprungsgebiet für eine gleichmäßige Verteilung der Zugspannungen, nicht aber die erschöpfte.

Diagnose

Die Diagnose ergibt sich aus der Anamnese, lokalem Druckschmerz, (wiederholten!) Röntgenaufnahmen und Szintigraphie (99 m Technetium disphosphonat). Szintigraphische Untersuchungen zeigen bereits drei bis zehn Tage [67] nach Einsetzen der Beschwerden

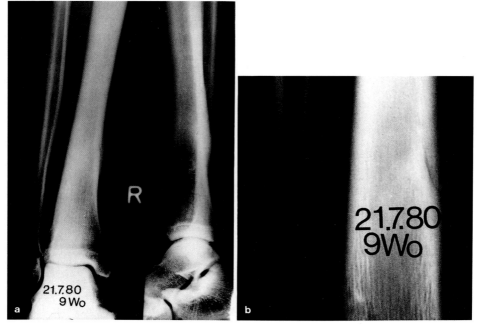

Abb. 4.a A.S., 17 Jahre, Ermüdungsfraktur der rechten Tibia (9 Wochen nach Beginn der Beschwerden, **b** Zielaufnahme)

deutliche Mehranreicherungen [50], röntgenologische Veränderungen sind erst nach 2–3 Wochen sichtbar [29]. Eine einmalige Röntgenaufnahme — und auch eine zweite nach 10–14 Tagen — schließt einen Ermüdungsbruch nicht sicher aus und führt zu Fehldiagnosen wie "Insertionstendopathie", Knochenhautentzündung u.ä. Schichtaufnahmen können insbesondere bei Fraktur des Os naviculare (Abb. 5) die Diagnose sichern. Thermographie und Schmerzprovokation durch Ultraschall können weitere Hinweise geben [12].

6. Diskussion

Im vorliegenden Referat sollte die Reaktion des Knochens auf Belastung und Überlastung dargestellt werden. Lassen sich die Beanspruchungen des Knochens im Sport mit den heutigen Methoden auch nur abschätzen, so scheinen ihre Größenordnungen im Bereich der Belastungstoleranz des biologischen Materials zu liegen. Prophylaktische und präventive Maßnahmen sind nur in begrenztem Rahmen möglich: Durch geeignetes Schuhwerk (Sohle) lassen sich die Kraftstöße auf die untere Extremität dämpfen. Ob wiederholte termographische Untersuchungen Hinweise auf drohende Ermüdungsfrakturen geben können, ist Gegenstand laufender Untersuchungen — die Abgrenzung gegen Insertionstendopathien dürfte schwierig sein. Da bei Beschwerden im Bereich des Achsenskeletts

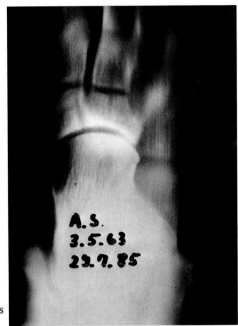

Abb. 5. A.S., 22 Jahre, Ermüdungsbruch des Os naviculare (Schichtaufnahme)

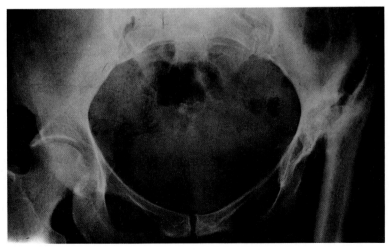

Abb. 6. I.S., 51 Jahre. Hohe Hüftluxation links, Beinverkürzung 6 cm. Patient klagt seit 2 Jahren über leichte Schmerzen, war vorher beschwerdefrei. Hobby: Bergsteigen

Röntgenaufnahmen zu den diagnostischen Erstmaßnahmen gehören, wird versucht, über Dichtebestimmungen Umbauvorgänge frühzeitig zu erfassen:

Über eine Videokamera werden Röntgenaufnahmen abgetastet und unterschiedliche Strahlentransparenz digital erfaßt. Osteoclastische und osteoblastische Vorgänge im Bereich mechanischer Spannungsspitzen sollen so frühzeitig erfaßt und durch Reduzierung und Modifizierung des Trainings eine drohende Fraktur verhindert werden.

Durch präventive orthopädische Untersuchungen lassen sich anatomische Fehlformen erkennen und Hinweise auf vermehrte Belastung bestimmter Strukturen geben.

Eine verminderte Überdachung des Hüftkopfes (Hüpfdysplasie) führt zu einer vermehrten Druckbelastung der verbliebenen Kontaktfläche. Die biologischen Kompensationsmöglichkeiten − insbesondere ihre Dauer − lassen sich nicht erfassen. Nicht jede Hüftdysplasie oder Coxa valga führt zwangsläufig zu frühzeitigen Beschwerden (Abb. 6).

Wesentlich sind weitere Untersuchungen zur tatsächlichen Belastung des passiven Bewegungsapparates, die bei Wettkampf, Training und Freizeitsport auftreten, sowie experimentelle Untersuchungen zur Adaptationsmöglichkeit des passiven Bewegungsapparates. Die für den Sportler letztlich entscheidende Aussage über die individuelle Belastbarkeit − also die für ihn tolerierbare Trainingsintensität und -qualität − ist zur Zeit noch nicht möglich.

Literatur

1. Abel MS (1985) Jogger's fracture and other stress fractures of the lumbo-sacral spine. Skeletal Radiol 13 (3):233−238
2. Ackermann JL, Cohen J, Cohen MJ (1966) The effects of quantified pressure on bone. Amer J Orthopdont 52:34−46
3. Baker J, Frankel H, Burstein A (1972) Fatique fractures: biomechanical considerations. J Bone Joint Surg (Am) 54:1345−1346
4. Baumann W, Stucke H (1980) Sportspezifische Belastungen aus der Sicht der Biomechanik. In: Cotta H, Krahl H, Steinbrück K (Hrsg) Die Belastungstoleranz des Bewegungsapparates. Grundlagenforschung in der Sportmedizin. 3. Heidelberger Orthopädie-Symposium, 1980. Thieme, Stuttgart New York, S 55−64
5. Blecher A (1905) Über den Einfluß des Parademarsches auf die Entstehung der Fußgeschwulst. Med Klin I:305−306
6. Breithaupt MB (1855) Zur Pathologie des menschlichen Fußes. Med Zeit 24:169−171, 175−177
7. Butler JE, Brown SL, McConnell BG (1982) Subtrochanteric stress fractures in runners. Am J Sports Med 10:228−232
8. Clement DB (1974) Tibial stress syndrome in athletes. J Sports Med 2:81−85
9. Conolly JF, Hahn H, Dary D (1978) Fracture healing in weight-bearing and nonweight-bearing bones. J Traumat 18:11, 766−770
10. Currey JD (1960) Differences in the blood-supply of bone of different histological types. Quart J Microscop Sc 101:351−370
11. Devas MB (1958) Stress fractures of the tibia in athletes or "skin splints". J Bone Joint Surg (Br) 40:227−239
12. Devereaux MD, Parr GR, Lachmann SM, Page-Thomas P, Hazleman BZ (1984) The diagnosis of stress fractures in athletes. JAMA 252 (4):531−533
13. Duhamel HL (1739) Sur une racine qui a la faculte de tiendre en rouge les os des animaux vivants. Mem Acad Roy des Sciences (Paris) 52:1−13
14. Ebner v V (1912) Über den freien Bau der Knochengrundsubstanz. Engelmann, Leipzig

15. Eggers GWN, Schindler TO, Ponerat ChM (1949) The influence of the contact-compression factor on osteogenesis in surgical fractures. J Bone Joint Surg (Am) 31:693–716
16. Eitel F (1981) Indikation zur operativen Frakturbehandlung. Hefte Unfallheilkd 154. Springer, Berlin Heidelberg New York
17. Enlow DH (1963) Principles of bone remodelling. Thomas, Springfield, Ill
18. Erne P, Burckhardt A (1980) Femoral neck fatique fractures. Arch Orthop Traumat Surg 97:213–220
19. Fink-Bennett DM, Benson MT (1984) Unusual exercise – related stress fractures. Two cases report. Clin Nucl Med 9 (8):430–434
20. Friedenberg ZB, French G (1952) The effects of known compression forces on fracture healing. Surg Gynec Obstet 94:743–748
21. Fries G (1968) Intravitale Druckmessung am Knochen. Habilitationsschrift an der Medizinischen Fakultät der Universität des Saarlandes, Homburg
22. Frost HM (1963) Bone remodeling dynamics, III. Thomas, Springfield, Ill
23. Frost HM (1966) Bone dynamics in osteoporosis and osteomalacia. Thomas, Springfield, Ill
24. Frost HM (1972) The physiology of cartilaginous, fibrous and bony tissue. Orthopaedic Lectures, II. Thomas, Springfield, Ill
25. Frost HM (1973a) Bone remodeling and its relationship to metabolic bone diseases. Orthopaedic Lectures, III. Thomas, Springfield, Ill
26. Frost HM (1973b) Bone modeling and skeletal modeling errors. Orthopaedic Lectures, IV. Thomas, Springfield, Ill
27. Frost HM (1973c) Orthopaedic biomechanics. Orthopaedic Lectures, V. Thomas, Springfield, Ill
28. Hackenbroch M (1955) Die Hüftgelenksplastik mit der Femurkopfersatz-Prothese nach Judet. Dtsch Med Wochenschr 80:1282–1287
29. Hallel T, Amit S, Segal D (1976) Fatique fractures of tibial and femoral shaft in soldiers. Clin Orthop 118:35–43
30. Hulkko A, Orava S, Nikula P (1985) Stress fracture of the fifth metatarsal in athletes. Ann Chir Gynaecol 74 (5):233–238
31. Hulkko A, Orava S, Nikula P (1986) Stress fractures of the olecranon in javelin throwers. Int J Sports Med 7:210
32. Johnson LC, Stradford HT, Geis RW, Direen JR, Kerley E (1983) Histogenesis of stress fractures. J Bone Joint Surg (Am) 45:2
33. Jores L (1874) Untersuchung über Knochenresorption und Riesenzellen Virchows. Arch Path Anat 59
34. Kaltsas D-S: Stress fractures of the femoral neck in young adults. J Bone Joint Surg (Br) 63 (1)
35. Krompecher S (1937) Die Knochenbildung. Fischer, Jena
36. Kummer B (1980) Bau und Funktion des Bewegungsapparates. In: Witt AN, Rettig H, Schlegel KF, Hackenbroch M, Hupfauer W (Hrsg) Orthopädie in Praxis und Klinik, Bd I, 2. Aufl. Thieme, Stuttgart New York
37. Li G, Zhang S, Chen G, Chen H (1985) Radiographic and histologic analyses of stress fracture in rabbit tibias. Am J Sports Med 13 (5).285–294
38. Lombardo SJ, Benson DW (1982) Stress fractures of the femur in runners. Am J Sports Med 10:219–227
39. Luchini MA, Sarokhan AJ, Micheli LA (1983) Acute displaced femoral-shaft fractures in long-distance runners. J Bone Joint Surg (Am) 65:5
40. Matthiass HH, Oosterhoff D, Kleemann H, Fleischer M (1982) Die Wachstumsaktivität der Fuge unter verschiedenen funktionellen Bedingungen. In: Hackenbroch MH, Refior H-J, Jäger M (Hrsg) Osteogenese und Knochenwachstum. Thieme, Stuttgart New York
41. Matzen PF (1952) Vom Einfluß mechanischer Einwirkungen auf die Kallusbildung, I. Teil. Bruns Beitr Klin Chir 184:177–179

41a. Milgroom C, Giladi M, Stein M, Kashtan H, Margulies JY, Chisin R, Steinberg R, Aharonson Z (1985) Stress fractures in military recruits. J Bone Joint Surg (Br) 67: 732–735
42. Mittelmeier H, Singer L (1956) Anatomische und histologische Untersuchungen von Arthroplastikgelenken mit Plexiglas-Endoprothesen. Arch Orthop Unfall-Chir 48: 519–560
43. Mukund RP, Irizarry J, Stricevic M (1986) Stress fracture of the ulnar diaphysis: Review of the literature and report of a case. J Hand Surg (Am) 1:443–445
44. Mutoh Y, Mori T, Suzuki Y et al. (1982) Stress fractures of the ulnar in athletes. Am J Sports Med 10:365–367
45. Nigg BM (1980) Biomechanische Überlegungen zur Belastung des Bewegungsapparates. In: Cotta H, Krahl H, Steinbrück K (Hrsg) Die Belastungstoleranz des Bewegungsapparates. 3. Heidelberger Orthopädie-Symposium. Thieme, Stuttgart New York
46. Noakes TD, Smith JA, Lindenberg G, Wills CE (1985) Pelvic stress fractures in long-distance runners. Am J Sports Med 13 (2):120–123
47. Pauwels F (1973) Atlas zur Biomechanik der gesunden und kranken Hüfte. Springer, Berlin Heidelberg New York
48. Pauwels F (1965) Gesammelte Abhandlungen zur funktionellen Anatomie des Bewegungsapparates. Springer, Berlin Heidelberg New York
49. Pauwels F (1968) Die Bedeutung des Stütz- und Bewegungsapparates für die Beanspruchung des Röhrenknochens. 2. Anat Entwickl-Gesch 114:129
50. Prather JL, Nusynowitz ML, Snowdy HA, Hughes AD, McCartney WH, Bagg RJ (1977) Scintigraphic findings in stress fractures. J Bone Joint Surg (Am) 59:869–874
51. Rabl C (1927) Experimentelle Untersuchungen über Druckeinwirkungen auf den Knochen. Langenb Arch Klin Chir 145:515–526
52. Read MT (1981) Stress fractures of the distal radius in adolescent gymnasts. Br J Sports Med 15:272–276
53. Rettig AC (1983) Stress fracture of the ulna in an adolescent tournament tennis player. Am J Sports Med 11:103–106
54. Rettig AC, Beltz HF (1985) Stress fracture in the humerus in an adolescent tennis tournament player. Am J Sports Med 13:55–58
55. Roux W (1895) Gesammelte Abhandlungen über die Entwicklungsmechanik der Organismen. Engelmann Verlag, Leipzig
56. Rubin CT, Harris JM, Sweet D, Jones B, Lanyon LE (im Druck) Stress fractures: An alternative etiology. Vortrag Biomechanik-Kongreß, Berlin 1986. Veröffentlichung im Druck (Kongreßband)
57. Rustitzky, zit. nach Jores L (1874) Untersuchungen über Knochenresorption und Riesenzellen Virchows. Arch Path Anat 59
58. Sarmiento A, Mullis DL, Latta LL et al. (1980) A quantitative comparative analysis of fracture healing under the influence of compression plating vs. closed weight-bearing treatment. Clin Orthop Relat Res 149:232–239
59. Schenk R, Willenegger H (1964a) Zur Histologie der primären Knochenheilung. Langenb Arch Klin Chir 308:440–451
60. Schenk RK (1978) Die Histologie der primären Knochenheilung im Lichte neuer Konzeptionen über den Knochenumbau. Unfallheilkunde 81:219–227
61. Sevitt S (1981) Bone repair and fracture healing in man. Churchill-Livingstone, Edinburgh London Melbourne New York
62. Stanitski CL, McMaster JH, Swanton PE (1978) On the nature of stress fractures. Am J Sports Med 6:391–396
63. Stohr A (1986) Zur Diagnostik und sportlichen Belastbarkeit von Spondylodesen und Spondylolisthesen mit geringer Gleitstrecke. Med Sport 26:3
64. Sullivan D, Warren RF, Pavlov H, Kelman G (1984) Stress fracture in 51 runners. Clin Orthop 187:188–192

65. Tomes J, de Morgan C (1853) Observations on the structure and development of bone. Phil Trans Roy Soc 143:109–139
66. Torg JS, Pavlov H, Cooley LH, Bryant MH, Arnoczky SP, Bergfeld J, Hunter LY (1982) Stress fractures of the tarsal navicular, a retrospective review of twenty-one cases. J Bone Joint Surg (Am) 64:700–712
67. Wilcox J, Moniot A, Green J (1969) Bone scanning in the evaluation of exercise – related stress injuries. Radiology 123:699–703
68. Willenegger H, Perren SM, Schenk R (1971) Primäre und sekundäre Knochenbruchheilung. Chirurg 42:241–252
69. Willenegger H, Schenk R, Straumann E, Müller ME, Allgöwer M, Krüger H (1962) Methodik und vorläufige Ergebnisse experimenteller Untersuchungen über die Heilvorgänge bei stabiler Osteosynthese an Schaftfrakturen. Langenb Arch Klin Chir 301:846–853
70. Wolff J (1892) Das Gesetz der Transformation der Knochen. Hirschwalk, Berlin
71. Wolff R (1981) Beitrag zur Kasuistik: Ermüdungsbrüche am Unterschenkel bei jugendlichen Sportlern (Mittelstrecklern). Dtsch Z Sportmed, Jg 32, Heft 7:182–185
72. Wolff R (1984) Habilitationsarbeit
73. Woo Savio L-Y (1984) Vortrag anläßlich des Fourth Meeting of the European Society of Biomechanics. Davos, Sept. 1984: Functional Adaptation and Homeostasis of Bone, Tendons and Ligaments

Diskussion zu Teil II

Die Reaktion des passiven Bewegungsapparates auf Belastung und Überlastung

R. Kreusch-Brinker und R. Wolff

Orthopädische Klinik und Poliklinik der Freien Universität Berlin im Oskar-Helene-Heim, Clayallee 229, D-1000 Berlin 33

Der passive Bewegungsapparat – Knorpel, Knochen, Sehne – setzt im heutigen Hochleistungssport einer weiteren Steigerung von Trainingsquantität und -intensität Grenzen. Auch diese Strukturen adaptieren sich an Belastung, entsprechend den bereits Ende des 19. Jahrhunderts von Roux formulierten Gesetzmäßigkeiten. Die Anpassung ist jeweils an die Reaktionsfähigkeit sowie Differenzierung cellulärer Bestandteile gebunden. Die Adaptation der einzelnen Strukturen des Bewegungsapparates vollzieht sich mit unterschiedlicher Geschwindigkeit, partielle Überlastungen sind die Folge.

Sehnengewebe reagiert auf ausreichend starke Belastungsreize mit einer Zunahme des Querschnitts, einer Abnahme der Festigkeit und einer reduzierten Zunahme der Dehnbarkeit (Sommer). Entscheidender Faktor bei Insertionstendopathien ist ein zu hoher Muskeltonus mit resultierender ungünstiger Kraftübertragung und eine zu geringe Dämpfungskapazität. Daher ist ein wesentlicher Faktor bei der Therapie die Detonisierung der entsprechenden Muskelgruppen.

Morphologisches Substrat einer pathologisch veränderten Sehne sind nach Sommer Verknöcherungen (Mikrotrauma → degenerative Veränderungen, Nekrose → Mineralisation). Es erscheint hier jedoch erstaunlich, daß die Achillessehne, die am häufigsten trophischen Veränderungen unterworfen ist, so selten eine ektopische Ossifikation aufweist (Weller). Eine Hypoxie als wesentlichen Auslösefaktor der Verkalkung (Brussatis) wird von Sommer verneint.

Die Durchblutung spielt nur eine untergeordnete Bedeutung gegenüber der mechanischen Belastung. Rehn postuliert eine individuelle Disposition zur Weichteilverknöcherung und wirft die Frage auf, ob eine typische degenerative Veränderung von Sehnengewebe bei Hochleistungssportlern hier als Berufserkrankung anzusehen sei. Dieser Ansatz wird von Sommer durchaus befürwortet, da durch trainingsbedingte Muskelhypertrophie die Sehne bei maximalem Krafteinsatz mechanisch überfordert sei.

Das viscös-elastische Verhalten der Sehne und das damit verbundene Dämpfungsverhalten entscheiden über die Gewebereaktion. Beide Faktoren werden durch die Muskulatur beeinflußt, daher kommt ihr eine Schlüsselrolle bei der Rehabilitation und Prophylaxe von Tendopathien zu. Sommer empfiehlt insbesondere eine Detonisierung des M. rectus femoris bei M. Schlatter. Fries erscheint diese Therapieform des M. Schlatter nicht ausreichend, da eine Ossikelbildung an der Tuberositas tibiae mit Zugentlastung der Patellarsehne alleine kaum rückgängig zu machen sei. Sommer betont hier, daß natürlich die alleinige krankengymnastische Therapie mit Bauchmuskeltraining und Beckenaufrichtung sowie Aufhebung der Verkürzung der Quadricepsmuskulatur nur im schmerzfreien Intervall möglich sei, was sich bei fortgeschrittener Sequesterbildung nicht mehr erreichen läßt.

Hierholzer hält die begriffliche Definition des "bradytrophen Gewebes" für unscharf, da es sich auch hier um reaktionsfähige Strukturen mit niedrigem Sauerstoffbedarf handelt. Probst weist jedoch darauf hin, daß es hier weniger um eine saubere Definition des Begriffes "bradytroph" geht, sondern um die Abgrenzung unterschiedlich schneller Anpassungsreaktion von Gewebsstrukturen an mechanische Belastung.

Auch der *Knochen* ist einem kontinuierlichen Prozeß struktureller Veränderungen unterworfen (Remodeling), der aus Cyclen von Knochenresorption und -neubildung besteht. Die Umbauvorgänge werden durch äußere Krafteinwirkungen beeinflußt.

Eine Belastung des Knochens durch Sport führt zu einer Corticalisverdickung und einer Ausrichtung der Spongiosabälkchen in Abhängigkeit von der resultierenden Krafteinwirkung.

Die Entlastung des Knochens führt zur Atrophie, wobei der Knochenabbau unter einer Platte nach entsprechender Osteosynthese aber auf die durch den Eingriff verursachten Vascularisationsstörungen zurückzuführen ist (Schweiberer), nicht auf eine Entlastung des Knochens, der Begriff 'stress protection' also überholt sei. Nach Rehn ist die Ossifikation durch Acidose eher zu verbessern, ebenso wie die ektopische Verknöcherung als Folge einer verminderten O_2-Zufuhr bei erhöhter Toleranz gegen O_2-Mangel anzusehen ist.

Wird bei Dauerbelastungen die individuelle Belastungstoleranz überschritten, finden sich im Knochen Strukturveränderungen, die unter dem Begriff 'Ermüdungsbruch' bekannt sind. Im Bereich von Spannungsspitzen kommt es zu lokalen Zirkulationsstörungen, osteoclastischen Resorptionen und schließlich Fissuren. Die Bedeutung der Muskulatur für die Pathogenese der Fraktur wird unterschiedlich beurteilt, Probst hält das Muskelungleichgewicht bei einseitig trainierten Sportlern für einen entscheidenden Faktor (veränderte Belastungsverteilung).

Die histomorphologischen Anpassungsreaktionen des Bewegungsapparates an Belastung und Überlastung sind heute weitgehend bekannt. Eine für den einzelnen Sportler letztlich entscheidende Aussage über die individuelle Belastbarkeit ist zur Zeit aber weiterhin nicht möglich.

III. Diagnostik von Sportverletzungen durch Arthroskopie und Sonographie

Indikationsstellung zur Arthroskopie beim Sportler

J. Probst und H. Hempfling

Berufsgenossenschaftliche Unfallklinik Murnau (Ärztl. Direktor: Prof. Dr. med. J. Probst), Prof.-Küntscher-Straße 8, D-8110 Murnau/Staffelsee

Die in wenigen Jahrzehnten vollzogene Integration eines populären Breitensports in das tägliche Leben als öffentliche Erscheinung wie als Bestandteil der individuellen Lebensgestaltung — trotz einer nicht minder bemerkenswerten Devise "no sports" — hat nicht nur zur Ausprägung einer spezifischen Chirurgie aller Körperteile und Organe und ebenso aller Schweregrade beigetragen, nicht nur dem Bild der klinischen Wochenendchirurgie eine eigentümliche Symptomatik und durchaus auch eine manchmal fatalistische Tragik verliehen, sondern auch zu einer zunehmend funktionell bestimmten Diagnostik Anlaß gegeben, die in dieser Subtilität und diesem Anspruchsbewußtsein vordem nicht bekannt war.

Die Ära der geradezu handwerklich beherrschten Frakturbehandlung mit dem groben Raster von kaum differenzierter Frakturbestimmung, gedeckter Einrichtung, zeitbestimmter Ruhigstellung in fast bemerkenswert konsequenter Patientenfolgsamkeit und des nachfolgenden weitgehenden Selbsttrainings, auch das Ergebensein in das gehabte und vielleicht bestehenbleibende "Pech", ist lange vorbei. Die oft erzwungene operative Frakturbehandlung mit einem manchmal gnadenlosen aktiven Reparaturanspruch, dem sich der passive bald in faustischem Ergreifen anschloß, hat sich seit den 60er Jahren immer mehr zu einer neuen Selbstverständlichkeit entwickelt.

Die beim Sport im weitesten Sinne entstandenen Verletzungen, noch mehr die ohne sicheres Unfallgeschehen zutage getretenen Schäden oder auch nur Mißempfindungen mit oder ohne Behinderung lösten eine bis dahin nicht bekannte Konsequenz in der Suche nach Ursachen aus. Für die diagnostische Suche standen gleichbleibend immer nur klinische und apparativ-bildgebende Verfahren zur Verfügung, beide von dem Nachteil geprägt, nur indirekte Nachweisverfahren zu sein.

Sowohl der Profisport als auch das Riesenheer der Wochenend- und Freizeitsportler haben ein subjektives diagnostisches Bedürfnis ausgelöst, dem nicht minder neugierig das objektive Interesse der Behandler gegenübersteht, Erklärungen zu finden für tatsächliche oder vermeintliche Leistungshemmungen, für die vermuteten, aber mit den vorhandenen technischen Mitteln nicht darstellbaren Minischäden und -verletzungen, für sogenannte Sportschäden, die auf vorangegangene Geschehnisse — Rezidivtraumen — zu beziehen waren oder hätten bezogen werden können.

Waren den klinischen Nachweismöglichkeiten enge Grenzen gesetzt, konnten die technischen Mittel, die sich im wesentlichen auf radiologische Verfahren stützen, nicht davon freimachen, indirekte bildgebende Methoden zu sein. Das ist bis zum modernsten System, dem Magnetresonanzverfahren, so geblieben.

Neben allen anderen Verletzungsmöglichkeiten brachten in ganz besonderem Maße jegliche sportliche Betätigungen die Beteiligung aller Gelenke mit sich. Soweit Frakturen oder umfassende Bandverletzungen zu beurteilen waren, reichten klinische und radiologische Untersuchungsmethoden "makroskopisch" aus, um den therapeutischen Ansprüchen zu genügen. Es verblieben aber die vermeintlichen und die tatsächlichen Beschädigungen und Störungen, die nicht geklärt werden konnten oder zur Klärung eine Arthrotomie voraussetzten.

Die Gelenkeröffnung war jedoch von jeher an strenge Indikationen gebunden und blieb es, gewissermaßen einem historischen Tabu treu bleibend, wobei nicht nur die anerzogene Scheu vor der Eröffnung der Gelenkhöhle, sondern auch die Kenntnis der funktionsschädlichen Trauma- bzw. Heilungsreaktionen des Gelenkes mitwirkte.

Für den Gelenkbereich spielte es weiterhin eine bedeutende Rolle, daß nicht nur klassische Verletzungen im Sinne der gewaltbedingten Zusammenhangstrennung, sondern auch die sogenannten Mikrotraumen und Streßreaktionen als Schadensursachen in Betracht kamen und sporttypisch Dysfunktionen zutage traten, die beim alltäglichen Gebrauch einer Gliedmaße nicht verspürt wurden, also Mißverhältnisse zwischen Belastung und Belastbarkeit nur unter bestimmten Anforderungen hervortreten ließen. Diese Erscheinungen bedurften und bedürfen zu ihrer Aufdeckung selbstverständlich nicht absolut des Sports und sie sind strenggenommen gar nicht sportspezifisch; nur hat der Sport schlechthin eine neue Dimension des Daseins des modernen Menschen hervorgebracht, zu deren Phänomenologie diese Erscheinungen gehören.

Dazu zählt auch die Beobachtung, daß das Sporttrauma den Ungeübten schwerer trifft als den Trainierten, daß sich aber der "Durchtrainierte" wiederum häufiger und rücksichtsloser den Verletzungsmöglichkeiten aussetzt.

Und schließlich muß berücksichtigt werden, daß Sport in jedem Entwicklungs- und Lebensalter getrieben wird und dabei auf unterschiedliche Bedingungen des körperlichen Verhaltens, auf entwicklungsbedingte Verletzbarkeiten, auf alterungsbedingte Minderbeanspruchbarkeiten und nicht mehr zureichende Schutzmechanismen treffen kann. Vermutlich gibt es neben der sich in langen Zeiträumen abspielenden, mehr oder weniger gleichmäßig voranschreitenden und teilweise funktionell sich ausgleichenden Degeneration kurzfristig sich einstellende Zustandsänderungen, die rasch ablaufenden Streßmechanismen zuzuordnen sind. Diese könnten die spontanen Sehnenrisse, denen z.B. auch die Rotatorenmanschette unterliegt, erklären.

Auffällig ist immerhin, daß derartige Ereignisse und ihnen vorausgegangene Extrembelastungen im Sport häufig, im Arbeits- und alltäglichen Leben dagegen selten sind. Die sportliche Belastung geht kurzfristig an die Leistungsgrenze heran, die Arbeitsbelastung bleibt langfristig im ökonomischen Leistungsbereich. Die Art der Verletzung bzw. der Schädigung eines Körperteiles wird wesentlich durch spezifische Belastungs- und Bewegungsabläufe der einzelnen Sportarten beeinflußt und mitbestimmt.

Auf die vielgestaltigen Verletzungsmöglichkeiten, die die heutigen Sportgelegenheiten mit sich bringen, kann und braucht hier nicht im einzelnen eingegangen zu werden. Auf die hier wegen der Arthroskopie interessierenden Gelenkverletzungen bezogen, mag folgende Betrachtung das Problem als solches erläutern:

Trennt man Verletzungen von den Überlastungsschäden, so stellt man fest, daß unter Beachtung von Fußball, Ski Alpin, Ringen, Judo, Handball und Skateboard besonders das Kniegelenk, das Schultergelenk, das obere Sprunggelenk und das Ellbogengelenk betroffen sind. Demgegenüber sind bei den Überlastungsschäden unter Berücksichtigung der Wurfdisziplinen, des Gewichtshebens, Schwimmens, von Golf, Badminton und Tennis überwiegend die Schulter und das Ellenbogengelenk betroffen; in Ausnahmefällen auch das Knie und das obere Sprunggelenk, wie z.B. beim Badminton. Aus dieser Aussage resultiert, daß zur Wiederherstellung des Sportlers, wenn er Verletzungen oder Überlastungsschäden ausgesetzt war, bei Verletzungsfolgen besonders das Kniegelenk und die Schulter sowie das obere Sprunggelenk und bei den Überbelastungsschäden die Schulter und das Ellenbogengelenk berücksichtigt werden müssen.

Es gilt in allen Fällen eine exakte Diagnose zu stellen, um die Wiederherstellung, die restitutio ad integrum — wenn möglich — zu erreichen oder um schwerwiegende Schäden zu verhindern. Gelenkverletzungen sind mit sportartbedingten Unterschieden die häufigsten Sportverletzungen. Bei sportlicher Betätigung werden Gelenkverletzungen bis zu 60% registriert, im Durchschnitt liegt die Häufigkeit der Gelenkverletzungen beim Sport bei etwa 43% (Tabelle 1).

In die diagnostische Lücke, die seit jeher bestand, indem nur klinisch oder indirekt durch bildgebende, vor allem radiologische Verfahren, dann auch Sonographie, ein Verletzungs- oder Krankheitszustand erschlossen oder ausgeschlossen werden konnte — wollte man nicht die operative Eröffnung des Gelenkes wagen — ist seit etwa 10 Jahren die bereits in den 20er Jahren konzipierte Arthroskopie getreten. Sie stellt nach den jetzt bestehenden Erfahrungen unbestritten eine neben Klinik und bildgebenden Verfahren dritte diagnostische Methode und unter diesen das einzige direkte Verfahren dar. Daß es neben seinen bereits unbestreitbaren Vorzügen auch Risiken birgt, ist zu beachten. Als invasives Verfahren erheischt es in jeder Hinsicht besondere Sorgfalt. Ebenso unbestritten ist jedoch, daß es im Verhältnis zu den bisherigen diagnostischen Verfahrensmöglichkeiten Gleichrangigkeit beansprucht. Dies wird als Indikationsgrundsatz künftig zu beachten sein (Tabelle 1).

Tabelle 1. Vor- und Nachteile bzw. Voraussetzungen der Arthroskopie

Vorteile	Nachteile bzw. zu beachtende Voraussetzungen
Direkte Inspektion	Invasives Verfahren
Exakte Art- und topische Diagnose einschl.	Hohe Anforderungen an Asepsis
Nebenbefunden = Komplexdiagnose	OP-Aufwand
Funktionsbeurteilung	Instrumentenpark
Treffsicherheit	und -pflege
Funktionsbeurteilung	Personalaufwand
Traumatisation und Reaktion minimal	(Anästhesie)
Infektquote minimal	
Dokumentationsmöglichkeit	
(Foto, Videoband)	
Lokal-/Regionalanästhesie möglich	
Verweildauer entfällt oder kurz	

Die "Revolution", die die Arthroskopie bewirkte, mag grundsätzlich an der folgenden Betrachtung dargestellt sein:

Arthroskopische Untersuchungen über das stabile Kniegelenk mit Hämarthros und ohne Nachweis einer knöchernen Verletzung ergaben, daß im Durchschnitt in einem Drittel der Fälle isolierte Rupturen des vorderen Kreuzbandes vorliegen, in einem weiteren Drittel chondrale Verletzungen. Beide therapiepflichtigen Kniegelenksverletzungen sind in der Regel weder klinisch noch radiologisch nachweisbar. Das war auch die gutachtliche Problematik des nicht blutenden isolierten vorderen Kreuzbandrisses, den es mangels Nachweis

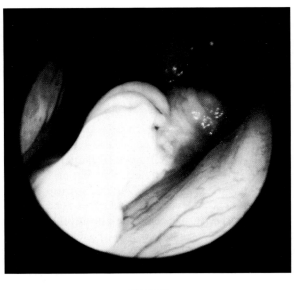

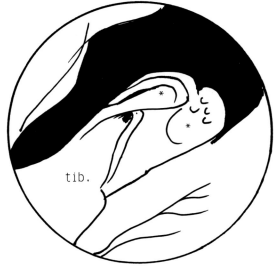

Abb. 1. Isolierte femorale Ruptur des Ligamentum cruciatum anterius (* = femoral abgerissene Bandstümpfe, *Tib.* = Tibialer Ansatz des vorderen Kreuzbandes)

eindeutiger Symptome vor der Ära der Arthroskopie "nicht gab", obwohl die anatomischen Verhältnisse die Nichtblutung bei dieser Verletzung ohne weiteres verständlich machen (Abb. 1).

Übertragen auf alle Gelenke muß man fordern, daß das stabile Gelenk mit einem Hämarthros ohne knöcherne Verletzung gerade beim Sportler wegen der höheren Verletzungsincidenz dringlich abgeklärt werden muß. Bei der frischen Verletzung liefert die Arthrographie zu unsichere Ergebnisse, insbesondere wegen Blutcoagelbildung im Gelenk falsch negative wie falsch positive Befunde, so daß statt dessen nach der gründlichen klinischen Untersuchung, ggf. auch in Narkose, die Indikation zur Arthroskopie als gegeben anzusehen ist (Abb. 2).

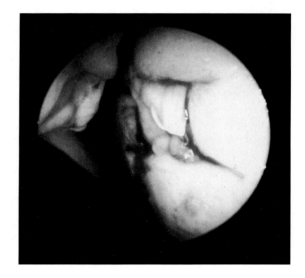

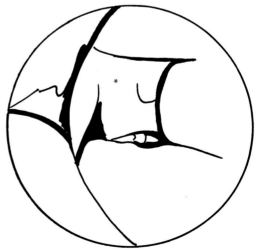

Abb. 2. Isolierte Knorpelfraktur am medialen Femurcondylus eines linken Kniegelenkes (* = Knorpelfragment innerhalb der Knorpelfraktur)

Diese Einschätzung des Wertes und die Bedeutung der Arthroskopie seien nun "sportbezogen" an einigen Fallbeispielen demonstriert:

Eine gute Indikation stellt die Arthroskopie an der Schulter nach der Schulterverrenkung dar. Selbst das Computertomogramm ist nicht ausreichend in der Beurteilung einer Schulterverletzung nach einer Verrenkung. Es ist bekannt, daß Hill-Sachs-Läsionen rein chondraler (Abb. 3), Bankart-Läsionen rein ligamentärer Natur sein können; somit entziehen sie sich der radiologischen Diagnostik (Abb. 4).

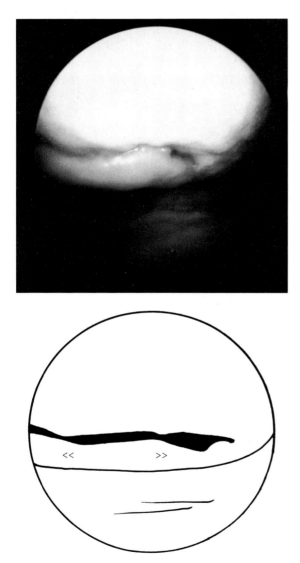

Abb. 3. Chondrale Hill-Sachs-Delle bei unauffälligem Röntgenbild (<< >> = Knorpelimpression)

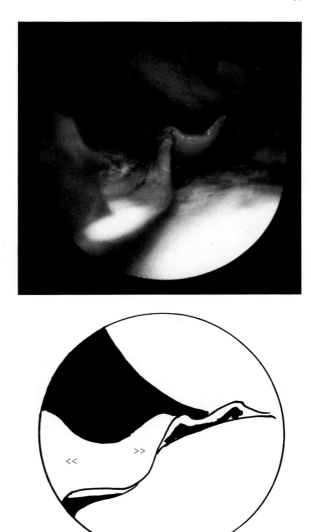

Abb. 4. Ligamentäre Bankart-Läsion mit Luxation des Labrum glenoidale in den Gelenkspalt (<< >> = mit dem Ligamentum glenohumerale inferius abgerissenes Labrum glenoidale mit Luxationstendenz ins Gelenk)

Beide Begriffe, Hill-Sachs- wie Bankart-Läsionen, sind ursprünglich auf radiologische Zeichen zurückzuführen. Im Zeitalter der Arthroskopie müssen wir uns jedoch eines Besseren belehren lassen: Zur Diagnostik an der Rotatorenmanschette eignen sich besser als die Radiographie jedoch Sonographie und Arthrographie, letztere allerdings nur mit Einschränkung, da extrasynoviale Rupturen der Rotatorenmanschette unerkannt bleiben können, wenn bei partieller oder auch totaler Ruptur der Rotatorenmanschette diese den

Kontrastmittelaustritt in die Bursa subacromialis verhindert. Bessere Ergebnisse zeigt hier die Sonographie, jedoch nur im Bezug auf die Rotatorendiagnostik. Weitgehend unerkannt bleiben dabei die Schäden im Labrum glenoidale.

Sehr häufige Verletzungen im Sport sind die Rupturen von Bändern am Sprunggelenk. Entsprechend dem Unfallhergang kommt es dabei zu einer Supination und Kippung des Talus in der Sprunggelenksgabel. Damit verbunden sind nicht nur die Ruptur eines oder mehrerer der drei lateralen Bandstrukturen, sondern mit großer Wahrscheinlichkeit auch der Knorpelschaden am lateralen Taluseck. Wenn es beim Umknicktrauma nicht gleichzeitig zu einer Syndesmosenverletzung kommt, dann reicht die normale Weite der Sprung-

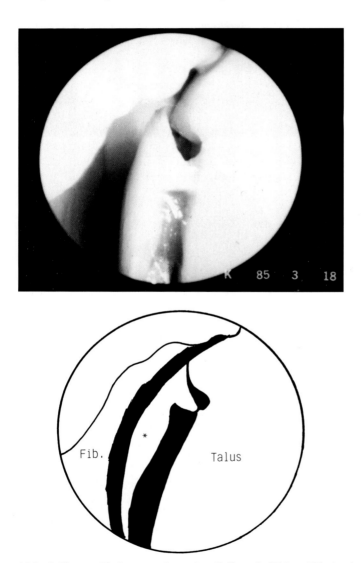

Abb. 5. Knorpelfraktur am lateralen Calluseck (*Fib.* = Fibula; * = Knorpelfragment)

gelenksgabel nur bis zu einer Taluskippung von ca. 10°. Darüber hinaus verursacht der schräggestellte Talus eine Druckschädigung an der fibularen Gelenkfläche (Abb. 5).

Wird die operative Versorgung der lateralen Bandstrukturen angestrebt, so bedarf es zuvor nach einer gründlichen Spülung der Inspektion des Gelenkinnenraumes. Behandelt man konservativ, läuft man Gefahr, Knorpelschäden, insbesondere Knorpelfrakturen, zu übersehen. Spätschäden sind die Folge (Abb. 6, 7).

Die sog. Überlastungsschäden an den Gelenken, bevorzugt der oberen Extremität, sind klinisch und radiologisch oft nicht einfach nachweisbar. So müssen am Schultergelenk die Degeneration und Aufquellung der Rotatorenmanschette (Abb. 8), Bicepssehnenveränderungen im Sinne der entzündlichen oder degenerativen Reaktion und Veränderung bzw. Rißbildungen am Labrum glenoidale nachgewiesen oder ausgeschlossen werden (Abb. 9). Am Ellenbogengelenk sind es Knorpelprobleme, die abgeklärt werden müssen. Eine Ausnahme stellt die therapieresistente Epicondylitis humeri radialis dar. Bei sportlich aktiven jungen Patienten können am Radiusköpfchen Knorpelveränderungen (Abb. 10), deren Ätiologie noch unbekannt ist — von narbigen Einziehungen im Zentrum des Radiusköpfchens (Abb. 11) bis zum Knorpelverlust mit randständiger intakter Knorpelform — nachgewiesen werden.

Überlastungsschäden am Kniegelenk treten an der Kniescheibenrückseite bei verschiedenen Sportarten als Chondropathia patellae auf (Abb. 12). Diese Knorpelmalacie ist in allen Schweregraden nachweisbar; die Schweregrade korrelieren meist nicht mit der klinischen Symptomatik und sind radiologisch nicht, eher computertomographisch darstell- und abschätzbar. Als Überlastungsschaden eines Kniegelenkes zeigt sich der Knorpelschaden am lateralen Femur-Tibialgelenk beim Sportler häufiger als bei der altersbedingten oder durch Übergewicht herbeigeführten Knorpelschädigung, die in der Regel im medialen

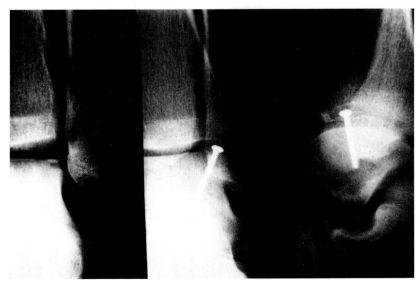

Abb. 6. Laterales Knorpelknochenfragment bei lateraler Instabilität am oberen Sprunggelenk vor und nach der operativen Versorgung mittels AO-Kleinfragmentschraube

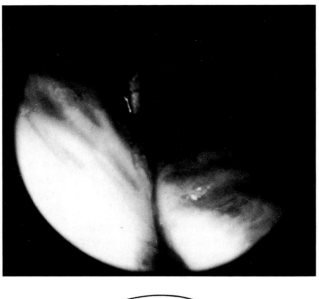

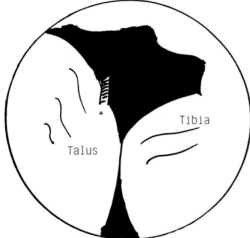

Abb. 7. Isolierte Knorpelfraktur bei stabilem oberem Sprunggelenk ohne knöcherne Verletzung mit Hämarthrosbildung (* = abgesprengtes Knorpelfragment)

Femuro-Tibialgelenk — selbstverständlich muß dabei die Beinachse berücksichtigt werden — gefunden wird.

Wenig Beachtung fand bisher die Diagnostik des Discus articularis am Handgelenk (Abb. 13). Er wurde sehr stiefmütterlich behandelt, obwohl wir wissen, daß ihm eine wesentliche Bedeutung zukommt. Leider liefert die Arthrographie auch im Seitenvergleich nicht die gewünschte Information. Der Kontrastmittelaustritt aus dem proximalen Radiocarpalgelenk in das distale Radioulnargelenk ist kein Nachweis für eine Discusruptur,

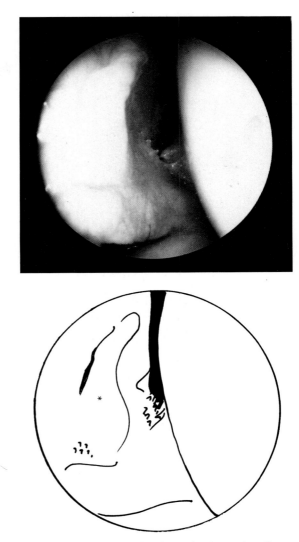

Abb. 8. Degeneration der Rotatorenmanschette, die sehnige Struktur der gesunden Rotatorenmanschette ist aufgehoben, es bestehen avasculäre Bezirke mit teilweisen Einrissen (* = aufgequollene Sehnenanteile)

zentrale Discusperforationen sind als Normvarianten bekannt. Somit bleibt als derzeit einziges diagnostisches Mittel die Arthroskopie, die eine direkte Betrachtung und auch Belastung des Discus und damit eine wesentlich genauere Beurteilung erlaubt.

Eine sportspezifische Indikation zur Arthroskopie am Hüftgelenk gibt es nicht. Beim gegenwärtigen Stand der Technik sollte anstelle einer Probearthrotomie wie zur Entfernung freier Gelenkkörper bei allen Patienten die Hüftarthroskopie einer notwendigerweise umfangreichen Arthrotomie vorgezogen werden. In erfahrenen Händen kann die Entfer-

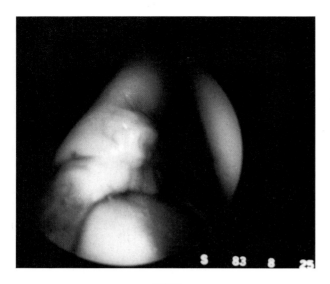
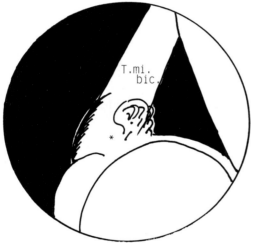

Abb. 9. Degeneration des Ansatzes der intraarticulären Bicepssehne am Tuberculum supraglenoidale (* = degenerativ aufgequollener Ansatz der Bicepssehne am Tuberculum supraglenoidale, *T. mi. bic.* = intraarticuläre Bicepssehne)

nung freier Gelenkkörper aus dem Hüftgelenk sinnvoll sein (Abb. 14); die Morbidität dieses Eingriffes ist im Vergleich zur Arthrotomie deutlich geringer.

Zusammenfassend muß die Indikation zur Arthroskopie gerade beim Sportler eher großzügig gestellt werden. Die Begründung dafür ist die Notwendigkeit, eine exakte Diagnose zu stellen, um die anatomische und funktionelle Wiederherstellung so früh wie möglich zu gestatten. Eine abwartende Behandlung beim stabilen Gelenk mit Hämarthros über die 2. und 3. Woche hinaus verschleiert Schäden, die danach nicht mehr so wie eine frische Verletzung behandelt werden können.

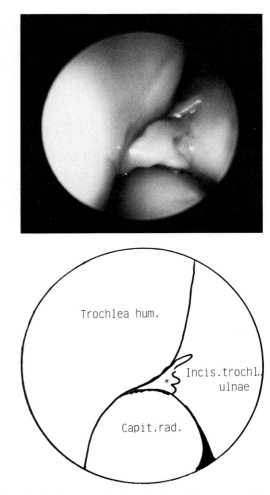

Abb. 10. Malacischer Knorpelbezirk in der Articulatio radioulnaris dorsalis proximalis
(*T.* = Trochlea humeri; *C.* = Capitulum radii; *I.* = Incisura trochlearis ulnae, * = malacischer Knorpelbezirk)

Bei alledem gilt, daß die Arthroskopie eine invasive diagnostische Maßnahme ist; sie ist auch mehr als nur eine Punktion. Dies trifft jedoch auch für die Arthrographie zu, die indessen an Aussagekraft insbesondere bei der frischen Verletzung der Arthroskopie weit unterlegen ist (Tabelle 2).

Bei bestimmten Fragestellungen kann auch die Sonographie als nicht invasives Verfahren eine exakte Diagnose liefern. Man kann jedoch von ihr nicht erwarten, daß sie, etwa an der Schulter, eine Komplexdiagnose liefert. Die Sonographie ist eine zuverlässige Methode zur Beurteilung der Rotatorenmanschette, zuverlässige Aussagen über Labrum oder Ligamentum glenohumerale inferius als wesentlicher Stabilisator der Schultervorderwand gestattet sie jedoch nicht.

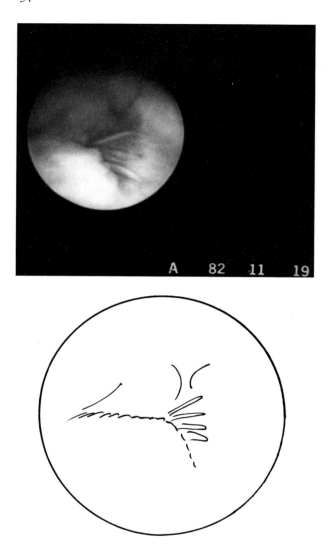

Abb. 11. Narbige Einbeziehungen im Zentrum des Radiusköpfchens

Somit bleibt letztendlich die Arthroskopie an allen großen Gelenken als zuverlässiges Verfahren zur Beurteilung der Gelenkinnenstruktur und damit zur Vorbereitung der kausalen Therapie i.S. der anatomischen Rekonstruktion eines Gelenkes unter gleichzeitig größtmöglicher Schonung benachbarter Strukturen und Erhaltung der aber nicht nur für den Sportler so wichtigen Trainierbarkeit und Funktion.

Die Frage, die sich daran natürlicherweise knüpft, betrifft die grundsätzliche Einstellung zur Arthroskopie als drittem diagnostischem Verfahren: Ist eine Arthroskopie nunmehr bei jeder tatsächlichen oder wenigstens hinreichend begründet vermuteten Verletzung oder aber zu jeder Abgrenzung von degenerativen Veränderungen notwendig, gar unverzichtbar,

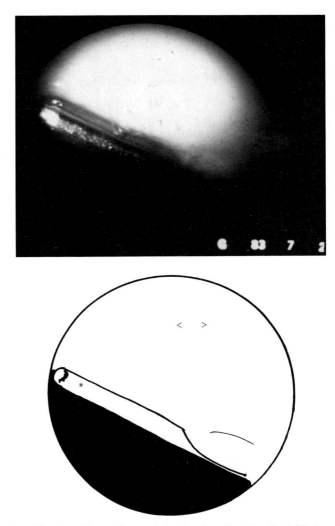

Abb. 12. Chondropathia patellae I°, der Taststab versinkt in der Patellagelenkfläche (* = Taststab)

gilt diese nur für den Sportler oder auch für jeden anderen, gibt es dafür altersbezogene Beschränkungen? Berücksichtigt man, daß die Arthroskopie sich erst noch allgemein durchsetzen muß, daß noch keineswegs ein Repertoire vorliegt, das etwa dem der Röntgenologie entspräche, daß eine Differenzierung auch im Verhältnis zur Sonographie notwendig ist, kann von einer unbeschränkten Anwendungsmöglichkeit der Arthroskopie noch keine Rede sein. Notwendig ist jedoch, um die noch immer häufigen Zweifelsfälle klären und vor allem die zahlreichen larvierten Krankheitszustände einer adäquaten Behandlung zuführen zu können, die Erarbeitung von Regelbefunden, zu denen gleichermaßen Frisch- wie Altzustände beitragen müssen. Hier liegt zunächst eine Aufgabe der Zentren, die über die

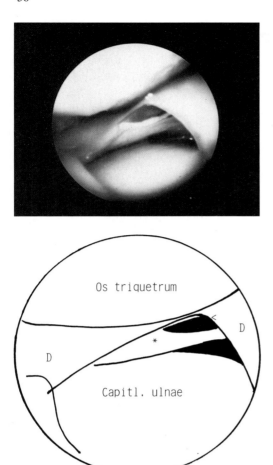

Abb. 13. Korbhenkelriß eines normal zentral perforierten Discus articularis des Handgelenkes, dargestellt mit einem Taststab (* = korbhenkelartiger Abriß eines Discusteiles, dargestellt mit einem Taststab, D = Discus articularis), durch die Perforation blickt man auf das Capitulum ulnae

Möglichkeiten vergleichender Betrachtung Klinik/Röntgen/Arthroskopie/Sonographie ebenso wie über das entsprechende Krankengut verfügen. Diese als synergistische Gelenkdiagnostik bezeichnete Komplexanalyse wird letztendlich das stark differenziert ausgeprägte und gleichermaßen auf Verletzungen und Erkrankungen reagierende Gelenk für die klinische Diagnostik zugänglich machen. Und es ist absehbar, daß auch noch die Kernspintomographie wichtige Beiträge zur Gelenkdiagnostik liefern wird.

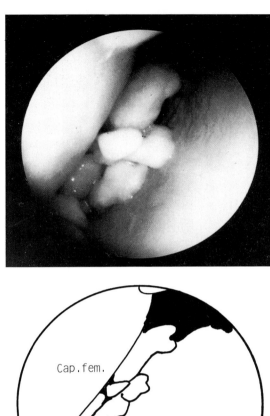
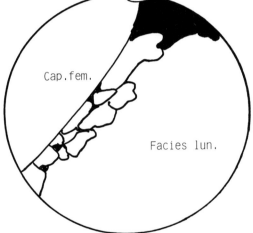

Abb. 14. Synoviale Chondromatose des Hüftgelenkes (*Cap. fem.* = Caput femoris, *Facies lun.* = Facies lunata)

Tabelle 2. Aussagekraft der klinischen Untersuchung des Nativ-Röntgenbildes, der Arthrographie und der Arthroskopie sowie der Sonographie an den 6 großen Gelenken in Bezüg auf anatomische Strukturen und wichtige pathologische Veränderungen wie Instabilitäten, Frakturen und Knorpelveränderungen

	Klinik	Röntgen	Arthrographie	Arthroskopie	Sonographie
Schultergelenk	Instabilität	Frakturen (Arthrose) Knorpel	Rotatoren? Labrum? Knorpel Ligemante Synovialis	Rotatoren Labrum	Rotatoren
Ellenbogengelenk	Instabilität	Frakturen (Arthrose)	Knorpel	Knorpel Synovialis	keine Erfahrungen
Handgelenk	Instabilität	Frakturen Dissoziationen (Arthrose)	Knorpel?	Synovialis Knorpel Ligamente Discus!	keine Erfahrungen
Hüftgelenk		Frakturen	Knorpel? Zona orbicularis	Knorpel Lig. teres Labrum Synovialis	kongenitale Hüftlux.
Kniegelenk	Instabilität Meniscus	Frakturen	Meniscus Knorpel (Plicae)	Meniscus LCA/LCP Knorpel Synovialis/Plicae	(Meniscus)
Sprunggelenk	Instabilität	Frakturen	Syndesmose (Ligamente)? (Knorpel)	Knorpel Synovialis Syndesmose (Ligamente) ("Meniscen")	Peronealsehnen

Zusammenfassung

Die Indikationsstellung zur Arthroskopie der sog. großen Gelenke (Schulter-, Ellbogen-, proximales Handgelenk, Hüft-, Knie-, oberes Sprunggelenk) erfährt beim Sportler keine grundsätzlich andere Beurteilung als bei anderen Patienten. Sportler sind jedoch einerseits in der Regel "gelenkgesund", andererseits in stärkerem Maße als andere Menschen speziellen Anforderungen und Belastungen der Gelenke ausgesetzt, so daß sporttypische Verletzungen auftreten können und in größerer Zahl vorkommen. Darüber hinaus legt der Sportler Wert auf alsbaldige Fortsetzung seiner Betätigung und bedarf daher möglichst genauer Beurteilung des Schadens im Hinblick auf Wiederherstellung, Trainingsverlust bzw. -erhaltung und teilweise oder volle Freigabe der bisherigen Sportbelastung.

Die Arthroskopie unterscheidet sich von herkömmlichen Diagnostikverfahren vor allem durch die unmittelbare Betrachtungsmöglichkeit der Verletzungs- oder Schadensstelle und durch die Vermeidung eines größeren operativen Eingriffs sowie dessen Folgeerscheinungen. Darüber hinaus gestattet die Arthroskopie fakultativ die Fortführung derselben als therapeutischer Eingriff.

Einige "Diagnosen" sind mit herkömmlichen Verfahren nicht oder nicht ausreichend sicher zu stellen; hier bietet die Arthroskopie nicht nur eine tatsächliche Bereicherung des diagnostischen Spektrums, sondern auch eine unmittelbare Erweiterung der Therapie.

Die Arthroskopie kann nicht als Schlußpunkt der Entwicklung diagnostischer Verfahren angesehen werden. Als invasives Verfahren ist sie grundsätzlich nicht risikofrei, auch wenn sie in der Hand des Geübten eines mit großer Zuverlässigkeit darstellt. Daher kommt der synergistischen Gelenkdiagnostik schon jetzt, insbesondere aber mit Blick auf künftige Entwicklungen, eine umso größere Bedeutung zu, als die natürlichen Gelenke in ihren bewegungsspezifischen Eigenschaften unersetzlich sind.

Literatur

Anders G, Felten R, Kirsch A (1977) Boxen und Gesundheit. Deutscher Ärzteverlag GmbH
Bateman JE (1969) Shoulder injuries in the throwing sports. AAOS (American Acad of Orthop Surgeons): Symposium on sports medicine. Sp 30:87
Biehl G, Schmitt J (1978) Zum Problem der Epicondylitis als typischem Tennissportschaden. Dtsch Z Sportmed 29, 8:205–210
Caluori P (1978) Tennissportunfälle. In: Biener K, Fasler S (Hrsg) Sportunfälle. Huber, Bern
Dolenko FL, Abdullaew IN (1973) Die Verletzung des Ellenbogengelenkes beim Speerwerfen. Med und Sport 13:241
Franke K (1980) Traumatologie des Sports. Thieme, Stuttgart
Groh H, Groh P (1975) Sportverletzungen und Sportschäden. Luitpold, München
Hall G (1980) Hand Paddles may cause Shoulder Pain. Swimming world 9:9
Heiss F (1972) Werferellenbogen. Diagnostik 5:452
Hempfling H (1987) Farbatlas der Arthroskopie großer Gelenke. Gustav Fischer, Stuttgart New York
Hempfling H, Probst J (1987) Synergistische Gelenkdiagnostik. Akt Traumatol 17:242–249
Hess H (1975) Der degenerative Meniskusschaden der Berufsfußballspieler – eine Berufskrankheit? Z Orthop 113:669–672
Hess H (1981) Überlastungsschäden der Sehnen. Ärztl Fortbildung 31:3

Hofmann W (1978) Judo, Grundlagen des Stand- und Bodenkampfes. Falken-Verlag, Niedernhausen

Hoheisel P (1970) Die Kniegelenksverletzungen beim Ringkampfsport. Med und Sport 10: 147

Horn W (1977) Unfallhäufigkeit und Ursache im Vereinssport. In: Claus A (Hrsg) Unfallursachen und Unfallverhütung im Sport. Beiträge zur Sportmedizin, Bd 7. Perimed-Verlag, Erlangen

Jungmichel D (1955) Schädigungen des Bewegungsapparates beim Handballspiel durch falsche Technik. Med und Sport (Berlin) 5:121–124

Karlsson J (1978) The physiology of alpine skiing. The US Ski Chaches Association, P.O. Box 1747, Park City, Utah 84060

Krämer J, Berns J (1980) Schäden am Bewegungsapparat bei Basketballspielern. Dtsch Z Sportmed 1:16–20

Krahl H (1977) Belastbarkeit von Muskeln und Sehnen. 16. Fortbildungslg. Berufsverband Fachärzte für Orthopädie 1975. In: Praktische Orthopädie, Bd. 7. Vordruckverlag, Bruchsal

Krahl H, Steinbrück K (1980) Traumatologie des Sports. In: Cotta H, Krahl H, Steinbrück K (Hrsg) Belastungstoleranz des Bewegungsapparates. Thieme, Stuttgart New York

Krueger P, Bannasch L, Hewel Th, Zieglgängsberger F (1977) Skateboard-Fahren — eine nicht ungefährliche Sportart. Ärztl Praxis, XXIX Jhrg 62:2725

Krueger P, Mang W (1979) Verletzungen beim Skateboardfahren, Drachenfliegen und Windsurfen. Langenbecks Archiv Chir 340:393–398

Millar AB (1973) Bascetball injuries — their incidence and treatment. Austral J Sports Med 5:3

Pförringer W (1981) Sprunggelenksschäden bei Hochleistungssportlern. Orthop Praxis, April

Probst J (Hrsg) (1982) Diagnostik der Kniebinnenverletzungen unter besonderer Berücksichtigung der Arthroskopie. Schriftenreihe Unfallmedizin. Tagungen der Landesverbände der gewerbl Berufsgenossenschaften, Heft 47

Prolop L, Jelinek R, Suckert R (1980) Sportschäden. Gustav Fischer, Stuttgart

Raas E (1980) Verletzungsursachen bei Skirennläufern. Arztl Praxis 32:8

Richardson A (1979) The Knee in Swimming. Swimming world 11:18

Rompe G (1980, 1981) Ergebnisse sportmedizinischer Forschung an der Orthopädischen Universitätsklinik Heidelberg. Therapiewoche (1980) 30:3178–3185. Rugby World (1981) 1:21

Schlitt R (1976) Fallschirmspringen — ein gefährlicher Sport? Therapiewoche 26:6187–6822

Schmitt O, Biehl G (1978) Das Supinator-Tunnel-Syndrom als Differentialdiagnose und Epicondylitis radialis. Z Orthop 116:840–846

Schneider PG (1972) Sportverletzungen und Sportschäden an Schulter- und Ellenbogengelenk. Z Orthop 110:519

Schneider PG (1979) Moderne Diagnostik und Therapie von Sportverletzungen, III. Heidelberger Orthopädiesymposium, 12.–14.09.79

Schneider PG (1972) Leistungsfähigkeit und Leistungsgrenzen unseres Muskel-Gelenk-Apparates. Z Orthop 110:749–751

Schwerdinger HP (1980) Typische Verletzungsmuster und Überlastungsschäden im Kunstturnen (obere Extremitäten). Symp des Internat Turner-Bundes, Tübingen

Seemann K, Sonntag M (1971) Fußgelenkschäden bei Flossenschwimmern. Wehrmed Monatsschr 15:33

Simson R, Laurence jr (1971) Chin — sternum — heart — syndrome: Cardiac injury associated with parachuting mishaps. Aerosp Med (USA) 42:1214–1217

Snook GA (1976) The injury problem in wrestling. Am J Sports Med 4:184

Snook GA (1980) Sports medicine problems in wrestlers. Am J Sports Med 8:448

Steinbrück K (1977) Medizinische Probleme bei Gewichthebern. Sportarzt und Sportmed 10:289–292

Steinbrück K, Gerner J (1977) Epicondylitis und Sport. Orthop Praxis 13:260
Steinbrück K, Rompe G (1980) Sportschäden und -verletzungen am Schultergelenk. Dtsch Ärztebl 77:443
Stürz H, Rosemeyer B (1979) Verletzungen beim Skateboard-Fahren. Münchn Med Wochenschr 121:485–488
Thiel A (1972) Sportliche Belastbarkeit nach Achillessehnenruptur. Z Orthop Grenzgeb 110, 6:796–798
Thiel A (1980) Belastungsbeschwerden im Fußbereich. Operative Therapiemöglichkeiten. Der Orthopäde 9, 3:215–220
Thiel A, Karpf M (1973) Bild und Behandlung der Achillodynie. Sportarzt Sportmed 24, 5:107–108
Tongue JR (1977) Hang gliding injuries in California. J Trauma 17, 12:898

Sonographische Diagnostik bei Sportverletzungen

U. Harland

Orthopädische Universitätsklinik Gießen (Direktor: Prof. Dr. H. Rettig), Paul-Meimberg-Straße 3, D-6300 Gießen

Einleitung

Für die sonographische Diagnostik am Bewegungsapparat ist die Kenntnis der Artefaktbildungen und ultraschallspezifischen Phänomene erforderlich. Ein Phänomen, das besonders am Bewegungsapparat mit seinen geometrisch ausgerichteten Grenzflächen auftritt, ist das sogenannte Ablenkungsphänomen.

Es tritt besonders ausgeprägt am Sehnengewebe auf und führt dazu, daß eine senkrecht angeschallte Sehne echoreich erscheint. Die gleiche Sehne erscheint bei gleicher Geräteeinstellung bei schrägem Anschallen echoarm (Abb. 1). Ursache dieser Erscheinung ist die relativ geringe Oberflächenrauhigkeit der untersuchten Bindegewebsstrukturen. Die Sehnenfasern und Muskelsepten haben relative Rauhtiefen, die in Größenordnung zwischen 20–100 Mikrometer liegen. Demgegenüber ist die Wellenlänge bei einer Frequenz von 5 MHz mit 0,3 mm relativ groß. Die Strukturen wirken wie Spiegelflächen, an denen die einfallenden Schallwellen nach den Spiegelsetzen reflektiert werden. Bei zunehmender Schrägstellung einer Sehne kann daher der Ablenkungswinkel so groß werden, daß die reflektierte Schallwelle den Schallkopf nicht mehr erreicht (Abb. 2). Das führt zu einer echoarmen Darstellung dieser Struktur auf dem Monitor.

An geradlinig verlaufenden Sehnen führt das zu den oben beschriebenen Echogenitätsänderungen. Da die Untersuchung in der Regel jedoch bei entspannter Muskulatur durchgeführt wird, verlaufen Achillessehne, Patellarsehne und Quadricepssehne, um nur einige Beispiele zu nennen, jedoch nicht geradlinig, sondern gebogen. Andere Sehnen des Körpers, wie z.B. die Sehnenplatte der Rotatorenmanschette der Schulter, sind bogenförmig um Gelenke angeordnet.

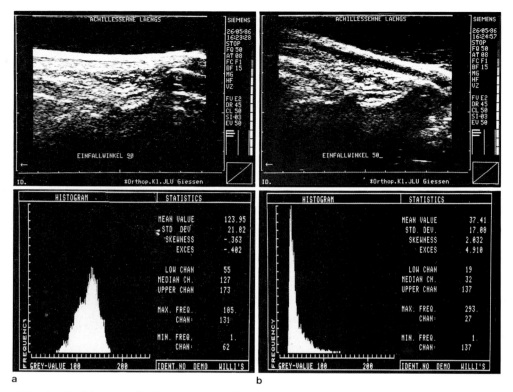

Abb. 1a, b. Längsschnitt über der Achillessehne, proximal = linker Bildrand. In Abb. **a** wurde die Achillessehne senkrecht angeschallt, sie stellt sich unmittelbar subcutan als echoreiche Struktur dar. Ein Grauwerthistogramm aus dieser Region zeigt die breite Verteilung der Grauwerte mit einem Mittelwert bei 124. In Abb. **b** wurde die gleiche Achillessehne schräg angeschallt. Sie erscheint jetzt echoarm. Das entsprechende Grauwerthistogramm dieser Region zeigt die Verschiebung zu niedrigeren Werten, der Mittelwert liegt bei 37

Bei der Untersuchung der Bindegewebsstrukturen des Bewegungsapparates sollte man sich daher bemühen, die untersuchte Struktur senkrecht anzuschallen, so daß eine echoreiche, homogene Darstellung erreicht wird. An der Schulter ist dies z.B. für die Supraspinatussehne in einem Frontalschnitt, der über dem Acromion liegt und den lateral davon verlaufenden Endteil der Supraspinatussehne darstellt, möglich. Die Darstellung der Rotatorenmanschette durch das sogenannte coraco-acromiale Fenster erlaubt nur Schnittführungen, die die Sehnenplatte bogenförmig darstellen. In derartig dargestellten Sehnen kann die Interpretation echoreicher Bezirke Schwierigkeiten bereiten. Degenerative Veränderungen in der Sehne entsprechen in der Regel echoreichen Strukturveränderungen, die von einem echoarmen Hof umgeben sind und sich dadurch gegen das normale Sehnen- oder Muskelgewebe abgrenzen lassen. Diese Abgrenzung kann in einer inhomogen dargestellten Sehne schwierig sein und zu Fehlinterpretationen führen.

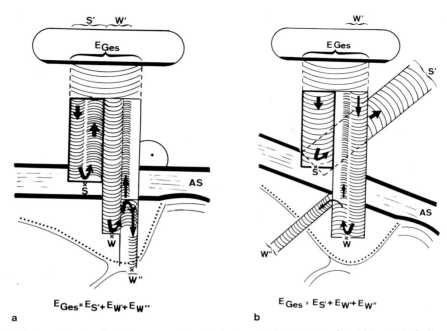

Abb. 2a, b. Schematische Erläuterungen des Ablenkungsphänomens. In Abb. **a** sind die Reflexionsverhältnisse bei senkrecht angeschallter Achillessehne dargestellt. Ein Welle mit der Energie E_{Ges} wird zum Teil in einem Punkt S, der in der Achillessehne liegt, reflektiert. Der reflektierte Teil der Welle kehrt zum Empfänger zurück und führt zu einer echoreichen Abbildung der Sehne. Teile der Welle durchlaufen die Sehne und werden in den darunterliegenden Weichteilen an einem Punkt W reflektiert. Ein Teil der reflektierten Welle durchdringt die Achillessehne, kehrt zum Empfänger zurück und führt zur Abbildung des Punktes W'. Der bei Rückkehr an der Achillessehne reflektierte Teil der Welle wird senkrecht abgelenkt und führt zur Abbildung W''. In Abb. **b** sind die Reflexionsverhältnisse bei schräg angeschallter Achillessehne dargestellt. Der am Punkt S reflektierte Teil der Welle wird entsprechend den Spiegelgesetzen nach S' abgelenkt. Dieser Teil der Welle erreicht den Empfänger nicht und führt zu einer echoarmen Abbildung dieser Region. Der Teil der Welle, der die Achillessehne durchdringt, wird am Punkt W reflektiert, durchtritt zum Teil die Achillessehne und führt zur Abbildung W'. Beim Rücktritt durch die Achillessehne wird ebenfalls ein Teil nach den Spiegelreflexen reflektiert und führt zur Abbildung W''. Die Beugung wurde im Schema vernachlässigt

Die Ausführungen zu den geänderten Echogenitätsverhältnissen bei wechselndem Sehnenverlauf gelten auch für die Muskulatur. Die echoreichen Strukturen im Muskelgewebe entsprechen den Muskelsepten. Auch sie erscheinen bei schrägem Anschallen echoarm und lassen die Struktur des Muskels insgesamt dunkler erscheinen. Aus diesem Grunde sind auch Messungen der Echogenität im Muskel und die Auswertung in Form von Grauwerthistogrammen mit Zurückhaltung zu betrachten.

Im Nachfolgenden soll vorwiegend auf Veränderung an den Gelenken eingegangen werden.

Verletzungen an der oberen Extremität

Schultergelenk

Wir untersuchen das Schultergelenk flächendeckend in sonographischen Standardschnitten, die sich aus einem anatomischen Transversalschnitt und einem anatomischen Frontalschnitt herleiten.

Dorsal, lateral und ventral werden senkrecht aufeinanderstehende Schnitte angelegt, die sich in den Randbereichen bei Drehbewegung des Oberarmes überlappen. Die Untersuchung erfolgt am sitzenden Patienten bei Nullstellung des Schultergelenkes. Die Untersuchung ist auch bei frischen Verletzungen ohne Schmerzen für den Patienten möglich.

Nach plötzlichen, unvorbereiteten Bewegungen oder nach Stürzen auf die Schulter kann es besonders bei degenerativ vorgeschädigter Rotatorenmanschette zu Rupturen kommen. Die meisten Rupturen ereignen sich im Bereich der Supraspinatussehne, selten reichen sie dorsal bis in den Musculus infraspinatus hinein. Rupturen des Musculus subscapularis fanden wir häufiger nach direkten Stürzen auf die vordere Schulterregion.

Kleinere Rupturen ohne Retraktion entsprechen echoarmen Bändern, die durch die echoreiche Supraspinatussehne ziehen. Durch die synoviale Reaktion der Bursa subdeltoidea werden Unterrand des Musculus deltoideus und Oberrand der Supraspinatussehne voneinander getrennt.

Bei Rupturen mit Retraktion (Abb. 3) kann es in diesem Schnitt zu einem vollständigen Fehlen der echoreichen Supraspinatussehne kommen. Der Musculus deltoideus liegt dann mit seinem Unterrand der proximalen Kontur des Humerus auf. Durch weitere Schnittführungen an ventralen und dorsalen Schulteranteilen kann das Ausmaß der Läsion präoperativ exakt bestimmt werden.

Bei Schulterluxationen kann unmittelbar nach dem Ereignis die ausführliche Untersuchung des Gelenkes erfolgen.

Die dorsal gelegene Hill-Sachs-Delle entspricht einer Einbuchtung der dorsalen Humeruskontur (Abb. 4). Nicht nur die Größe und Lage der Delle können sonographisch durch 2 senkrecht aufeinanderstehende Schnitte bestimmt werden, sondern auch die funktionelle Bedeutung dieser Läsion. Bei einer Außenrotationsbewegung des Armes kommt es zum Eindrehen der Delle in die Schultergelenkspfanne.

Für die weitere Diagnose einer Luxation ist die Stabilitätsprüfung von Bedeutung. Sowohl Abrisse des vorderen Pfannenrandes sowie größere Weichteilschäden mit Verlust der musculären Sicherung können Ursache weiterer Instabilitäten und rezidivierender Luxationen sein. Im dorsalen Horizontalschnitt kann die Verschiebbarkeit des Humerus gegen die Scapula geprüft werden (Abb. 5). Zur Beurteilung muß dabei die Gegenseite mit herangezogen werden, da erhebliche interindividuelle Schwankungen bestehen.

Die Bestimmung des Retrotorsionswinkels (Abb. 6) erlaubt eine Aussage darüber, ob ein pathologisch niedriger Drehwinkel an der luxierten Schulter vorliegt und ob die Weber-Dreh-Osteotomie indiziert ist. Nur so kann sicher verhindert werden, daß infolge dieser Operation pathologisch große Retrotorsionswinkel mit der Gefahr der hinteren Schultergelenksluxation entstehen.

Die sonographische Beurteilung von Schultergelenksluxationen erlaubt es so, sehr rasch und umfassend, das Ausmaß der Schädigung festzulegen, eine Prognose bezüglich weiterer Luxationen zu geben und das geeignete operative Verfahren zu bestimmen.

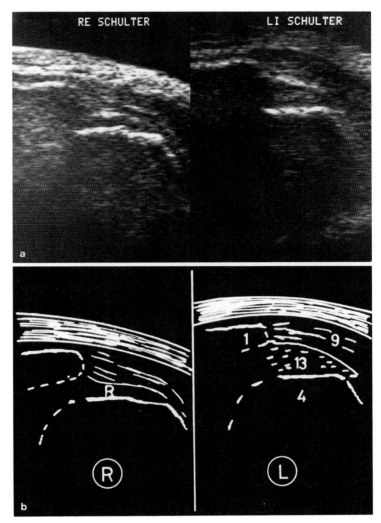

Abb. 3a, b. Frontalschnitt über dem Schultergelenk, Ruptur der Supraspinatussehne mit Retraktion. **a** An der rechten Schulter liegt eine Ruptur der Supraspinatussehne vor. Das echoreiche Dreieck der Supraspinatussehne fehlt. An der linken Schulter stellt sich im Vergleichsschnitt das echoreiche Dreieck der Supraspinatussehne dar. **b** Im Schema bedeutet *1* = Acromion, *9* = Musculus deltoideus, *4* = proximaler Humerus, *13* = Supraspinatussehne, *R* = Ruptur

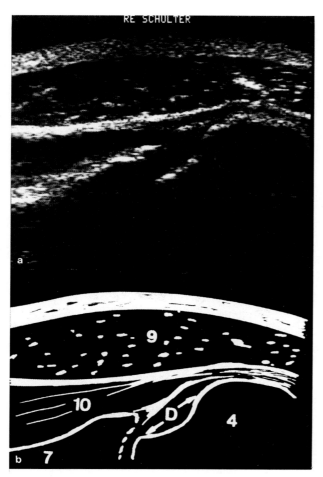

Abb. 4. a Dorsaler Horizontalschnitt an der Schulter. Hill-Sachs-Delle bei habitueller Schulterluxation, **b** In der schematischen Zeichnung bedeutet *4* = proximaler Humerus, *7* = Scapula, *10* = Musculus infraspinatus, *9* = Musculus deltoideus, *D* = Hill-Sachs-Delle

Die sichere Beurteilung des vorderen Pfannenrandes ist zur Zeit sonographisch nicht möglich, so daß wir dabei auf andere Verfahren, wie z.B. die Arthroskopie, angewiesen sind.

Nach Stürzen auf die Schulter kann es zu einer Verletzung des Acromioclaviculargelenkes kommen. Die sonographische Untersuchung dieses Gelenkes erlaubt sowohl die bildliche Darstellung von Prellungen, in deren Folge Hämatome entstehen, als auch die Ausmessung der Stufenbildung bei Schädigung des Bandapparates (Abb. 7).

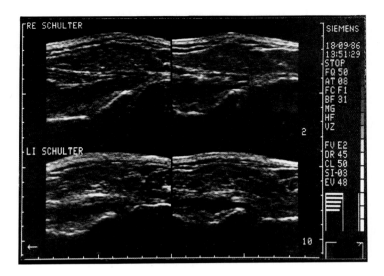

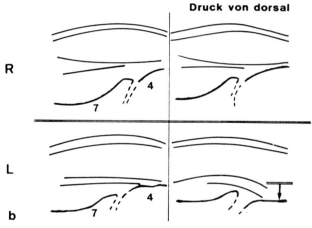

Abb. 5a, b. Stabilitätsprüfung im dorsalen Horizontalschnitt an der Schulter bei habitueller Schulterluxation. **a** In der oberen Bildhälfte ist die normale rechte Schulter, in der unteren Bildhälfte die erkrankte linke Schulter dargestellt. Die jeweils rechten Bilder wurden bei Druck von dorsal angefertigt. An der rechten Schulter liegen stabile Verhältnisse vor. Demgegenüber ist bei Druck von dorsal der linke Humerus deutlich gegenüber der Scapula nach ventral verlagerbar (10 mm gegenüber 2 mm an der rechten Schulter). **b** Im Schema bedeutet 7 = Scapula, 4 = proximaler Humerus

Ellenbogengelenk

Verglichen mit Verletzungen der Schulterregion kommen Verletzungen des Ellenbogengelenkes wesentlich seltener vor. Gelenkergüsse oder freie Gelenkkörper können in dorsalen und ventralen Schnitten dargestellt werden. Nachteilig für die sonographische Untersuchung des Gelenkes wirkt sich die bei Verletzungen fast regelmäßig bestehende Beugekontraktur aus. Damit ist der ventrale Zugang zum Gelenk erschwert oder unmöglich, und es bleibt lediglich die Darstellung im dorsalen Anteil mit der Fossa olecrani.

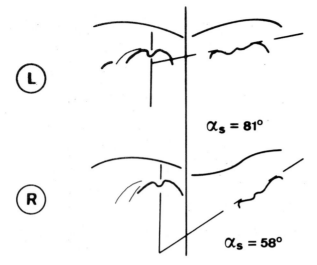

Abb. 6. Retrotorsionswinkelbestimmung bei habitueller Schulterluxation. Der Retrotorsionswinkel an der linken Schulter wurde durch Weber-Drehosteotomie vergrößert. Er liegt mit 81° im oberen Normbereich. In der linken Bildhälfte ist der jeweilige Schnitt über dem proximalen Humerus von ventral mit dem nach oben zeigenden Sulcus intertubercularis abgebildet. In der rechten Bildhälfte ist der Schnitt über dem distalen Humerus in Höhe der Epicondylen abgebildet. Die Humerusstruktur entspricht hier einer geschweiften Klammer, wobei der linke Anteil der Trochlea, der rechte Anteil dem Capitulum humeri entspricht. In der schematischen Zeichnung sind die Senkrechte im Sulcus intertubercularis und die ventrale Trochleatangente zur Bestimmung des Retrotorsionswinkels αS eingezeichnet

Hand

Die kleinen Gelenke an der Hand können ebenfalls sonographisch dargestellt werden. Da hier jedoch echoreiche Strukturen wie Haut, Sehen und Oberfläche des Knochens sehr nahe beieinanderliegen und die Strukturen einer unmittelbaren Inspektion und Palpation zugänglich sind, wird – auch nach Einführung hochauflösender Geräte – die sonographische Untersuchung der Handgelenkstrukturen zu den Raritäten gehören.

Verletzungen an der unteren Extremität

Hüfte

Verletzungen des Hüftgelenkes kommen im Sport vergleichsweise selten vor. Trotzdem kann es bei Kindern und Jugendlichen von Bedeutung sein, bei Schmerzen der Leistenregion Erkrankungen des Hüftgelenkes auszuschließen.

Hier kommen insbesondere die Coxitis fugax, der Morbus Perthes und die Epiphysenlösung in Frage.

Die Coxitis äußert sich in einer Vorwölbung der Hüftgelenkskapsel. Durch die intraarticuläre Volumenzunahme kommt es vorwiegend in den lateralen Anteilen über dem

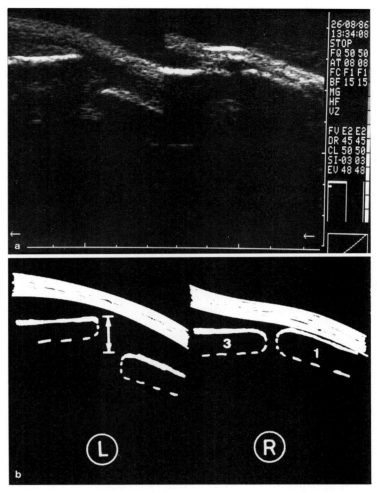

Abb. 7a, b. Schnitt über dem Acromioclaviculargelenk, AC-Gelenkssprengung links. **a** In der linken Bildhälfte ist die verletzte linke Schulter abgebildet, das Acromion ist gegenüber der Clavicula deutlich tiefer getreten. In der rechten Bildhälfte ist die unverletzte rechte Schulter zum Vergleich abgebildet. Clavicula und Acromion stehen auf gleicher Höhe. **b** In der schematischen Darstellung ist *1* = Acromion, *3* = Clavicula

Schenkelhals zu einer Abhebung der Kapselstrukturen vom darunterliegenden Schenkelhals.

Beim Morbus Perthes flacht die Epiphyse im Vergleich zur Metaphyse des Kopfes deutlich ab. Im Stadium des scholligen Zerfalls kommt es zu einer Unterbrechung der sonst glatten Epiphysencorticalis.

Die Epiphysenlösung führt zu einem Gleiten in Höhe der Epiphysenfuge. Dadurch entsteht im ventral auf das Hüftgelenk gelegten sonographischen Schnitt eine Stufe mit Höhertreten der Metaphyse und des Schenkelhalses (Abb. 8). Bei Epiphysiolysis acuta kann

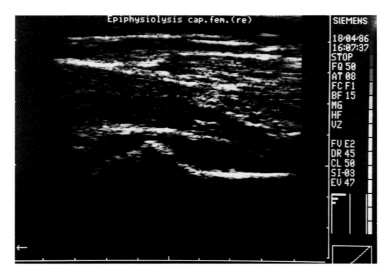

Abb. 8. Ventraler Schnitt über dem Hüftgelenk im Verlauf des Schenkelhalses, cranial = linker Bildrand, Epiphysiolysis capitis femoris. In der Hüftkopfschenkelhalskontur besteht eine Stufe in Höhe der Epiphysenfuge. Die Hüftgelenkskapsel ist durch den Erguß von der Hüftkopfschenkelhalsfigur abgehoben und wölbt sich besonders lateral (*rechte Bildhälfte*) bogenförmig vor

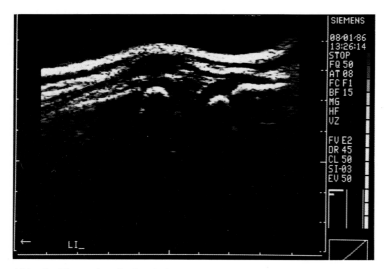

Abb. 9. Ventraler Sagittalschnitt über dem Kniegelenk bei einem 2jährigen Kind (links = cranial). Die Patella ist knorpelig ohne Verknöcherungen. Sie erscheint echofrei. Unter der echofreien Patella liegt die distale Femurepiphyse. Der dunkle von links zur Patella ziehende Streifen entspricht der Quadricepssehne, der nach rechts ziehende dunkle Streifen der Patellarsehne. Die Patellarsehne setzt an der dunklen Tibiaapophyse an. In der breiten, rundlichen proximalen Tibiaepiphyse ist der bogenförmige Knochenkern erkennbar

gleichzeitig ein Hüftgelenkserguß auftreten, der sich in der Vorwölbung der Hüftgelenkskapsel äußert.

Durch die konsequente sonographische Untersuchung bei Leistenschmerzen bleibt sicher einigen Patienten die Fehldiagnose "Zerrung" oder "Wachstumsschmerz" erspart.

Kniegelenk (Abb. 9)

An der unteren Extremität ist das Kniegelenk wesentlich häufiger von Verletzungen betroffen. Je nach Fragestellung werden ventrale und dorsale Längs- bzw. Querschnitte angelegt.

Chronische und akute Kniegelenksergüsse unterscheiden sich hinsichtlich ihrer Form. Bei akuten Kniegelenksergüssen ist die craniale Begrenzung des oberen Recessus eher rundlich vorgewölbt, während sich bei alten und chronischen Ergüssen der obere Recessus weiter in die Verschiebeschichten ausdehnt und die Begrenzung spitzzipflig wird.

Blutige Ergüsse haben gegenüber Reizergüssen verschiedenartig geformte echoreiche Binnenstrukturen, die Fibringerinnseln entsprechen.

Degenerative Veränderungen des Streckapparates äußern sich in echoreichen Struktureinlagerungen oder aber, wie bei der Insertionstendinose der Patellarsehne, in einem Strukturverlust und einer Aufweitung des Peritendineums. Bei Rupturen des Streckapparates kommt es zu einer Unterbrechung der echoreichen Sehnenstruktur mit Eindellung des Peritendineums. Besonders eindrucksvoll können diese Veränderungen bei Bewegung des Kniegelenkes dargestellt werden, da dann die klaffenden Sehnenenden weiter auseinanderweichen.

Verletzungen des Kapselbandapparates sind im akuten Stadium von Hämatomen begleitet (Abb. 10), die die verletzte Struktur umgeben. Eine direkte Darstellung der Bandstrukturen ist aus zweierlei Gründen schwierig. Die Seitenbänder liegen eingebettet in weitere echoreiche Strukturen und können nur schwer von den flächigen, das Kniegelenk überbrückenden Sehnen und der Kniegelenkskapsel abgegrenzt werden. Bei den Kreuzbändern ist die direkte Darstellung durch den Verlauf erschwert. Sie verlaufen in der Sagittalebene schräg und können nicht senkrecht echoreich angeschallt werden. Eine Lösung dieses Problemes bietet die funktionelle Untersuchung des Bandapparates, wobei die Seitenbänder in seitlichen Längsschnitten (Abb. 10) und die vordere Kreuzbandstabilität in einem ventralen Schnitt analog der Durchführung des Lachmann-Testes überprüft werden.

Die in letzter Zeit diskutierte Meniscusdiagnostik stellt sicher einen weiteren Fortschritt der sonographischen Untersuchung des Kniegelenkes dar. Ob die Aussagefähigkeit die Treffsicherheit von Arthrographien übertrifft, soll zunächst dahingestellt bleiben. Degenerative Veränderungen, die in der Meniscusbasis liegen (Abb. 11) und im Extremfall zu subcutan tastbaren Meniscusganglien führen können, können mit diesem Verfahren jedoch gut dargestellt werden.

Auch bei Kniegelenksschmerzen jugendlicher Sportler sollte an die Möglichkeit einer Osteochondrosis dissecans gedacht werden, die sich sonographisch in einer Unterbrechung der Corticalis des medialen Condylus zeigt.

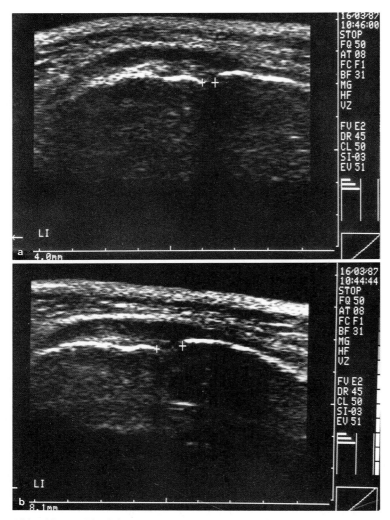

Abb. 10a, b. Medialer Längsschnitt, im Verlauf des medialen Längsbandes am linken Kniegelenk (links = cranial), Ruptur des medialen Längsbandes. In Abb. **a** wurde das Knie ohne Streß in Abb. **b** mit Valugsstreß aufgenommen. Das distale Ende der medialen Femurcondyle und das proximale Ende der Tibia wurden mit einem X markiert. Bei Streß weichen die knöchernen Begrenzungen auseinander. Der oberflächlich der knöchernen Struktur gelegene echofreie Saum entspricht dem Hämatom, das um die verletzten Kapselbandstrukturen liegt

Sprunggelenk

Verletzungen der Sprunggelenksregion, die mit Gelenkergüssen einhergehen, werden in dorsalen und ventralen Längsschnitten untersucht. Gelenkergüsse des oberen Sprunggelenkes stellen sich ventral besser dar, Gelenkergüsse des unteren Sprunggelenkes in einem dorsalen Schnitt. Der dorsale Schnitt entspricht dabei der Verlaufsrichtung der Achilles-

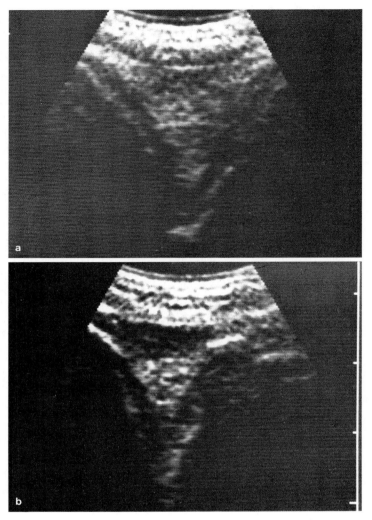

Abb. 11a, b. Vorderhorn des lateralen Meniscus mit 7,5 MHz Schallkopf (linker Bildrand = cranial), Meniscusdegeneration mit kleinem Ganglion. In Abb. **a** ist ein normaler Meniscus dargestellt. Die echoreiche spitzzipflige Struktur des Meniscus liegt im Gelenkspalt zwischen Femurcondyle (*links im Bild*) und Tibiaplateau (*rechts im Bild*). Die bogenförmige echoreiche Struktur der Femurcorticalis und der Tibiacorticalis begrenzen den Bildausschnitt in der Tiefe. In Abb. **b** entspricht die echoarme Struktur an der Meniscusbasis der degenerativen Veränderung

sehne. Die Untersuchung erfolgt in Dorsalextension des Fußes, so daß dorsale Tibia, Talus und Calcaneus dargestellt werden.

Bei Verletzungen des Bandapparates sind Streßaufnahmen, ähnlich wie am Kniegelenk, geeignet, die Aufklappbarkeit in einem bildgebenden Verfahren zu dokumentieren.

Diskussion

Bei der sonographischen Untersuchung der Strukturen des Bewegungsapparates muß die Verlaufsrichtung der Sehnen und Muskeln beachtet werden. Ihre Echogenität hängt ab von dem Winkel, unter dem sie angeschallt werden. Die optimale Darstellung gelingt durch senkrechtes Anschallen. Die Differenzierung von Strukturveränderungen gelingt dann sicherer. Mit zunehmend schrägem Einfall der Schallwellen werden Strukturveränderungen unsicherer erkannt.

An den Gelenken empfehlen sich definierte Schnittführungen. Zur Orientierung sind am ehesten die knöchernen Gelenkanteile geeignet. Die Einhaltung dieser "Standardschnitte" ermöglicht bei der Untersuchung eine schnelle Orientierung und erlaubt es, dokumentierte Befunde miteinander zu vergleichen.

Bei der Untersuchung aller Gelenke stellt die dynamische Untersuchung einen wesentlichen Vorteil dieser Methode dar, da so das Zusammenspiel der Weichteilstrukturen mit einem bildgebenden Verfahren unmittelbar verfolgt werden kann. So kann die funktionelle Bedeutung der Hill-Sachs-Delle bei maximaler Außenrotation des Oberarmes verfolgt werden. Dellen, die weit nach ventral auf den Humeruskopf reichen, drehen sich dann schon bei minimaler Außenrotation des Armes in die Gelenkpfanne ein. Bei Prüfung der Bandstabilitäten unter sonographischer Kontrolle kann die Schublade bzw. die Aufklappbarkeit unmittelbar verfolgt werden und im Zustand der größten Stufenbildung ein Bild zur Dokumentation angefertigt werden.

Die sonographische Untersuchung bietet vielfältige Möglichkeiten, Verletzungen am Bewegungsapparat darzustellen und stellt im diagnostischen Bereich sowie bei der Dokumentation pathologischer Befunde eine Bereicherung dar.

Zusammenfassung

Für die sonographische Diagnostik am Bewegungsapparat ist die Kenntnis der Artefaktbildung und ultraschallspezifischen Phänomene erforderlich. Besondere Bedeutung hat das Ablenkungsphänomen. An den glatten Grenzflächen der Strukturen des Bewegungsapparates werden die Schallwellen nach den Spiegelgesetzen reflektiert. Bei schräger Anschallung der Strukturen kehrt die Welle nicht zum Schallkopf zurück, und das Bild erscheint im Vergleich zur senkrechten Anschallung abgedunkelt.

Am Schultergelenk werden Veränderungen der Supraspinatussehne in einem Frontalschnitt am besten dargestellt. Die sonographische Differenzierung zwischen degenerativen Veränderungen, Rupturen ohne Retraktion und Rupturen mit Retraktion ist problemlos möglich.

Knöcherne Veränderungen nach Luxation, wie Hills-Sachs-Dellen, sind in den dorsalen Schnitten darstellbar.

Mit der Bestimmung des Retrotorsionswinkels und der Stabilitätsprüfung ist eine operative Planung bei rezidivierenden Schulterluxationen möglich.

Die diagnostischen Möglichkeiten am Ellbogen- und Handgelenk sind demgegenüber eingeschränkt.

Bei Schmerzen der Hüftgelenksregion können Erkrankungen, wie die Coxitis, Morbus Perthes und die Epiphysenlösung sicher erkannt werden. Die Differentialdiagnose des Leistenschmerzes bei jugendlichen Sportlern wird dadurch sicherer.

Am Kniegelenk können aus der Ausprägung und Form des Ergusses Rückschlüsse gezogen werden. Die Verletzungen des Streckapparates sind sonographisch sicher darstellbar.

Instabilitäten des Bandapparates können sonographisch durch Streßaufnahmen dokumentiert werden.

Zur Meniscusdiagnostik sind 7,5 MHz Schallköpfe erforderlich.

Bei jugendlichen Sportlern ist der Ausschluß einer Osteochondrosis dissecans durch geeignete Schnittführungen möglich.

Bei Verletzungen des Sprunggelenkes können die Bandinstabilitäten durch Streßaufnahmen dokumentiert werden.

Literatur

Ernst J (1985) Ultraschalldiagnostik in der Rheumatologie. Aktuel Rheumatol 10:35—42
Harland U (1987) Schultersonographie. Ultraschall Klin Prax 2:10—18
Harland U (1987) Sonographische Bestimmung des Retrotorsionswinkels am Humerus. Orthop Prax 23:626—631
Harland U (1987) Sonographische Befunde am Hüftgelenk von Kindern, Jugendlichen und Erwachsenen. In: Buchreihe für Orthopädie und orthopädische Grenzgebiete, Bd 14. Sonographie in der Orthopädie und Sportmedizin. Medizinisch Literarische Verlangsgesellschaft, Uelzen, S 47—53
Harland U (1987) Ultraschall in der Orthopädie. Videokassette. Springer, Berlin Heidelberg New York Tokyo
Hedtmann A, Weber A, Schleberger R, Fett H (1986). Ultraschalluntersuchung des Schultergelenkes. Orthop Praxis 9:647—661
Sattler H, Harland U, Marhoffer W (1985) Die Arthrographie des oberen und unteren Sprunggelenkes — Grenzen und Möglichkeiten. In: Otto RCH, Schnaars P (Hrsg) Ultraschalldiagnostik 85. Thieme, Stuttgart New York, S 650
Sattler H, Spielmann G (1985b) Die Arthrosonographie des Ellbogengelenkes — Grenzen und Möglichkeiten. Ultraschalldiagnostik 85. Thieme, Stuttgart New York, S 652
Sattler H, Gerold H (1983) Die systematische Untersuchung des Knies mittels Ultraschall. In: Lutz H (Hrsg) Ultraschalldiagnostik 83. Thieme, Stuttgart New York, S 527
Sohn C, Gerngroß H, Bähren W, Swobodnik W (1987) Sonographie des Meniskus und seiner Läsionen. Ultraschall 8:32—36

Möglichkeiten und Grenzen der Sonographie in der sportorthopädischen Praxis

H.H. Mellerowicz

Orthopädische Klinik und Poliklinik der Freien Universität Berlin im Oskar-Helene-Heim, Clayalle 229, D-1000 Berlin

Im internationalen Leistungssport haben sich im letzten Jahr weitere, zum Teil erhebliche Leistungssteigerungen ergeben, die zu einer weiteren Annäherung an die Grenzbereiche der Belastungsfähigkeit geführt haben. Durch die größere Zahl von Wettkämpfen und die dadurch verminderten Regenerationszeiten ist ein weiteres Potential für Sportverletzungen und Sportschäden entstanden. Auch im Breiten-, Freizeit- und Gesundheitssport kommt es bei der erheblich größeren Azahl der Aktiven und bedingt durch die Diskrepanz zwischen Leistungswillen und -können sowie durch die teilweise mangelnde Anleitung zu behandlungsbedürftigen Läsionen am Bewegungsapparat. Den größten Teil hiervon stellen die Weichteilverletzungen.

Von seiten der Athleten und Trainer besteht die Forderung an den Sportarzt, diese Verletzungen und Fehlbelastungsfolgen möglichst schnell und differenziert abzuklären und sie möglichst schnell und effektiv ohne Leistungsdefizit zu behandeln.

Für die diagnostische Abklärung standen dabei bisher dem Sportarzt klinische manuelle Untersuchungsmethoden (Palpation, Perkussion, funktionelle Bewegungsdiagnostik) zur Verfügung, apparativ ergänzt durch Röntgen, Xeroradiographie, Computertomographie und neuestens auch durch Kernspintomographie. Während die klinischen Verfahren mehr oder weniger subjektiv von der Erfahrung des Untersuchers abhängig sind, bedeuten die radiologischen und Magnetfelduntersuchungen einen sehr hohen apparativen, zeitlichen und materiellen Aufwand.

Hier ermöglicht heute die Sonographie, die Lücke zwischen den Verfahrensarten zu schließen, indem mit geringem zeitlichen und apparativen Aufwand Weichteilstrukturen reproduzierbar dargestellt und differenziert werden können. Als besonderer Vorteil für die Sportmedizin besteht hierbei die Möglichkeit der dynamischen Untersuchung während des Bewegungsablaufes ohne untersuchungsbedingte Nebenwirkungen und Schäden. Durch die bildliche Darstellung ist es möglich, dem Athleten seine Verletzung zu demonstrieren und eine bessere Motivation für Sportkarenz und ärztlich begleitetes und kontrolliertes Aufbautraining zu schaffen. Ihre Grenzen findet die Sonographie in der geringen Spezifität der Befunde, da nur Aussagen über die echogenen Grenzschichten und die Schalldichte von Strukturen gemacht werden können. Das Auflösungsvermögen ist auf Strukturen von größer als 1 mm begrenzt. Eingeschränkt wird die Aussage auch im Gelenkbinnenbereich, soweit diese von knöchernen Strukturen bedeckt werden und somit im Schallschatten stehen.

Voraussetzung für die Untersuchung sind die apparativen Möglichkeiten der Echoimpulssonographie. Durch vom Schallkopf ausgesendete akustische Signale und wiederaufgenommenen Echoamplituden, die als Helligkeitspunkte auf dem Bildschirm dargestellt werden können, werden die Eigenschaften der Grenzflächen der Weichteile dargestellt, den Schall durchzuleiten, zu reflektieren oder zu absorbieren. Eine anatomische Orientierung im sonographischen Bild erfolgt anhand von Leitstrukturen. Der Knochen stellt sich stark echogen dar mit einer Schallauslöschung, Knorpel echoarm, Muskulatur echoarm mit schalldichteren echogenen Septen, Gefäße echofrei mit retrograder Schallverstärkung und Bindegewebe unterschiedlich echoreich entsprechend der Gewebsdichte.

Für unsere orthopädische Sportambulanz haben wir 1984 die Sonographie eingeführt und Erfahrungen an weit über 5000 Fällen gewinnen können. Als Indikationschwerpunkte sehen wir die Abklärung von Weichteilverletzungen und -schäden an folgenden Geweben: Muskeln, an den Gelenken mit Einschluß der periarticulären Bursen, Ganglien und Sehnen, an der Achillessehne sowie gegebenenfalls auch als Verlaufskontrolle bei Apophysenabrissen, Frakturen und Pseudarthrosen.

Aufgrund der großen Häufigkeit und der entsprechenden sportorthopädischen Relevanz soll im weiteren auf Muskel- und Achillessehnenverletzungen und -schäden eingegangen werden.

Muskulatur

Bei den sehr häufig sportmedizinisch relevanten Muskelverletzungen wurde die Diagnose bisher meist aufgrund klinischer Kriterien gestellt. Weitere diagnostische Möglichkeiten bestanden bisher in Xeroradiographie, Computertomographie, Arteriographie, Histologie und Probeexcision, gegebenenfalls ergänzt durch laborchemische Nachweise von CPK, GOT und GPT im Serum. Aufgrund der Invasivität der Verfahren beziehungsweise des großen technischen Aufwandes konnten diese nur in Einzelfällen zur Anwendung kommen. Die Sonographie ermöglicht hier, nicht invasiv, reproduzierbar und dynamisch Verletzungen und Degenerationsvorgänge zu erfassen.

Die Ultraschalluntersuchung erfolgt entsprechend den von Kramps und Lentschow [11] sowie Fornage [3, 5] angegebenen Kriterien. Die Schallebenen liegen längs und quer zur Faserrichtung. Im sonographischen Bild stellt sich der Muskel als relativ echoarme Struktur dar, durchzogen von strichförmigen, regelmäßig gelagerten echodichteren Strukturen, den sogenannten fibroadipösen Septen. Umgeben wird der Muskel von glatten, schalldichteren Zonen, die den Muskelfascien entsprechen. Kontraktionen und Relaxationen können dynamisch beobachtet werden. Während der Muskelaktion kann neben einer Verbreiterung des Umfanges auch eine verminderte Echogenität, bedingt durch die Verbreiterung der kontraktilen Anteile, im Sonographiebild beobachtet werden. An definierten Punkten kann der Muskelquerschnitt gemessen werden, wobei nur ein gleichmäßiger Druck der Sonde reproduzierbare Werte erreichen läßt [9]. Dadurch ist diese Meßmethode mit einer erheblichen Fehlermöglichkeit belastet.

Zur Verifizierung unserer sonographischen Befunde wurden experimentelle Untersuchungen an Leichenpräparaten sowie an Kaninchen durchgeführt. Als Ergebnisse konnten wir zeigen, daß musculäre Blutungen ab 5 ml sonographisch sichtbar wurden, daß ab 20 ml eine weitere Volumenzunahme nicht zu registrieren war. Entsprechende Beobachtungen ließen sich auch nach intramusculären Injektionen an Patienten machen. Sukzessive Muskeldurchtrennungen am Leichenpräparat konnten ab ca. 2 mm Schnittlänge zum Nachweis gelangen, wobei sich eine erheblich bessere Darstellung durch Auseinanderziehung der Fasern erreichen ließ. Dies entspricht den natürlichen Gegebenheiten einer Muskelverletzung, da meist eine Retraktion der Enden erfolgt. In Kaninchenversuchen wurde die

Korrelation von Ultraschallbefund zu histologischen Narbenbildungen und Umbauprozessen untersucht. In Verlaufskontrollen konnte gezeigt werden, daß Vernarbungen mit histologischem Nachweis der Zunahme der kollagenen Fasern sonographisch eine vermehrte Echogenität in diesem Bereich entsprach.

Sportverletzungen und schmerzhafte Zustände der Muskulatur werden aus praktisch-therapeutischen Grundsätzen meist wie folgt eingeteilt [8]:

1. Muskelkater;
2. Muskelzerrung;
3. Muskelfaserriß;
4. Muskelriß;
5. Muskelhernie;
6. Muskelkontusion;
7. posttraumatische Myositis ossificans und
8. Muskelabrisse in der Pars tendinosa.

Ein sonographischer Nachweis ist für Muskelkater und Muskelzerrung naturgemäß nicht möglich. Die hier verletzten Strukturen liegen im ultrastrukturellen Bereich. Ein Muskelfaserriß kann durch eine umschriebene Auslöschung der fibroadipösen Septen im Ultraschallbild diagnostiziert werden. Dabei kann der bei Athleten häufig zu findende übergroße Septenbestand, bedingt durch die vergrößerte Masse an kontraktilen Elementen, die Diagnose erheblich erschweren. Erforderlich ist immer ein Vergleich mit der unverletzten kontralateralen Seite und die Untersuchung in kontrahiertem und relaxiertem Zustand. Bei umschriebenen Einblutungen finden sich sonographisch größere echoarme Zonen mit retrograder Schallverstärkung. Eine erschwerte Darstellbarkeit und größere Irrtumsmöglichkeiten bestehen bei diffuser Einblutung und ödematöser Verquellung des Muskels.

Bei der sonographischen Verlaufskontrolle einer Muskelverletzung kann eine Abnahme der reflexarmen Areale zugunsten von reflexdichteren konstatiert werden. Zwischen der vierten und sechsten Woche entstehen echodichte Zonen, die einer Narbe entsprechen und als Maß für die zunehmende Belastungsfähigkeit gelten können. Diese Veränderungen können auch später, teilweise noch nach Jahren, nachgewiesen werden [14].

Eine entstehende Myositis ossificans ist durch die zunehmende Schalldichte, später dann mit retrograder Schallauslöschung im Verlauf sicher zu diagnostizieren [10]. Im Einzelfall ist dieses sogar vor der röntgenologischen Darstellung möglich.

Durch die Möglichkeit der qualitativen und quantitativen Darstellung der Muskelverletzungen sowie im zeitlichen Verlauf ist es möglich, Trainer und Athleten beim Aufbautraining wertvolle Hilfestellung in Hinsicht auf die Belastung zu geben. Solange eine Zunahme des Hämatoms zu erwarten ist, sollten Kompressionen und Kühlung in der Sofortbehandlung überwiegen. In der Resorption, ersichtlich im Sonogramm an der Minderung der schallarmen Zone und der Verminderung des Querschnittes, können dann zunehmende resorptive Behandlungen wie auch isometrische Übungen begonnen werden. Jegliche Art einer dynamischen Belastung ist zu diesem Zeitpunkt zu vermeiden. In der dann möglichst zweimal wöchentlich durchzuführenden Kontrolle kann sonographisch die zunehmende Verdichtung im Sinne von Narbenbildungen und Septierungen, gegebenenfalls auch einer beginnenden Myositis ossificans, nachgewiesen werden. Entsprechend kann eine zunehmende funktionelle Belastung im Sinne von dynamischem Muskeltraining erlaubt werden oder auch unterbleiben. Die volle Belastung in bezug auf spezifisches

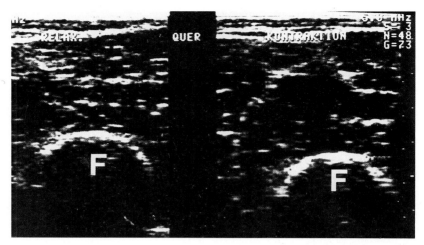

Abb. 1. Muskelrelaxation und Kontraktion im sonographischen Querschnitt (Oberschenkel ventral). Bei der Kontraktion ist neben der Verbreiterung des Muskels die Verminderung der echogenen Septen physiologisch (*F* = Femur quer)

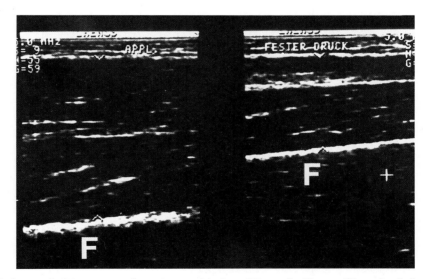

Abb. 2. Muskelquerschnittsmessung im sonographischen Längsschnitt am Oberschenkel ventral. Durch Druck mit der Schallsonde wird der Muskel auf die Hälfte (!) vermindert (> Muskel <; *F* = Femur)

Training sollte erst dann durchgeführt werden, wenn im sonographischen Bild nur noch geringe schallarme Zonen im Narbenbereich bestehen, was in der Regel nach den empirisch belegten sechs Wochen der Fall ist. Wettkampffähigkeit besteht klinisch bei Beschwerdefreiheit während des Trainings und sonographisch bei weiterer ungestörter Narbenbildung ohne Wiederauftreten echoarmer Bereiche im Sinne von Rupturen mit Einblutungen.

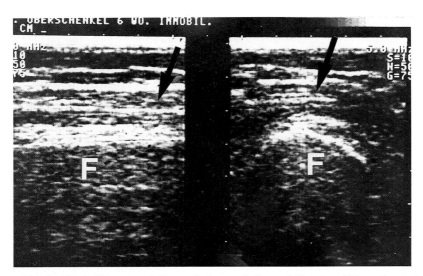

Abb. 3. Muskellängs- und Querschnitt nach Immobilisation (Oberschenkel ventral). Querschnittsminderung des Muskels mit Vermehrung der echogenen Septierung durch Verminderung kontraktiler Anteile (*F* = Femur; → Muskulatur unter der echogenen Fascienschicht)

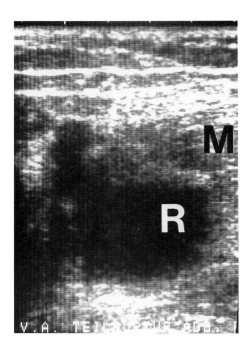

Abb. 4. Muskelriß frisch (Längsschnitt über den Adductoren). Unterbrechung der Muskelstrukturen (*M*) durch umschriebene unregelmäßige echofreie Zone (*R*)

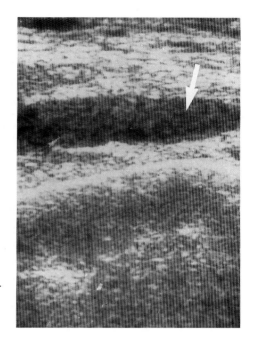

Abb. 5. 10 Tage alter Einriß am M. vastus lateralis (sonographischer Längsschnitt). Echoarme, scharf abgegrenzte Zone (←) mit Schallverstärkung an der Rückfläche infolge noch teilweise flüßigem Hämatoms

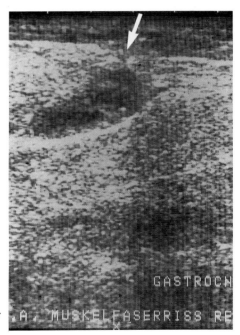

Abb. 6. Teilruptur am medialen Kopf des M. gastrocnemius (Tenniswade), 10 Tage alt (sonographischer Längsschnitt). Unterbrechung der Muskelstruktur und der echogenen Struktur der Fascie (←) mit retrograder Schallverstärkung

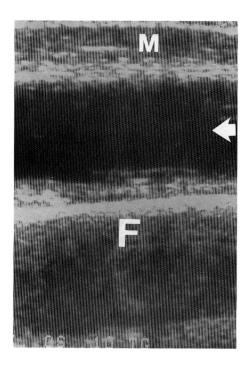

Abb. 7. 1 Tag nach Kontusionstrauma am Oberschenkel lateral (sonographischer Längsschnitt). Echofreie Schicht *ohne* Muskelstruktur durch massive Einblutung (←). (F = Femur; M = Muskel)

Muskelhernien

Posttraumatische Fascienlücken ermöglichen der Muskulatur, im Kontraktionszustand hindurchzutreten, um insbesondere in den Randarealen hypoxisch bedingte Schmerzzustände hervorzurufen. Bei diesen palpatorisch nicht eindeutig nachzuweisenden Veränderungen gelingt es im sonographischen dynamischen Untersuchungsgang, das Hervortreten echoarmer Muskelanteile durch die unregelmäßig gezeichnete echodichte Fascie aufzuzeigen [9].

Myogelosen

Myogelosen sind palpatorisch tastbare schmerzhafte Verhärtungen, insbesondere der tonischen Muskulatur. Während im Ultraschallbild keine signifikanten Veränderungen nachweisbar waren, lassen sich hier durch ultrastrukturelle Untersuchungen nach Probeexcision hyaline Degenerationen des Interstitiums bei ödematöser Verquellung und fettiger Degeneration der Mitochondrien als Äquivalente einer energetischen und oxidativen Mangelsituation nachweisen [12].

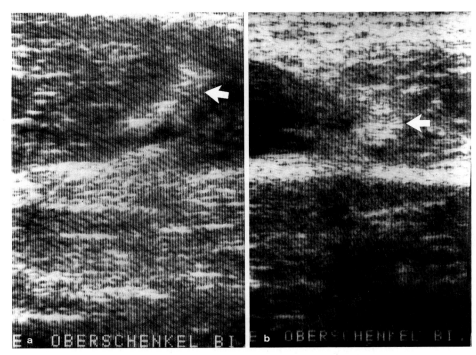

Abb. 8a, b. Muskelnarbe 1 Jahr nach kleiner Teilruptur am M. biceps femoris (sonographischer Längs- und Querschnitt). Innerhalb der Muskelstruktur stellt sich die Narbe in beiden Schnittebenen umschrieben echogen dar (←)

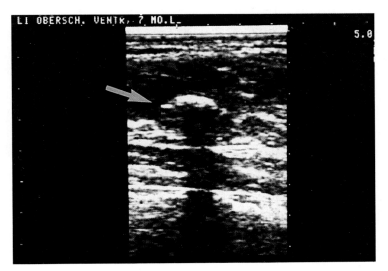

Abb. 9. Myositis ossificans 7 Monate nach Kontusionstrauma im M. vastus intermedius (sonographischer Längsschnitt). Schallauslöschung hinter der stark echogenen Verknöcherungszone (←)

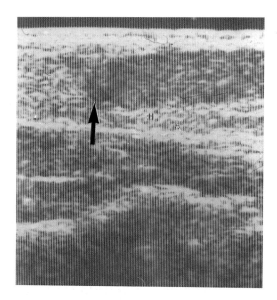

Abb. 10. Achillessehnenriß (←), 2 Tage alt (sonographischer Längsschnitt), klinisch nicht erkannt

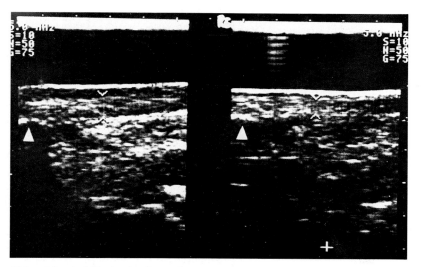

Abb. 11. Achillodynie links (Seitenvergleich links/rechts). Leichte Verbreiterung der Achillessehne (> <), umgeben von einer verbreiterten echoarmen Zone des Paratenons im Sinne einer Paratenonitis (▲ Calcaneus)

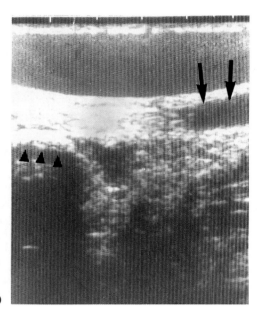

Abb. 12. Teilweise echofreie Darstellung (←) der Achillessehne (▲) durch schräges Anschallen (keine Ruptur!) (▲▲▲ Calcaneus)

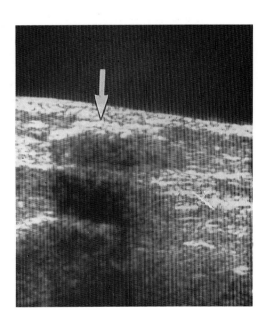

Abb. 13. Achillodynie mit intratendinöser Verkalkung. Echogene Zone mit Schallauslöschung der Echostruktur der Achillessehne (←)

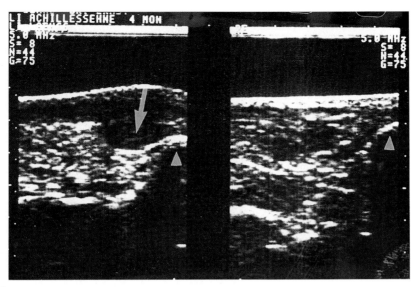

Abb. 14. Achillodynie mit Bursitis subachillea links. Seitendifferente echofreie Darstellung der Achillessehne links mit verbreiterter Bursa subachillea (←) (mit retrograder Schallverstärkung). (▲ = Calcaneus)

Kompartment-Syndrom

Der Nachweis eines sportbedingten oder posttraumatischen sowie postoperativen Kompartment-Syndroms erfolgt bisher durch Druckmessung. Vereinzelt können auch hier sonographische Befunde erhoben werden: Die Muskulatur erscheint verbreitert, die Muskelsepten in Übereinstimmung mit Befunden von Holst und Thomas verstärkt. Dies ist als Ausdruck verstärkt reflexogener Zonen bei ödematöser Verquellung infolge des Staugeschehens zu deuten. Insgesamt sind diese Befunde aber eher unspezifisch und können nur durch Druckmessung gesichert werden.

Diskussion

Nach Franke zählen die Muskelverletzungen zu den häufigsten Sportverletzungen überhaupt. Zirka 25% aller Sportler erleiden im Laufe eines Jahres Verletzungen der kontraktilen Elemente des Bewegungsapparates. Äußere Gewalt, Fehl- oder Überlastung können Einrisse, Einblutungen und gegebenenfalls später Verkalkungen hervorrufen, die eine persistierende Sportunfähigkeit bedeuten können. Durch den Nachweis von Flüssigkeit und von retrahiertem und verändertem Gewebe bei der Muskelverletzung kann die Sonographie als Routinemaßnahme einen Beitrag zur Erkennung der Verletzung, zur Quantifizierung, aber auch in der Verlaufskontrolle liefern. Somit ist die Aussage von Groher, der noch 1984 über eine eingeschränkte diagnostische Aussagefähigkeit hinsichtlich der Muskelverletzungen berichtete, bereits wenige Jahre später überholt. Weiterhin aber bleiben

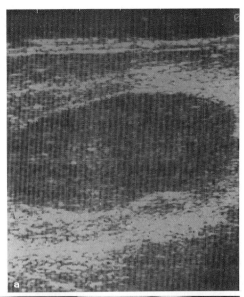
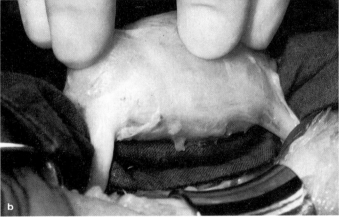

Abb. 15a, b. Cystisches Neurinom des N. suralis. **a** Im sonographischen Bild unter der echoarmen Darstellung der Achillessehne große echoarme, scharf begrenzte Zone, **b** OP-Befund: cystisches Neurinom des N. suralis unter der Achillessehne

kleinere musculäre Veränderungen wie Muskelzerrungen und Muskeltraumata unterhalb der sonographischen Nachweisgrenze.

Für die wichtige Frage der Indikation zur operativen Intervention gilt, daß durch die sonographische Darstellung ein entscheidender Hinweis auf Quantität und Qualität des Muskeltraumas erreicht werden kann. Fornage konnte dieses anhand einer größeren Studie mit 120 Patienten durch Vergleich der sonographischen mit den operativen Befunden nachweisen und entsprechende Kriterien aufstellen:

1. Eine unauffällige Sonographie ist eine Kontraindikation zur Operation.
2. Unterbrechungen der Muskelseptenstruktur und eindeutig abgegrenzte flüssigkeitsgefüllte Bereiche bedingen eine operative Intervention.
3. Echogene Bereiche oder echogen und echoarm gemischte, die als Narbenäquivalente gelten können, stellen im Einzelfall eine relative OP-Indikation dar.
4. Kleinere echoarme Bezirke sollten weiterhin sonographisch kontrolliert werden.

Problematisch bleibt die falsche Interpretation der Befunde, insbesondere bei kleinen diffusen Verletzungen, oder beim auftrainierten Muskel. Durch Beachtung der Individualität der sonographischen Bilder, durch wiederholte sonographische Kontrolle, Vergleiche mit der Gegenseite und unter dynamischen Bedingungen lassen sich aber viele Irrtümer vermeiden.

Achillessehne

Während die Achillessehnenruptur der klinischen Untersuchung leicht zugänglich ist, somit eine sichere Diagnose ermöglicht, sind dem Begriff der Achillodynie, der von Albert 1893 geprägt wurde, verschiedene Krankheitsbilder zuzuordnen. Die sich am Gleitlager und am Ansatz der Achillessehne manifestierenden Schmerzen und Schwellungen sollten sich in intratendinöse degenerative Veränderungen und peritendinöse Ursachen wie Bursitis calcarea, Paratenonitis, Haglund-Exostosen und Tumoren differenzieren lassen. Die Unterscheidung ist klinisch häufig nicht eindeutig zu treffen; als bildgebende Verfahren ließen sich bisher Xeroradiographie, Computer-Tomographie und Kernspin-Tomographie einsetzen. Durch die Einführung der Echoimpulssonographie ist es möglich, schmerzhafte Schwellungszustände im hinteren Fußbereich reproduzierbar bildlich darzustellen und differenziert abzuklären. Durch Seitenvergleich und dynamische Untersuchungsgänge lassen sich Fehlinterpretationen gering halten. Die sonographische Orientierung erfolgt an folgenden Leitstrukturen:

Echoarmes peritendinöses Lager, echodichtere Achillessehne, Calcaneus, Kargersches Dreieck, hintere Fläche der Tibia mit Volkmannschem Dreieck, Talus nach cranial, dorsal dann bis zum typischen Echobild der Wadenmuskulatur.

Die Sehne stellt sich nur dann echogen dar, wenn sie von den Schallimpulsen senkrecht getroffen wird. In Bereichen, wo die Sehne gekrümmt liegt oder Ultraschallimpulse schräg auftreffen, kommt eine echoarme beziehungsweise echofreie Darstellung zutage, welche häufig zu Fehlinterpretationen Anlaß gibt [2–4]. Da diese Defekte vom Sektorscanner verstärkt werden, sollte hier nur der Parallelscan zur Anwendung kommen. Für die Untersuchung wird der Patient so gelagert, daß die Füße über die Untersuchungsliege herausragen und für die dynamische Untersuchung frei beweglich bleiben. Die Dicke der Achillessehne kann durch die Messung zwischen den beiden Blättern und Paratenons bestimmt werden, wobei nach Fornage klinisch und sonographisch unauffällige Sehnen vier bis sechs Millimeter mit einem Durchschnittswert von 5,3 mm messen. Holst und Thomas haben bei ihren Untersuchungen von Hochleistungssportlern auch Werte über diesem Bereich gefunden, ohne daß Beschwerden im Sinne von Achillodynien vorlagen. Es bestanden aber seitengleiche Befunde, auch keine Differenz zwischen Stand- und Sprungbein. In Übereinstimmung mit den Untersuchungen von Gondolph-Zink und Wetzel [7] konnten wir folgende Befunde erheben:

1. Kaliberunterschiede, häufig einhergehend mit breitem, seitendifferentem echogenem Bereich als Ausdruck von degenerativen Veränderungen im Sinne von Quellungszuständen bis hin zu Nekrosen.
2. Echogene Zonen mit einer retrograden Schallauslöschung sind ein Hinweis auf eine Nekrose mit Calcifizierung, die insbesondere nach operativer Versorgung einer Achillessehnenruptur häufiger zu sehen sind.
3. Strukturarme Zonen mit Verbreiterung der peritendinösen Bereiche und eine entsprechende Schallverstärkung an der Rückfläche können im Rahmen einer Achillodynie als Paratenonitis gedeutet werden.
4. Strukturunterbrechungen der parallel ausgerichteten Reflexe der Achillessehne bei eindeutiger Darstellung müssen als Ruptur gewertet werden, auch wenn klinisch hier häufig nur eine Achillodynie vorliegt. In der dynamischen Untersuchung insbesondere lassen sich durch die passive Dorsalextension die Sehnenenden voneinander distrahieren und die Ruptur damit eindeutig nachweisen. Im Verlauf einer Heilung nach Naht sind dann wieder durchgehende, teilweise erheblich unregelmäßige Echos zu finden, einhergehend mit einer Verbreiterung der Sehne.

Echofreie Bezirke proximal des Ansatzes der Achillessehne dorsal im Kargerschen Dreieck weisen auf eine Bursitis calcarea hin. Der eindeutige Nachweis gelingt durch die hier immer retrograde Schallverstärkung an der Rückfläche der Bursa, nachweisbar in beiden Ebenen. Echodichtere runde Bezirke, die insbesondere seitendifferent vorkommen und verdrängt wirken, sind als Tumoren einzuordnen und entsprechend operativ abzuklären. Wir konnten einen Fall einer Sportlerin mit peripher-cystischem Neurinom des Nervus suralis dokumentieren, die mit der Einweisungsdiagnose Achillodynie gekommen war.

Diskussion

Während sich Rupturen der Achillessehne klinisch meist eindeutig darstellen, stellt die Achillodynie eine Indikation zur Untersuchung mit Ultraschall dar. Für die Sonographie der Achillessehne haben Arbeitsgruppen unter anderem von Campani und anderen [1] anhand von Operationsbefunden eine Übereinstimmung von bis zu 85% ermittelt. Falsch positive Befunde entstehen nach Fornage [2–4] immer durch eine falsche Untersuchungstechnik. Dringende Vorsicht ist geboten bei der Interpretation echoarmer Bezirke, da hier schräg liegende Sehnenanteile Befunde vortäuschen können. Dies betrifft auch die Sharpeyschen Fasern im Ansatzbereich der Sehne am dorsalen Calcaneus.

Abschließend soll über Indikationen berichtet werden, die über Arthrosonographie, und die Sonographie der großen Sehnen und Muskeln hinausgehen:

Auch bei Schwellungszuständen am oberen Sprunggelenk kann der Ultraschall zur Abklärung der Differentialdiagnose herangezogen werden. Schricker, Hien und Wirth [15] haben klinische Bandläsionen am oberen Sprunggelenk sonographisch nachgewiesen, darüber hinaus können differentialdiagnostische Luxationen und Synovialitiden der Peronealsehnen zur Darstellung gebracht werden. Insgesamt wird auch hier die Erweiterung der diagnostischen Möglichkeiten bei dieser sportmedizinisch relevanten Fragestellung erreicht.

Zusammenfassung

Die Sonographie ist als schnelle, unschädliche und reproduzierbare bildliche Methode hervorragend zur Diagnostik von Weichteilläsionen am Bewegungsapparat einsetzbar. Da diese Weichteilläsionen so den größten Teil von Sportverletzungen und Sportschäden ausmachen, sollte die Sonographie bei kritischer Anwendung und Beachtung der Fehlermöglichkeiten als erweiterte Screening-Methode in der Sportmedizin routinemäßig zur Anwendung kommen. Am Beispiel der Muskelverletzungen und Achillodynien werden die Möglichkeiten und Grenzen der Methode in dieser Arbeit aufgezeigt.

Literatur

1. Campani R, Pisani A, Benazzo F, Castelli C, Moreni L, Bavazzoni G (1985) Approcia alle tendopathie achillie negli athleti quadri eccografici. Radiol Med (Torino) 71:44–50
2. Fornage BD (1987) The hypoechogenic normal tendon. A pitfall. J Ultrasound Med 6:19–22
3. Fornage BD (1986) Sonographie of muscles, tendons and other soft tissues of the extremities. Technique and normal results. In: Otte R, Schwaars P (Hrsg) Ultraschalldiagnostik 1985. Thieme, Stuttgart New York
4. Fornage BD (1986) Achilis tendon: US Examination. Radiology 159:759–764
5. Fornage BD, Touche D, Segal PH, Rifkin MD (1983) Ultrasonographie in the evaluation of muscular trauma. J Ultrasound Med 2:549–554
6. Franke K (1980) Traumatologie des Sportes. VEB Verlag Volk und Gesundheit, Berlin
7. Gondolph-Zink B, Scheiderer W, Eisenlauer G (1987) Sonographie von Achillessehnenverletzungen bei Sportlern. Sportverl. Sportsch 2:96–99
8. Groher W (1985) Verletzungen und Schäden der Skelettmuskulatur: Nomenklatur, Häufigkeit, Charakteristika. In: Franz I-W, Mellerowicz H, Noack W (Hrsg) Training und Sport zur Prävention und Rehabilitation in der technisierten Umwelt. Springer, Berlin Heidelberg New York Tokyo, S 130–135
9. Holst A, Thomas W (1988) Muskeln und Sehnen. In: Graf R, Schuler P (Hrsg) Sonographie am Stütz- und Bewegungsapparat bei Erwachsenen und Kindern. Edition Medizin, S 279–328
10. Kramer FL, Kurtz AB, Rubin C, Goldberg BD (1979) Ultrasound experience of myositis ossificans. Sketal Radiol 4:19–20
11. Kramps HA, Lenschow E (1979) Einsatzmöglichkeiten der Ultraschalldiagnostik am Bewegungsapparat. Z Orthop 118:355–364
12. Noack W, Groher W, Tast K (1980) Die Myogelosen des Sportlers. In: Cotta H, Krahl H, Steinbrück K (Hrsg) Bewegungstoleranz des Bewegungsapparates. Thieme, Stuttgart, S 158–164
13. Pfister A (1987) Experimentelle und klinische Ergebnisse der Ultraschallsonographie bei sportorthopädischen Weichteilerkrankungen. Sportverl Sportsch 3:130–141
14. Röhr E (1987) Muskelverletzungen am Oberschenkel. Sonographische Darstellung und Verlaufskontrollen. In: Stühler T, Feige A (Hrsg) Ultraschalldiagnostik des Bewegungsapparates. Springer, Berlin Heidelberg New York Tokyo
15. Schricker T, Hien NM, Wirth CJ (1987) Klinische Ergebnisse sonographischer Funktionsuntersuchungen bei Kapselbandläsionen am Knie- und Sprunggelenk. Ultraschall 8:27–31
16. Woltering H, Frohberger U, Matthias HH (1987) Muskelquerschnittsmessungen mittels Impulsechosonographie. Sportmedizin 38:100–107

Diskussion zu Teil III

Diagnostik von Sportverletzungen durch Arthroskopie und Sonographie

H.H. Mellerowicz und R. Wolff

Orthopädische Klinik und Poliklinik der Freien Universität Berlin im Oskar-Helene-Heim, Clayallee 229, D-1000 Berlin 33

In der Diagnostik von Verletzungen und degenerativen Veränderungen haben Arthroskopie und Sonographie zunehmend an Bedeutung gewonnen. Bei der Diagnostik von Kniegelenksverletzungen hat die Arthroskopie heute ihren festen Platz, sie gewinnt zunehmend an Bedeutung bei der Abklärung von Schulterverletzungen und -schäden. Zur Beurteilung von Weichteilverletzungen (Rotatorenmanschette) ist die Sonographie überlegen, auch für die Diagnostik von Muskelverletzungen und die Beurteilung des Heilungsverlaufes scheint sich die Sonographie durchzusetzen. Ob und wann die Kernspintomographie diese diagnostischen Verfahren ersetzen wird, ist zur Zeit noch nicht absehbar.

Ellenbogen-, Hüft-, Hand- und Sprunggelenk werden ebenfalls zunehmend arthroskopiert. Bandstrukturen sowie die Menisken lassen sich ebenfalls durch Ultraschall, also nichtinvasiv, darstellen. Validität und Reproduzierbarkeit derartiger Untersuchungen sind aber noch nicht hinreichend geklärt, so daß es sich hier zur Zeit eher um begleitende diagnostische Untersuchungen handelt. Auf die zahlreichen Fehlermöglichkeiten bei der Sonographie wies Harland bereits hin. Die Treffsicherheit bei sonographischen Untersuchungen hängt also erheblich von der Erfahrung und kritischen Beurteilung des Untersuchers ab.

Die Indikation zur Arthroskopie wird, insbesondere beim Kniegelenk, heute großzügig, teilweise zu großzügig, gestellt. Es darf nicht vergessen werden, daß die Arthroskopie ein invasives Verfahren und daher mit dem Risiko der Infektion behaftet ist. Anamnese und klinische Untersuchung haben an erster Stelle zu stehen und sollten bei gewissenhafter Durchführung im allgemeinen bereits eine Diagnose ermöglichen (Weller).

Kontrovers diskutiert wird, ob nach einer Schulterluxation generell eine arthroskopische Abklärung des Gelenkes erforderlich sei. Nach Brussatis entsteht bei der axillären Schulterluxation in jedem Fall eine Bankart-Läsion, die keiner weiteren diagnostischen Abklärung bedarf. Sie führt bei ausreichender Verletzung zu einer Kapselvernarbung, die nach entsprechender Ruhigstellung oder Schonhaltung im allgemeinen keine habituelle Instabilität hinterläßt. Trojan hält generell die Arthroskopie nach einer Schulterluxation für indiziert, um bei einer Bankart-Läsion eine operative Rekonstruktion durchzuführen.

Ob eine vorherige Arthroskopie bei Korrekturmaßnahmen im Bereich des Kniegelenkes hilfreich ist, scheint ebenfalls fraglich. Nach Brussatis ist hier eine Szintigraphie zur Beurteilung des Knochenstoffwechsels hilfreicher als die diagnostische Arthroskopie, die lediglich den morphologischen Knorpelbefund liefert, der bereits durch die klinische Symptomatik zu erwarten ist.

Die Sonographie kann, insbesondere an der Schulter, die diagnostischen Möglichkeiten erheblich ausdehnen. Hierholzer hält es jedoch nicht für erwiesen, daß sonographische Untersuchungen tatsächlich unschädlich sind und beliebig oft wiederholt werden können.

Nach Berichten der amerikanischen Literatur wurden bei intravaginalen Scannern mit entsprechend hohen Schallimpulsen Chromosomenbrüche gesehen. Ferner seien auch Hörschäden bei Kleinkindern nach gynäkologischen Ultraschalluntersuchungen aufgefallen. Nach Harland ist jedoch der Nachweis von genetischen Schäden lediglich bei ultrahohen Frequenzen in der Frühestschwangerschaft gelungen, nicht jedoch bei Untersuchungen des Erwachsenen.

IV. Die operative Therapie von Sportschäden und -verletzungen

Die Indikation zur operativen Behandlung von Verletzungen des Leistungssportlers

S. Weller

Berufsgenossenschaftliche Unfallklinik Tübingen (Ärztl. Direktor: Prof. Dr. S. Weller), Rosenauer Weg 95, D-7400 Tübingen

Wenn man auf der Titelseite des Programms für dieses Abschiedssymposion "den Hürdenläufer Friedebold" sieht, wie er nach einem Hürden-Marathon — übrigens noch recht locker, fit und konditionsstark! — von Magdeburg über Berlin im Begriff ist, in Harzburg, d.h. am Ziel seiner Leistungen, anzukommen, dann ist wohl die Bemerkung und Frage erlaubt, ob es sich bei ihm nicht doch um einen — vielleicht verkappten oder während seiner Aktivzeit nicht erkannten — Leistungssportler gehandelt hat (Abb. 1). Er wäre dann

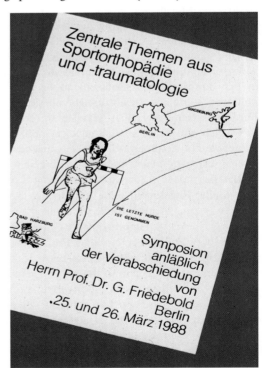

Abb. 1

im Hinblick auf die Person der Maßstab und das Paradebeispiel, um welches es bei meinem Thema über "Die Indikation zur Behandlung von Verletzungen des Leistungssportler" geht — allerdings aber nur dann, wenn er auf seiner Lebensstrecke eine entsprechende Sportverletzung erlitten hätte, was ja nach meiner Kenntnis erfreulicherweise nicht der Fall war.

Im Gegensatz zu den recht pessimistischen Äußerungen über den Sport und seine Auswirkungen auf den menschlichen Organismus, wie sie seinerzeit von Sir Winston Churchill gemacht wurden, möchte ich mich trotz der Negativauslese, welche wir Ärzte zu bearbeiten haben, der allgemeinen Festellung und Erfahrung anschließen, daß "Sport gesund ist!" (Abb. 2 und 3).

Wohl gibt es eine Reihe typischer Verletzungen beim Sport, doch kann man bei der Vielfalt der Verletzungsbilder heute kaum mehr von Sportverletzungen per se sprechen (Franke). Der Anteil von Sportverletzungen an der Gesamtzahl von Unfallverletzten schwankt zwischen 3,5 bis 10% für alle klinisch zu behandelnden Fälle. Sport- und Spiel-Unfälle zusammen lassen den Anteil bis zu 18% ansteigen.

Franke unterscheidet zwischen sog. exogenen und endogenen Sportverletzungen. Letzterer Differenzierung kommt sicherlich auch im Hinblick auf die Indikationsstellung zur Behandlung eine Bedeutung zu (Tabelle 1; 2a, b).

Der prozentuale Anteil der einzelnen Körperregionen ist abhängig von der sportartspezifischen Disposition zu Traumen und Mikrotraumen, vom Einzugsgebiet und letztlich vom Profil der Klinik. Besonders genaue und detaillierte Angaben in der Literatur stammen aus der DDR, wo man bekanntlich einer exakten Erfassung und Auswertung von sog. Sportverletzungen, vor allem beim Leistungssport, besondere Aufmerksamkeit schenkt. Trotz einer Zeitungsmeldung der letzten Tage, daß die Zahl der Sportunfälle im letzten Jahr gesunken sei, erscheint es für die Problematik und letztlich unsere ärztlichen Bemühungen um den verletzten Sportler wichtig und interessant, sich die Statistik über Sportverletzungen im allgemeinen einmal vor Augen zu führen. Demnach gab es im Jahre 1986 in der Bundesrepublik Deutschland bei häuslichen und Freizeitunfällen insgesamt drei Millionen Verletzte. Davon ereigneten sich 1,3 Millionen beim Sport (ca. 420 000 beim Fußball!). Dem gegenüber standen im selben Jahre 420 000 Verkehrsunfall-Verletzte. Beachtlich und deprimierend zugleich fanden 320 Menschen bei Sport und Spiel den Tod. Die erwähnte Zeitungsnotiz der vergangenen Woche berichtete über 218 Todesfälle beim Sport im vergangenen Jahr 1987 — also einem geringen Rückgang!

Das besondere an der Sportverletzung ist der sporttreibende Mensch, d.h. der Sportler und in aller Regel nicht seine Verletzung. Dies bedeutet, daß bei der Behandlung von sog. Sportverletzungen eine Reihe von allgemeinen Gesichtspunkten und Fragen eine Rolle spielen. Dabei ist es ein prinzipieller Unterschied, ob es sich um einen Freizeit- oder Breitensportler oder einen Leistungs- oder Profi-Sportler handelt.

Es gehört zur normalen Reaktion jedes verletzten Menschen, so schnell als möglich wiederhergestellt und gesund werden zu wollen.

Dieser Wunsch ist beim Sportverletzten besonders ausgeprägt und wird bis hin zum Leistungs- und Berufssportler geradezu zu einer dringlichen Forderung, ja zum Zwang. Nicht zuletzt steckt dahinter auch persönliches und allgemeines oder gar betriebswirtschaftliches Interesse. Die Ausgangssituation und die psychologischen Begleitumstände sind somit beim Sportverletzten in vielen Fällen anders und wirken sich demzufolge nicht selten auch auf die Indikation und das therapeutische Vorgehen aus.

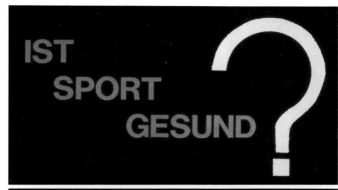

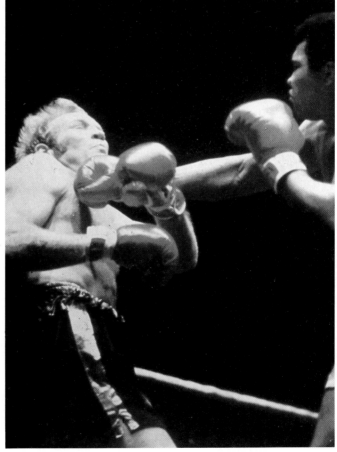

Abb. 2

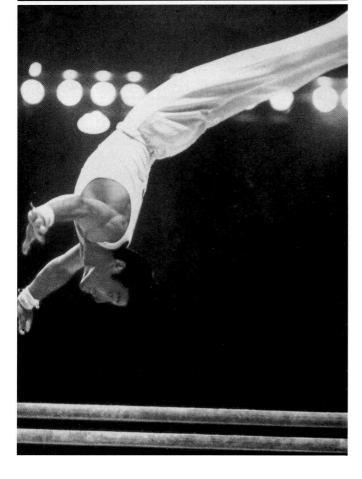

Abb. 3

Tabelle 1. Typische exogene Sportverletzungen (n. Franke)

— Weichteilkontusionen des Kopfes und Nasenbeinfrakturen bei Boxern
— HWS-Frakturen nach Kopfsprung in unbekannte Gewässer
— Clavicula-Frakturen beim Reiten und Fahrradfahren
— Supracondyläre Humerusfrakturen bei Kindern beim Turnen, Rollschuhlaufen und Freizeitsport
— Fingergelenk-Distorsionen bei Volleyballspielern und Torwarten ("Baseball-Finger")

Tabelle 2a

Mißverhältnis zwischen möglicher Belastbarkeit des Binde- und Stützgewebes und der Belastung durch Training und Wettkampf

sog. endogene Verletzungen

Tabelle 2b

z.B.

— Epicondilitis bei Speerwerfern, Tischtennis- und Tennisspielern
— Carpo-Metacarpal-Arthrose bei Boxern
— Chondropathien Kniegelenk bei Fußballspielern etc.
— Paratenonitis bei Gehern und Läufern
— u.a.

Wie und wann ist nun die Indikation zur operativen Behandlung beim Leistungssportler zu stellen?

Man muß und darf unterstellen, daß der Leistungssportler im Hinblick auf das Behandlungsergebnis zwei wichtige Forderungen erhebt, nämlich:

Möglichst schnell und möglichst voll wiederhergestellt zu werden!

In der Regel ist der Patient bereit, dafür ein erhöhtes Risiko einzugehen. Er bringt also eine günstige Motivation im Hinblick auf die notwendigen therapeutischen Maßnahmen mit. Dies darf prinzipiell als positiv gewertet werden.

Gerade diese Bereitwilligkeit aus einem inneren und äußeren Zwang heraus, für Behandlungsvorschläge sehr zugänglich und aufgeschlossen zu sein, darf den behandelnden Arzt nicht zu einer voreiligen und nicht verantwortbaren Indikation, vor allem im Hinblick auf ein operatives Vorgehen, verleiten.

Die Indikationsstellung im Hinblick auf ein operatives Vorgehen bei einer bestimmten Verletzung kann, wenn sie unüberlegt gestellt und nicht ausreichend abgewogen ist, im Falle einer Komplikation oder eines Fehlschlags gravierendere Folgen haben, als bei Verletzungen, die in anderem Zusammenhang z.B. Verkehrs- oder Arbeitsunfall entstehen.

Der Leistungssportler, je bedeutsamer er ist und im Rampenlicht der Öffentlichkeit steht, ist für den jeweils behandelnden Arzt ein erhöhtes Verantwortungsrisiko.

Darüber hinaus reagiert der Leistungssportler als Patient auch während der postoperativen Behandlung oft ganz anders als jeder "normale Verletzte". Der Operateur und der weiterbehandelnde Arzt müssen mit ganz anderen Vorstellungen, Zeitbegriffen und Erwartungshaltungen im Blick auf den Heilverlauf und die funktionelle Belastung beim Wiedereinsatz des Sportlers rechnen. Insbesondere sind in diesem Zusammenhang alle mehr oder weniger gut gemeinten und konstruktiven Vorschläge und Interventionen Dritter mit zu berücksichtigen.

Die riskante Operation beim Leistungssportler kann zum unangenehmen Bumerang für den behandelnden Arzt — den Operateur — werden. Dabei ist die Toleranzbreite zwischen hohem und überschwenglichem Lob und Anerkennung und einer vernichtenden Kritik mit psychischer Demoralisierung des Arztes und oft genug juristischen Folgen gerade hier sehr klein. Der behandelnde Arzt und Operateur sollte sich dessen bewußt sein und ohne äußeren Zwang versuchen, eine sichere und abgewogene Entscheidung zu treffen.

Er muß sich im Zweifelsfall von ärztlich-medizinischen Gesichtspunkten leiten und darf sich nicht vom Glanz und Glorie der Publicity in den öffentlichen Medien blenden lassen.

Es ist im Rahmen eines solchen Referates nicht möglich, die jeweilige Indikation zu operativem Vorgehen bei speziellen Verletzungen darzustellen und zu erläutern. Vielmehr erscheint es gerade in diesem Zusammenhang wichtig, solchen allgemeinen Aspekten Rechnung zu tragen, da sie es in der Regel sind, welche nicht selten zu unangenehmen Begleiterscheinungen und Reaktionen Anlaß geben.

Das Spektrum der Verletzungen beim Leistungssportler ist entsprechend der Vielzahl verschiedenster Sportdisziplinen breit. Gerade am Beispiel des Leistungssportlers wird jedoch besonders deutlich, wie wichtig nicht nur eine möglichst schnelle, sondern vor allem die optimale Wiederherstellung nach Verletzungen ist. Man kann sich Residuen mit bleibenden Beeinträchtigungen eigentlich nicht leisten. Die Erwartungshaltung des Patienten und vor allem seines Umfeldes (Verein, Arbeitgeber, Fans u.a.) ist groß! und nur zu schnell lassen sich liebe Kollegen zu mitunter destruktiver Fachkritik verleiten!

Es müssen alle zur Verfügung stehenden Maßnahmen und Mittel eingesetzt werden. Die Berufsgenossenschaften haben für die Behandlung ihrer Arbeitsverletzten die Forderung nach einer "Therapie mit allen geeigneten Mitteln" postuliert. Dieser Satz beinhaltet grundsätzlich auch das, was im Rahmen der Behandlung eines Leistungssportlers zu fordern ist und schließt selbstverständlich auch die von ihnen versicherten Leistungssporter ein. Es gilt auch in der Medizin als allgemeine Erfahrung, daß man mit zunehmender Forderung an eine Behandlung — vor allem wenn der zeitliche Aspekt eine hervorragende Rolle spielt — gezwungen ist, im Bezug auf die Behandlungsmethode erhöhte und vermehrte Risiken einzugehen. Diese erhöhten Risiken sind nun gerade in Verbindung mit der Indikationsstellung zu operativem Vorgehen bei einem bestimmten Verletzungsbild gegeben.

Bekanntlich unterscheidet man in der Medizin ganz allgemein:

absolute und gute Indikationen
relative, erweiterte oder Ausnahmeindikationen.

Die Indikationsstellung hat einen rein medizinischen Aspekt, welchen den Verletzten und seine biologischen Heilungschancen unter speziellen Bedingungen betrifft. Daneben müssen paramedizinische und persönliche sog. psycho-soziale Gesichtspunkte Berücksichtigung finden. Gerade letztere spielen bei der Behandlung von Verletzungen beim Leistungssportler eine große und bedeutsame Rolle. Sehr oft werden sie unangemessen hochgespielt. So verständlich alle nicht unmittelbaren, befundbezogenen Argumente im Rahmen der Entscheidung und Indikationsstellung auch sein mögen, so sehr können sie den verantwortungsbewußten Therapeuten in Gewissenschwierigkeiten bringen. (Sofern er die ärztliche Gewissensentscheidung überhaupt in seine Überlegungen miteinschließt!). Es steht außer Zweifel und Diskussion, daß bei der Indikation vor allem auch zu operativem Vorgehen den medizinischen Aspekten das Primat zukommt. Immerhin erscheint es zulässig und auch ärztlich-ethisch vertretbar in Situationen, bei denen sowohl die eine wie auch die andere Behandlung möglich ist, den speziellen Umständen und Gegebenheiten des Leistungssportlers und seiner Umgebung Rechnung zu tragen und dann, gleichsam aus erweiterter oder einer Ausnahmeindikation, die operative Behandlung zu empfehlen und durchzuführen.

Anhand von zwei einschlägigen Beispielen sollen diese beiden Möglichkeiten, nämlich die einer absoluten Operationsindikation und die relative oder Ausnahmeindikation verdeutlichen:

Bei den beiden Verletzten handelte es sich um prominente und bekannte Leistungssportler.

Herr B. kam vor Jahren als Zehnkämpfer mit einer Achillessehnenruptur in unsere Behandlung (Abb. 4).

Aus der Vorgeschichte war außergewöhnlich zu vermerken, daß der Patient wegen rezidivierender Achillodynien vielmals (über 50mal!) mit lokalen Injektionen, mit Bestrahlungen (Rö!) und vielen örtlichen Antiphlogistica behandelt worden war.

Der Operationssitus ergab eine ausgedehnte Sehnendegeneration und einen von der üblichen Ruptur abweichenden Befund des Abrisses der Achillessehne unmittelbar an der Einstrahlung in das Fersenbein sowie eine Auffaserung bis hoch an den musculären Übergang. Es bestand kein knöcherner Ausriß im Sinne einer sog. Entenschnabelfraktur.

Selbst wenn es auch heute noch Stimmen gibt, die einer konservativen Behandlung der Achillessehnenruptur das Wort reden, hat sich doch in der Mehrzahl die operative Behandlung durch Naht mit oder ohne zusätzliche Umkipp- oder sonstige Plastik durchgesetzt.

Im vorliegenden Falle des Leistungssportlers B. handelte es sich nach unserer Auffassung um eine absolute Indikation zur Operation. Dies um so mehr als der Leistungssportler verständlicherweise den dringlichen Wunsch hatte, wieder zum Leistungssport, hier zum Zehnkampf, zurückzukehren.

Daß die ausgedehnte Sehnendegeneration und der seltene Abriß der Sehne unmittelbar an der Einstrahlung in den Knochen im Hinblick auf eine Wiederaufnahme des überaus strapaziösen Zehnkampf-Sportes prognostisch sehr fragwürdig erschien, unterstreicht zugleich die schwierigen Begleitumstände und die gefürchteten Konsequenzen von seiten

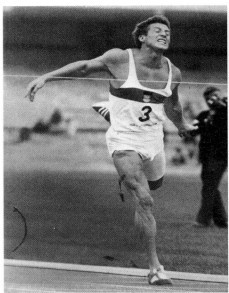 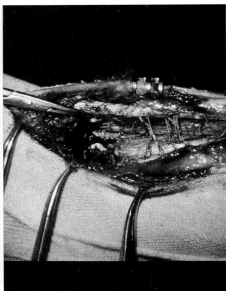

Abb. 4

des Umfelds im Falle einer nicht der Behandlung anzulastenden Unmöglichkeit, die frühere sportliche Leistung wieder zu erbringen.

Beim 2. Beispiel handelte es sich auch um einen Leistungssportler, (N.), nämlich einen bekannten Lizenzfußballspieler der Oberliga (Abb. 5a–c). Dieser Patient beklagte anhaltende Beschwerden von seiten des Schienbeins, allerdings nur bei Ausübung seines Leistungssports, des Fußballs. Wiederholt mußte er im Training und Wettspiel pausieren, was ihn selbst und verständlicherweise seinen Verein aus naheliegenden Gründen belastete.

Wiederholte Untersuchungen hatten schließlich eine schleichende Tibiafraktur als Ursache der Beschwerden ergeben. Man hat wiederum durch vielfältige konservative Behandlungsmaßnahmen einschließlich multipler Röntgenbestrahlungen, etc. versucht, eine Ausheilung der Fraktur zu erreichen, die übrigens dem Patienten beim normalen Gehen und Belasten keine wesentlichen Beschwerden bereitete.

Unter einem eindeutigen Gesundungs- und Leistungszwang stellte sich die Frage der Indikation zu operativem Vorgehen. Bei Fortsetzen einer normalen Belastung unter Elimination der mechanischen Überlastung durch den Leistungssport – hier das Fußballspielen – hätte die gerechtfertigte Aussicht auf spontane Ausheilung der schleichenden Fraktur bestanden. Da hierfür die Umstände und Voraussetzungen nicht bestanden, mußte das erhöhte Risiko einer operativen Behandlung – im vorliegenden Falle durch eine Marknagelung – in Kauf genommen werden. Es handelte sich somit um eine relative oder Ausnahmeindikation zu operativem Vorgehen. Alles ist gut gegangen, die schleichende Fraktur abgeheilt und der Leistungssportler konnte frühzeitig seine berufssportliche Tätigkeit wieder aufnehmen.

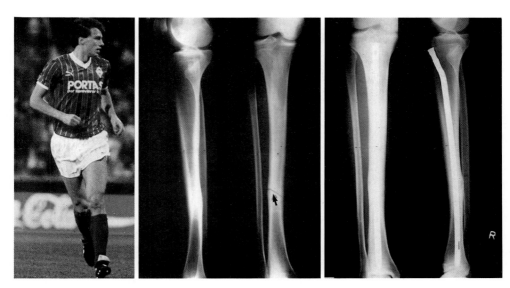

Abb. 5a—c

Diese beiden Beispiele demonstrieren recht schön die Umstände und Schwierigkeiten, denen sich der behandelnde Arzt bei Leistungssportlern im Hinblick auf die Indikation gerade zu operativer und daher erhöht riskanter Behandlung gegenübersieht. Welche Bedeutung hier der präoperativen Aussprache und Aufklärung zukommt ist unschwer verständlich!

In der täglichen Praxis habe ich mir zur Regel gemacht, im Bezug auf die Indikation zu allen, speziell aber operativen Behandlungsmaßnahmen immer mich selbst oder einen meiner nächsten Angehörigen zum Maßstab zu machen. Beim Umgang mit der Behandlung von Leistungs- und Hochleistungssportlern müssen ohne Zweifel neben rein-ärztlichen, auch sozial-medizinische Faktoren beim Entscheidungsprozeß Berücksichtigung finden.

Möglichkeiten der operativen Behandlung von Sportschäden und Verletzungen an der oberen Extremität – Kritische Wertung

L. Schweiberer und P. Habermeyer

Chirurgische Klinik Innenstadt und Chirurgische Poliklinik der Ludwig-Maximilians-Universität München (Direktor: Prof. Dr. med. L. Schweiberer), Nußbaumstraße 20, D-8000 München 2

Einleitung

Einer epidemiologischen Studie des Department of Public Health aus Yale/USA zufolge betreffen rund 20% aller Sportverletzungen die obere Extremität. Der Großteil davon betrifft die großen Gelenke Schulter und Ellenbogen. Nicht nur die akuten Verletzungen, welche Makrotraumen setzen, sondern besonders auch die wiederholten Mikrotraumen nach repetitiver Überlastung stellen besondere Ansprüche an das Behandlungskonzept.

Ziel dieser Ausführungen ist es, ein aktuelles operatives Behandlungskonzept von Sportschäden und Verletzungen im Bereich des Schulter- und Ellenbogengelenkes vorzustellen.

Sprengungen des Acromioclaviculargelenkes

Grundlage jeder Therapieplanung ist eine exakte Klassifikation der Verletzung. Die alte Einteilung der AC-Sprengungen nach Tossy I/II/III hat durch Neer und Rockwood eine differenzierte Erweiterung erfahren. Typ III nach Neer und Rockwood entspricht dem Typ III nach Tossy, die acromioclaviculären und die coracoclaviculären Bänder sind komplett rupturiert, der coracoclaviculäre Zwischenraum ist im Vergleich zur gesunden Gegenseite auf 25 bis 100% erweitert.

Typ IV nach Neer und Rockwood hat gegenüber dem Typ III insofern eine Veränderung erfahren, als daß die Clavicula nach dorsal disloziert steht und die Trapeciusmuskulatur perforiert hat.

Typ V nach Neer und Rockwood unterscheidet sich dadurch, daß der coracoclaviculäre Zwischenraum auf 100% bis 300% im Vergleich zur Gegenseite erweitert ist. Bei diesem ausgeprägten Claviculahochstand kommt es zu einer weitstreckigen Ablösung des Deltoideus und des Trapezius von der Clavicula.

Vor dem Hintergrund dieser neuen Einteilung muß die Indikation zur Operation erfolgen. Übereinstimmend wird bei Typ IV und V operiert, einfacher Claviculahochstand von Schaftbreite entsprechend Typ III stellt auch beim Sportler keine absolute Indikation zur Operation dar.

In einer Vergleichsstudie von Lancaster zwischen coracoclaviculären Stabilisierungsverfahren (z.B. Boworth-Schraube) versus acromioclavicuären Fixierungsmethoden hatten die AC-Techniken die besseren Resultate aufzuweisen.

Im eigenen Vorgehen empfehlen wir die transartikuläre Kirschner-Draht-Fixation mit 2 parallel liegenden Stiften, welche die Gegencorticalis der Clavicula erfassen müssen. Genäht wird nur der acromioclaviculäre Kapselbandapparat. Eine weite Freilegung zur

Naht der coracoclaviculären Bänder hat nur ein größeres Weichteiltrauma zur Folge, auch ohne Naht kommt es zu einer oftmals im Röntgenbild sichtbaren stabilen Ausheilung der CC-Bänder.

Rupturen der Rotatorenmanschette

Skistürze mit direktem oder indirektem Schultertrauma führen in einem erschreckend hohen Anteil zu einer Verletzung im Bereich der Rotatorenmanschette. So haben wir im eigenen Kollektiv in einem Beobachtungszeitraum von 4 Jahren (6/1983–6/1987) in 21% von insgesamt 130 operierten Rotatorenmanschettenrupturen skiunfallbedingte Läsionen gesehen.

Trotz einer degenerativen Komponente bei dem meist älteren Krankengut gibt es auch beim weniger aktiven Freizeit- und Wochenendsportler keine Diskussion zur Operationsindikation. Die Supraspinatussehnenruptur eines aktiven, wenn auch älteren Patienten, fordert entsprechend den Richtlinien der Sehnenchirurgie eine frühzeitige Versorgung. Ein konservatives Abwarten bei durch Arthrographie oder Sonographie nachgewiesener Ruptur führt bei einem dann verzögertem operativen Eingriff zu schlechteren Funktionsergebnissen.

Schulterinstabilität

Das Behandlungskonzept bei der Behandlung von Schulterluxationen hat sich einem grundsätzlichen Wandel unterzogen. Dies beginnt mit einer differenzierten Betrachtung der Formen der Schultergelenksinstabilität. Grundsätzlich unterscheidet man zwischen einer echten Schulterluxation und einer nicht weniger die Funktion behindernden Schulterinstabilität im Sinne einer Subluxation. Es ist der Verdienst von Neer, eine nach der Ätiologie sich orientierende Klassifikation der Instabilität gegeben zu haben. Neer unterscheidet 3 Formen:

1. traumatisch mit adäquatem Trauma
2. atraumatisch ohne Trauma
3. repetitiv bei wiederholtem Minortrauma.

Die Einteilung der Instabilität erfolgt nach der Richtung der Subluxation: anterior, posterior, inferior (multidirektional).

Der nach Luxation aufgetretene Schaden am Kapselbandapparat sowie an den Gelenkflächen muß entsprechend der Läsion operativ korrigiert werden. Differentialtherapeutisch empfehlen wir folgendes operatives Vorgehen: bei dem isolierten *Hill-Sachs-Defekt*, d.h. dorsocranialer Humeruskopfimpression, erfolgt die Rotationsosteotomie nach Weber. *Vordere Instabilitäten* mit Abriß des Labrums, Ablösung des Ligamentum glenohumerale inferius und der Gelenkkapsel, sogenannter Bankart-Defekt, erfordert die Operation nach Bankart mit transossärer Refixation des Labrums und der Kapsel an den vorderen und unteren Pfannenrand. Handelt es sich um einen *knöchernen Bankart-Defekt*, d.h. knöcherne Avulsion des Labrums und der Kapsel mit Insuffizienz des vorderen Pfannenrandes, so erfolgt die modifizierte Operation nach Eden/Hybinette unter Rekonstruktion des vorderen Pfannenrandes mit einem autologen Beckenkammspan. Zur operativen Korrektur der *multidirektionalen* Instabilität, sie entspricht einer massiven dreidimensionalen Überdehnung des Kapselbandapparates, eignet sich die hierfür von Neer erstmals beschriebene T-förmige Kapselplastik. *Hintere Instabilitäten* erfahren technisch die gleiche Vorgehensweise mit einer Neerschen T-Plastik von einem dorsalen Zugang.

Sporttraumatologie des Ellenbogens

Hier überwiegen bei weitem die mechanischen Überlastungsschäden gegenüber den direkten Verletzungsmechanismen, welche zu Frakturen, Luxationsfrakturen und Luxationen des Ellenbogens führen. Brüche des distalen Humerus, des Radiusköpfchens, des Olecranons und des Processus coronoideus werden entsprechend den Prinzipien der AO durch Osteosynthese versorgt. Dies gilt auch für Ellenbogenluxationen mit begleitender dislocierter Radiusköpfchenfraktur und/oder Abrißfraktur des Processus coronoideus.

Rein ligamentäre Ellenbogenluxationen sollen auch beim Sportler konservativ behandelt werden. Auch wenn regelmäßig eine Verletzung des ulnaren und radialen Collateralbandes vorliegt, so sind die Behandlungserfolge bei geschlossenem Vorgehen denen nach operativer Revision und Bandnaht überlegen. Die Dauer der Ruhigstellung richtet sich nach dem Ausmaß der Instabilität nach der Reposition und beträgt zwischen 1 und 3 Wochen.

Die Überlastungsschäden am Ellenbogen entstehen durch Valgusstreß (Golf, Speerwurf) mit Mikrotraumatisierung des ulnaren Bandapparates, der Flexormuskulatur und des Epicondylus medialis. Durch laterale Kompressionsbelastung entstehen osteochondrotische Veränderungen im Bereich des Radiusköpfchens und des Capitulums. Forcierte Hyperextensionsbelastungen weisen eine dorsale Pathologie im Bereich der Fossa olecrani und der Olecranonspitze unter Ausbildung von Osteophyten und freien Gelenkkörpern auf.

Bei schweren osteochondrotischen Veränderungen mit Dissecatbildung und rezidivierenden Gelenksperren empfiehlt sich ein arthroskopisches Debridement und Dissecatentfernung.

Die Insertionstendinosen am Epicondylus radialis und Ulnaris durch Überlastung der Streck- und Beugemuskulatur mit dem Bild der Epicondylitis radialis und Epicondylitis ulnaris erfordern das Ausschöpfen aller konservativen Maßnahmen. Ein besonderer Aspekt ergibt sich bei der Epicondylitis radialis mit begleitendem Supinatorsyndrom. Hier muß bei Kompression des tiefen Astes des Nervus radialis an eine operative Freilegung gedacht werden.

Die operative Versorgung von Sportverletzungen und Sportschäden der Hand

A. Pannike

Unfallchirurgische Klinik, Klinikum der Universität Frankfurt/M., Theodor-Stern-Kai 7, D-6000 Frankfurt/M. 70

Hand, Handwurzel und Handgelenk sind bei einem Fünftel aller Sportverletzungen und Sportschäden konsekutiv oder vorrangig betroffen. Sportarztspezifisch liegen Gefährdung und Schädigungshäufigkeit wesentlich höher [15, 16]. Dies gilt insbesondere für alle Kampfsport- und Ballsportarten [5, 7, 22, 27, 28, 29, 32, 34, 35, 42, 52], für die mit erhöhter Stützbeanspruchung verbundenen Sportarten (Geräteturnen, Bodenturnen usw.) sowie für alle Sportarten, die wie Golf, Baseball und andere mit Schlaghilfen ausgeübt werden [21, 51, 54, 58].

Dennoch wird die rechtzeitige und fachkundige Erkennung und Behandlung dieser Verletzungen und Schäden schon dadurch erschwert, daß diese von den Sportlern selbst (wie auch von ihren Trainern) vielfach als Alltags- und Bagatellschäden abgetan oder von einem unzulänglich geschulten Arzt nicht angemessen bewertet werden. Noch immer muß die Diagnose "Distorsion" den Mangel einer eindeutigen Befundzuordnung überdecken. Dies trotz der seit vielen Jahren wiederholten Empfehlung, die "Distorsion" als definitive Diagnose erst dann gelten zu lassen, wenn Skelettverletzungen oder Kapsel-/Bandverletzungen mit ausreichender Sicherheit ausgeschlossen sind und der Rückgang der klinischen Beschwerden diese Annahme bestätigt.

Als Grundlage einer ausreichend sicheren Beurteilung der Sportverletzungen und Sportschäden an der Hand sind eingehende Kenntnisse in der funktionellen Anatomie und eine ebenso genaue Kenntnis der sportartspezifischen Bewegungsabläufe erforderlich. Nur auf diese Weise wird es möglich, sportartspezifische Risiken und sporttypische Verletzungsbilder zu erkennen und einzuordnen, so daß eine zeitlich wie methodisch differenzierte Anzeige zu operativem Vorgehen für die Situation entwickelt werden kann, in denen eine nicht-operative Therapie und auch die ungewöhnliche kompensatorische Anpassungsfähigkeit der Hand ein ausreichendes funktionelles Ausheilungsergebnis nicht erhoffen lassen. Grundsätzlich ist hier kritische Ergebnisprüfung gefordert und eine stets aktualisierte Kenntnis und Wertung der im Schrifttum mitgeteilten Erfahrung.

Verletzungen des Fingerendgliedes und Fingerendgelenkes

Fingerkuppenverletzungen mit Weichteildefekten entstehen bevorzugt als Riß-, Quetsch- und Schürfwunden bei allen Ballsportarten (Fangball- und Hartballspiele), beim Kampfsport und bei den Wurfdisziplinen [28, 43, 53].

Für die Defektdeckung bewährt haben sich plastisch-chirurgische Verfahren der lokalen Haut-/Weichteilverschiebung nach Art der V-Y-Plastik oder der Technik nach Tranquilli-Leali-Kutler. Das gelegentlich sehr schmerzhafte subunguale Hämatom nach Kontusion und Quetschung wird durch einfache Nageltrepanation entlastet.

Die Erstbehandlung des geschlossenen frischen Strecksehnenabrisses kann mit nicht-operativen Mitteln versucht werden. Dies gilt ggf. auch für den unverschobenen knöchernen

Strecksehnenausriß ohne wesentliche Gelenkbeteiligung. Der dislocierte Ausriß der Streckaponeurose wird offen reponiert und mit der Ausziehdrahtnaht transossär fixiert. Die temporäre Arthrodese des Endgliedgelenkes (6 Wochen) zur Entlastung der Naht hat sich bewährt [11, 16, 17, 23, 37, 43, 48, 53].

Seltener als die Verletzung der Streckaponeurose findet sich der Abriß oder Ausriß der tiefen Beugesehne (dennoch dritthäufigste geschlossene Sehnenverletzung). Bevorzugt ist der Ringfinger betroffen, da er in seiner aktiven Streckfähigkeit weniger unabhängig ist als die übrigen Langfinger. Zum Ausschluß des Beugesehnenausrisses (d.i. der Ausriß des knöchernen Ansatzes) ist ein seitliches Röntgenbild zu fordern. Die Tenodese der tiefen Beugesehne wird heute nur noch ausnahmsweise empfohlen, bevorzugt wird die Refixation der tiefen Beugesehne mit transossärer Verankerung und dem Ziel der Wiedererlangung einer aktiven Beugefähigkeit im Fingerendgelenk.

Wenn die Patienten verspätet zur Behandlung kommen (> 3 Wochen/Monate) ist die Refixation nicht selten nur in Verbindung mit einer z-förmigen Verlängerung der Sehne oder einer Interpositionsplastik in der Hohlhand möglich.

Für die Stabilisierung der Frakturen des Fingerendgliedes eignet sich vor allem die Kirschner-Drahtfixation.

Bei den geschlossenen Verrenkungen der Fingerendglieder ist die unblutige Einrichtung durch axialen Zug und digitale Führung in der Regel erfolgreich. Gelingt die Einrichtung nicht oder bleibt sie instabil, so ist daran zu denken, daß die volare Kapselplatte zerrissen oder die (tiefe) Beugesehne interponiert sein kann. Auch hier ist ein seitliches Röntgenbild erforderlich. Das Verfahren der Wahl ist die offene Einrichtung, Naht der Kapselplatte und temporäre Arthrodese des Endgelenkes [6, 31, 37, 49].

Verletzungen des Mittelgliedes und Mittelgelenkes

Trotz des in einigen Sportarten (Basketball, Volleyball, Handball) gebräuchlichen "Tapings" ist die Ruptur des mittleren Streckzügels über dem Mittelgelenk die nach dem "Mallet-Finger" häufigste und funktionell bedeutsamste Verletzung der Langfinger [3, 20, 21, 30, 44, 47, 51, 54, 57].

In der Regel entsteht die Ruptur des (mittleren) Streckzügels durch axiale Stauchung und/oder gewaltsame Beugung des gestreckten Mittelgelenkes oder durch direktes Trauma [11, 16, 48, 51].

Schwellung, Bluterguß und Druckschmerzhaftigkeit über der Streckseite des Mittelgelenkes können (neben Sportart und Unfallmechanismus) unmittelbar nach dem Unfallereignis der einzige Hinweis auf eine Ruptur des Streckzügels sein, wenn nicht das unverzichtbare Röntgenbild (des Fingers) im exakt (!) seitlichen Strahlengang einen kleinen ("knöchernen") Ausriß über der Streckseite der Basis des Mittelgliedes erkennen läßt.

Ergänzend sollte die aktive Beugung im Endglied (des verletzten Fingers) bei in Streckstellung fixiertem Mittelgelenk (!) geprüft werden. Eine (schmerzhafte) Behinderung der aktiven Beugung im Endgelenk ist ein weiterer wesentlicher Hinweis auf die Ruptur des mittleren Streckzügels.

Die typische und vielen bekannte "Knopfloch-Deformität" (Boutonniere-Deformity) entsteht meist erst 2–3 Wochen nach dem Unfallereignis durch die zunehmende Verkürzung und Volarziehung der seitlichen Streckzügel. Dies ist eine Erklärung dafür, daß die frische

Ruptur des mittleren Streckzügels häufig nicht erkannt und als Stauchung oder Distorsion fehlgedeutet wird.

Es wird empfohlen, Stauchung und Distorsion des Mittelgelenkes (im Zusammenhang mit Sportart und Unfallmechanismus) nicht als definitive Diagnose gelten zu lassen, solange die Ruptur des (zentralen) Streckzügels oder eine Kapsel-Band-Verletzung des Mittelgelenkes nicht mit ausreichender Sicherheit ausgeschlossen wurde [3, 12, 20, 30, 35, 44, 47, 50, 54].

Wenn der Knopflochausriß der Streckaponeurose über dem Mittelgelenk in der Akutphase erkannt wird, kann die von Bunnell und Boyes empfohlene Ruhigstellung des Mittelgelenkes in Streckstellung des Mittelgelenkes bei freibleibendem Endgelenk ein gutes funktionelles Ergebnis bringen [11]. Die Ruhigstellung des Mittelgelenkes wird solange beibehalten, bis die aktive Beugung des Endgelenkes wieder uneingeschränkt möglich ist.

Einige Autoren empfehlen die primäre operative Versorgung des Kopflochdefektes (z.B. nach dem Verfahren von Snow oder der Technik von Barski [11]).

Die Behandlung der Beugesehnendurchtrennung (im Bereich des Fingermittelgelenkes) folgt den heute üblichen Regeln (Kleinert) und bevorzugt die primäre Naht, wenn die Art der Verletzung eine sofortige operative Versorgung zuläßt.

Ähnliches gilt für die Schaftfrakturen des Mittelgliedes [42].

Problematisch sind insbesondere die unter den Sportverletzungen nicht seltenen intraarticulären Condylenabbrüche und die Stauchungsbrüche der Mittelgliedbasis. Wie bei den paraarticulären Weichteilverletzungen und den Kapsel-Band-Läsionen bleiben nach den intraarticulären Basis- und Rollenbrüchen der Mittelgelenke meist deutliche Funktionseinbußen zurück. Dies gilt insbesondere für die (selteneren) infolge unzulänglicher "knöcherner" Abstützung beugewärts luxierenden Abschlagfrakturen (der Basis) mit streckseitigem Keil.

Wenn es nicht möglich ist, diese Frakturen durch Kirschner-Drähte oder (im Ausnahmefall) durch Mini-Zugschraube zu stabilisieren [12, 14, 25, 35, 42, 54], sollte ein ausreichendes funktionelles Ergebnis durch frühestmögliche Mobilisierung des Gelenkes (nach 1–2 Wochen) mit behutsamer krankengymnastischer Technik (und/oder Anleitung) angestrebt werden.

Die Mittelgelenke verrenken überwiegend zur Streckseite (dorsal), seltener nach volar. Wenn die geschlossene Einrichtung des Mittelgelenkes nicht gelingt (Interponat!) oder das Einrichtungsergebnis eine deutliche Instabilität erkennen läßt, muß an die Mitverletzung eines Seitenbandes und/oder der volaren Kapselplatte gedacht werden. Spinner und Choi [51] konnten nachweisen, daß bei der Verrenkung des Mittelgelenkes nach volar in der Regel der mittlere Streckzügel, ein Seitenband und die volare Kapselplatte rupturiert sind [35, 44].

Angesichts der außerordentlichen funktionellen Bedeutung dieser Verletzung hat es sich bewährt, den Verrenkungs-Typus genauer zu differenzieren. So kann unterschieden werden zwischen den Verrenkungen nach dorsal, lateral und volar (namengebend ist die Position des Mittelgliedes).

Die Verrenkung nach dorsal läßt sich in der Regel geschlossen stabil einrichten. Das Ausmaß der Verrenkung gibt einen Hinweis auf das Ausmaß der begleitenden Weichteilzerreißung und bestimmt das therapeutische Vorgehen. Bei gesicherter Gelenkstabilität und fehlender bzw. geringfügiger Verschiebung röntgenologisch erkennbarer Ausrißfragmente kann die Behandlung wie bei den isolierten Einrissen/Rissen der volaren Kapselplatte konservativ bleiben. Während bei den isolierten Verletzungen der (volaren) Kapselplatte die Ruhigstellung im Fingergipsverband (15° Beugung des Mittelgelenkes) über 2–3 Wochen als ausreichend angesehen werden kann, ist für die Behandlung der Verrenkungen im Hinblick auf den hier ausgeprägten Kapsel-Band-Schaden eine Ruhigstellung von 4 Wochen (in 15° Beugung des Mittelgelenkes) zu empfehlen. Die operative Revision mit Debridement und Naht bzw. transossärer Fixation (sowie Versorgung des zentralen Streckzügels und des mitverletzten Seitenbandes) ist angezeigt bei der unvollständigen oder instabilen Reposition mit seitlicher und/oder rotatorischer Instabilität. In diesen Fällen ist die Ruhigstellung in voller Streckung (Mitverletzung oder Streckaponeurose) des Mittelgelenkes unter Freigabe des Endgelenkes erforderlich. Die Fixation in Beugestellung des Mittelgelenkes würde die Entwicklung einer "Knopfloch-Deformation" nach sich ziehen.

Die hervorragende Schutzfunktion des dreidimensional stabilisierenden Kapsel-Band-Systems (Seitenbänder – volare Kapselplatte) geht vollständig verloren, wenn zwei der tragenden Elemente (z.B. Seitenband und volare Kapselplatte) rupturiert sind. Das Mittelglied zeigt in dieser Situation eine Verschiebung und Kippung zur unverletzten Seite (fehlende Zuggurtung auf der verletzten Seite!) sowie eine rotatorische Instabilität (fehlende Hemmung durch die Pfeiler der Kapselplatte!). Dieser Befund macht die Notwendigkeit des operativen Vorgehens deutlich, das auch bei einer durch größere Ausrißfragmente verursachten Instabilität als indiziert angesehen werden muß.

Verletzungen des Grundgliedes und Grundgelenkes

Aus den Verletzungen dieses Bereichs sollten die frischen Kapsel-Bandverletzungen des Fingergrundgelenkes herausgegriffen werden (Verletzungen der Streckhaube und Luxation der Strecksehne über dem Grundgelenk, Verrenkung des Grundgelenkes, Ruptur der Seitenbänder und/oder der volaren Kapselplatte).

Verletzungen der Streckhaube und Luxationen des Streckapparates entstehen meist im Zusammenhang mit Schürf- und Rißwunden über dem Fingergrundgelenk oder infolge gewaltsamer Überbeugung oder Überstreckung.

Die Geringfügigkeit der primären Verletzung (auch der Wunde) darf nicht darüber hinwegtäuschen, daß eine offene Verbindung zum Gelenk bestehen kann und die Gefahr einer Gelenkinfektion besteht (gleiches gilt insbesondere für das Mittelgelenk). Eine sofortige operative Versorgung ist häufig nicht erforderlich (ggf. auch nicht möglich). Allerdings sollten diese Verletzungen bis zur gesicherten Wundheilung in Extension des Handgelenkes (45°) und leichter Beugung der Fingergrundgelenke (15°–20°) ruhiggestellt werden. Nach Abschluß der Wundheilung und Erholung der Feindurchblutung kann der Strecksehnendefekt durch direkte Naht oder unter Einbeziehung der "juncturae tendineum" oder eines Sehnenstreifens stabilisiert werden. Der Defekt liegt meist radial des Gelenkköpfchens, so daß die Sehne bei der Fingerstreckung, aber auch beim Faustschluß nach ulnar abweichen kann.

Die Verrenkung des Fingergrundgelenkes ist eine relativ seltene Verletzung (Ausnahme Zeige- und Kleinfinger), da das Lig. metacarpeum transversum profundum die volaren Kapselplatten der Grundgelenke straff zusammenhält und im eigentlichen Sinne ein durchgehendes volares Kapselplattenband darstellt. Die dreidimensionale Verbindung aus vertikal ansetzenden Seitenbändern, dem volaren "Kapselplattenband" und der Beugesehnenscheide erhöht diese Stabilität beträchtlich. Darüber hinaus ist die Seitwärtsführung (Abspreizbarkeit) der Finger auch durch den Weichteilmantel der Zwischenfingerplatten begrenzt (Ausnahme: Zeige- und Kleinfinger). Die geschlossene Einrichtung der Verrenkung des Fingergrundgelenkes gelingt selten. Damit die (am Mittelhandknöpfchen nicht fixierte) Kapselplatte bei der Verrenkung ihre Verankerung an der Basis des Grundgliedes nicht verliert, wird sie durch das nach dorsal disloziierte Grundglied (ggf. unter Mitnahme der Beugesehnen) in das Grundgelenk hineingezogen. Die offene Einrichtung mit Naht der Kapselplatte ist in dieser Situation unumgänglich [1, 2, 4, 8, 27, 32, 38, 45].

Verletzungen des Daumens und der Daumengelenke

Die geschlossene Einrichtung der häufigsten Kapsel-Bandverletzung des Daumenendgelenkes, der Verrenkung nach dorsal, gelingt meist ohne Schwierigkeiten. Das Ergebnis der Einrichtung ist in der Regel stabil. Als Behandlung ist eine dreiwöchige Ruhigstellung in leichter Beugestellung des Daumens ausreichend, da die volare Kapselplatte ihre Fixation am Endglied nicht verliert und die Gelenkführung stabil bleibt.

Schwieriger und funktionelle bedeutsamer sind die Kapsel-Bandverletzungen des Daumengrundgelenkes [5, 9, 13, 24, 34, 39, 49, 60]. Bei den Verrenkungen des Daumengrundgelenkes ist zwischen der als Sportverletzung und insgesamt häufigeren Luxation nach dorsal (Farabeuf 1876) und der selteneren Verrenkung nach volar zu unterscheiden.

Die Luxation nach dorsal ist Folge einer gewaltsamen Überstreckung (Hyperextension), bei welcher der Daumen (z.B. durch Sturz) zur Streckseite disloziert wird. Gleichzeitig wird die volare Kapselplatte (gewaltsam) über das Mittelhandköpfchen gespannt, so daß ein Knopflochriß (der Kapselplatte) entsteht, durch den das Mittelhandköpfchen zur Beugeseite disloziert und hier unter der Haut tastbar ist. Medial (ulnar) ist das Mittelhandköpfchen (im Knopflochriß) gefangen durch die mit dem Sesambein zur Ellenseite ausweichende lange Daumenbeugesehne und den M. adductor pollicis, lateral (speichenseits) durch den M. flexor pollicis brevis.

Aus dieser zunächst einfachen, unter vermehrter Hyperextension meist gut zu reponierenden Luxation nach dorsal, entsteht nicht selten durch forcierte Beugung und axialen Zug (d.i. das falsche Repositionsmanöver), die nur noch operativ korrigierbare irreponible Luxation nach dorsal.

Als Repositionsmanöver ist der axiale Zug ausschließlich bei der (zehnfach selteneren) Verrenkung nach volar angezeigt und hilfreich. Typisch für diese Form der Verrenkung des Daumengrundgelenkes ist das *streckseits* unter der Haut palpable Mittelhandköpfchen und die unmittelbar distal angrenzende tiefe Delle (durch das nach volar abgewichene Daumengrundglied).

Die Verrenkung nach volar entsteht durch eine streckseits auf das gebeugte Daumengrundgelenk einwirkende Gewalt. Durch Zerreissen der Streckhaube und der in diese einstrahlenden Muskelfasern (M. adductor pollicis und M. abductor pollicis brevis) entsteht auch hier (streckseits über dem Grundgelenk) ein Knopflochriß. Die lange Daumenstrecksehne und der M. abductor pollicis brevis dislozieren an den Seiten des Grundgelenkes nach volar, so daß das Endgelenk überstreckt wird.

Die operative Versorgung dieser Verrenkung ist nur dann angezeigt, wenn nach der Einrichtung als Folge der Verletzung von Streckhaube und dorsaler Kapsel eine Instabilität mit Subluxation (des Daumengrundgelenkes) nach volar zurückbleibt.

Zu differenzieren bleibt weiterhin die Ruptur der volaren Kapselplatte (des Daumengrundgelenkes) als führende Verletzung, wie sie vor allem bei den Ballsportarten durch Sturz auf den überstreckten Daumen entsteht. Bei der nicht einfachen klinischen Prüfung ist vor allem auf eine begleitende (radiale) Seitenbandverletzung zu achten.

Falls eine begleitende Seitenbandverletzung ausgeschlossen werden kann (oder nur eine die Stabilität nicht beeinträchtigende Teilruptur besteht), genügt eine Gipsruhigstellung von 4–5 Wochen in 30° Beugung des Daumengrundgelenkes. Nach operativer Versorgung (des radialen Seitenbandes und der volaren Kapselplatte) ist eine Ruhigstellung von 3 Wochen ausreichend.

Häufigste Sportverletzung des Daumengrundgelenkes ist der "Sturz auf den Skistock" ("Skidaumen"), bei dem es durch gewaltsame Abspreizung des Daumens (extreme Hyperabduktion) in typischer Weise zur unvollständigen/vollständigen Ruptur oder zum "knöchernen" Ausriß des ulnaren Seitenbandes kommt [5, 9, 13, 24, 34, 39, 49, 60] (Abb. 1a).

Vollständige Ruptur und "knöcherner" Ausriß beinhalten eine Instabilität des Gelenkes. Es ist daher in jedem Fall erforderlich, das verletzte Gelenk in Beugestellung und im Vergleich mit der unverletzten Seite zu prüfen, da eine Instabilität andernfalls verborgen bleiben könnte. – Bei einem in Streckstellung (speichenwärts) aufklappbaren Gelenk kann angenommen werden, daß eine komplexe Kapsel-Bandverletzung vorliegt (s.o.). Bei gesicherter Stabilität genügt auch bei der Verletzung des ulnaren Seitenbandes eine schützende Ruhigstellung über 3 Wochen zur Ausheilung (Abb. 2).

Wenn das ellenwärtige Seitenband nahe der Grundgliedbasis gerissen/abgerissen ist (häufigstes Verletzungsmuster), entsteht meist ein Defekt, in den die Aponeurose des M. adductor pollicis hineingezogen werden kann. Sofern keine Mitverletzung des Knochens vorliegt, werden Defekt und Interposition auf dem Unfallröntgenbild nicht erkennbar sein. Bei röntgenologisch nachgewiesener Kantenfraktur (der Grundgliedbasis oder des Mittelhandköpfchens) ist darauf zu achten, ob das Kantenfragment verschoben oder unverschoben zur Darstellung kommt. Während das Seitenband bei Dislokation des Ausrißfrag-

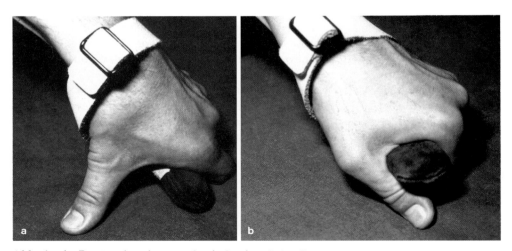

Abb. 1a, b. Ruptur des ulnaren oder (selten) radialen Grundgelenkseitenbandes am Daumen durch Abduktions- oder Adduktionsverletzung

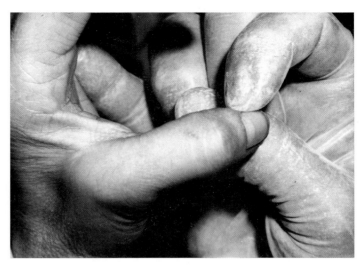

Abb. 2. Prüfung der (ulnaren) Grundgelenkstabilität in Beugestellung des Gelenkes

mentes in der Regel unverletzt ist, kann die Seitenbandverletzung bei unverschobenem Kantenfragment nicht mit ausreichender Sicherheit ausgeschlossen werden. Das röntgenologisch "unverschoben" dargestellte Fragment kann sich als Ausrißfragment spontan wieder angelegt haben oder neben einer Verletzung des ulnaren Seitenbandes als zusätzliche Abschlag- oder Abscherverletzung entstanden sein. Bei dieser Unsicherheit ist die operative Revision zu empfehlen.

Die frische Ruptur des ulnaren Seitenbandes (und ihrer Begleitverletzungen) kann in der Regel durch direkte Naht versorgt werden. Bei größeren Substanzdefekten ist die plastische Verstärkung bzw. der vollständige Seitenbandersatz durch die Sehne des M. palmaris longus oder des M. indicis proprius hilfreich.

Der Bandausriß mit kleinem Fragment kann mit einer Ausziehdrahtnaht, der Bandausriß mit größerem Fragment durch Kirschner-Draht und Drahtzuggurtung versorgt werden (Abb. 3a, b).

Wesentlich seltener und überwiegend bei Ballsportarten (Volleyball!) ereignet sich die Adduktionsverletzung (extreme Hyperadduktion) des Daumengrundgelenkes mit Ruptur oder Ausriß des radialen Seitenbandes. Im Gegensatz zur Verletzung des ulnaren Seitenbandes ist die Verletzung des radialen Seitenbandes eher proximal, d.h. in der Nähe des Ansatzes am Mittelhandköpfchen zu finden [18, 19, 23, 36] (Abb. 1b).

Bei gesicherter Stabilität kann auf eine spezielle Behandlung verzichtet werden. Wir bevorzugen dennoch (entsprechend dem Vorgehen bei nachgewiesener Instabilität) eine Ruhigstellung für 3 Wochen. Dies in der Hoffnung, die Dauer des in der Regel lang anhaltenden Belastungs- und Bewegungsschmerzes abzukürzen. Bei Frakturierung und Dislokaltion der Sesambeine ist die operative Revision wegen möglicher Interposition und bleibender Instabilität vorzuziehen. Die operative Versorgung des radialen Seitenbandes ist in der Regel schwieriger als die des ulnaren (Seitenbandes). Ursache hierfür ist die bei der Verletzung des radialen Bandes häufig zu beobachtende Subluxation und Verdrehung

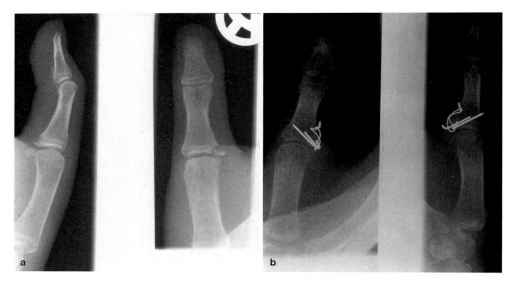

Abb. 3a, b. "Knöcherner" Ausriß des ulnaren Seitenbandes, operative Versorgung durch Kirschner-Draht und Drahtzuggurtung

der Grundgliedbasis nach volar. Auch zeigen sich vermehrte Gelenkschäden, so daß zuletzt die Arthrodese des Daumengrundgelenkes eher Stabilität und Schmerzfreiheit erwarten läßt als die Rekonstruktion des radialen Seitenbandes (Abb. 4a, b).

Ursache der ebenfalls seltenen Verrenkung des Daumensattelgelenkes nach dorsal (Dislokation der Basis des 1. Mittelhandknochens nach dorsal als Pendant der häufigeren Bennett-Fraktur) ist in der Regel die Ruptur des volaren Kapselbandes (s.a. "Verrenkung der Mittelgliedbasis nach dorsal").

Bei vollständiger Zerreißung des volaren Kapselbandes ist eine geschlossene stabile Einrichtung des Sattelgelenkes meist nicht möglich. Hier empfiehlt sich die temporäre Arthrodese mit einem Kirschner-Draht bis zur narbigen Ausheilung der Kapselbandverletzung.

Da eine direkte Naht des Kapselligaments nicht möglich ist, kann bei verbliebener Instabilität auf einen bandplastischen operativen Eingriff (z.B. Verlagerung eines Anteils der Sehne des M. flexor carpi rad. nach Eaton und Littler) nicht verzichtet werden. Postoperativ ist eine Ruhigstellung für 4 Wochen erforderlich. Der vorgegebene Rahmen zwingt zur Begrenzung der Darstellung, so daß bezüglich der Indikation zur operativen Versorgung anderer Sportverletzungen und Sportschäden der Hand auf die im Literaturverzeichnis aufgeführten Arbeiten verwiesen werden muß [10, 15, 22, 26, 33, 46, 52, 55, 56, 58, 59].

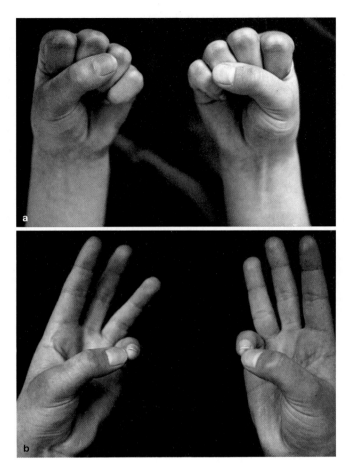

Abb. 4a, b. Funktionsaufnahmen nach operativer Versorgung des ulnaren Seitenbandausrisses

Literatur

1. Andersen JA, Gjerloff CC (1987) Complex dislocation of the metacarpophalangeal joint of the little finger. J Hand Surg (Br) 12:264–266
2. Barenfeld PHA, Weseley MS (1972) Dorsal dislocation of the metacarpophalangeal joint of the index finger treated by late open reduction. J Bone Joint Surg (Am) 54: 1311–1313
3. Benke GJ, Stableforth PG (1979) Injuries of the proximal interphalangeal joint of the finger. The Hand 11:263–268
4. Baldwin LW, Miller DL, Lockart LD, Evans EB (1967) Metacarpo-phalangeal joint dislocations of the fingers. J Bone Joint Surg (Am) 49:1587–1590
5. Bowers WH, Hurst LE (1977) Gamekeeper's thumb. J Bone Joint Surg (Am) 59: 519–524

6. Bowers WH, Fajgenbaum DM (1979) Closed rupture of the volar plate of the distale interphalangeal joint. J Bone Joint Surg (Am) 61:146
7. Brown HC (1977) Common injuries of the athlete's hand. Can Med Assoc J 117: 621–630
8. Chen VT (1987) Dislocation of carpometacarpal joint of the little finger. J Hand Surg (Br) 12:260–263
9. Derkash RS, Matyas JR, Weaver JK, Oden RR, Kirk RE, Freeman JR, Cipriano FJ (1987) Acute surgical repair of the skier's thumb. Clin Orthop 216:29–33 8
10. Dobyns JH, O'Brian ET, Linscheid RL, Farrow GM (1972) Bowler's thumb: diagnosis and treatment. J Bone Joint Surg (Am) 54:751–755
11. Doyle JR (1982) Extensor tendons – acute injuries. In: Green DP (ed) Operative Hand Surgery, Vol 2. Churchill Livingstone, New York Edinburgh London Melbourne, pp 1441–1464
12. Eaton RG (1971) Joint Injuries of the Hand. Thomas, Springfield, Ill
13. Eaton RG, Littler JW (1973) Ligament reconstruction for the painful thumb carpometacarpal joint. J Bone Joint Surg (Am) 55:1655
14. Eaton RG (1985) The dangerous chip fracture in athletes in AAOS Instructional Course Lectures, Vol XXXIV:314–322
15. Eckman PB, Perlstein G, Altrocchi PH (1975) Ulnar neuropathy in bycicle riders. Arch Neurol 32:130–131
16. Elliott RA (1970) Injuries to the extensor mechanism of the hand. Orthop Clin North Am 1:335–354
17. Elliott RA (1973) Splints for mallet and boutonniere deformities. Plast Reconstr Surg 52:282–285
18. Franke K (1974) Typische Sportschäden und Sportverletzungen im Handbereich. Z Unfallmed Berufskr 67:176–180
19. Franke K (1980) In: Traumatologie des Sports, 2. Aufl. VEB Volk und Gesundheit, Berlin, S 264–278
20. Gaudernak T, Seligo W (1981) Frische Verrenkungen und Bandrisse der proximalen Interphalangealgelenke. Handchirurgie 13:231–237
21. Hardy I, Russell J, MacFarlane I (1975) Simultaneous dislocation of the interphalangeal joints in a finger. J Trauma 25:450–451
22. Helal B (1978) Racquet Player's Pisiform. The Hand 10:87–90
23. Hell H, Schönle CH (1985) Ursachen und Prophylaxe typischer Volleyballverletzungen. Z Orthop 123:72–75
24. Helm RH (1987) Hand function after injuries to the collateral ligaments of the metacarpophalangeal joint of the thumb. J Hand Surg (Br) 12:252–255
25. Hintringer W, Ender HG (1986) Percutane Versorgung von intraarticulären Frakturen der Fingermittelglieder. Handchirurgie 18:356–362
26. Howell AE, Leach RE (1970) Bowler's thumb. J Bone Joint Surg (Am) 52:379–381
27. Hunt JC, Watts HB, Glasgow JD (1967) Dorsal dislocation of the index finger with particular reference to open dislocation. J Bone Joint Surg (Am) 49:1572–1578
28. Jokl P (1973) Athletic injuries. Radiol Clin North Am 11:657–665
29. Kalenak A, Graham III WP, Dunn EJ, Gordon StL (1976) Athletic injuries of the hand. Am Fam Physician 14:136–142
30. Kleinert HE, Kasdan ML (1965) Reconstruction of chronically subluxated proximal interphalangeal joint. J Bone Joint Surg (Am) 47:958–964
31. Khuri SM (1984) Irreducible dorsal dislocation of the distal interphalangeal joint of the finger. J Trauma 24:456–457
32. Khuri SM (1986) Complete volar metacarpophalangeal joint dislocation of a finger. J Trauma 26:1058–1060
33. Lindscheid RL, Dobyns JH (1985) Athletic injuries of the wrist. Clin Orthop 198: 141–151
34. Louis DS, Huebner JJ jr, Hankin FM (1986) Rupture and displacement of the ulnar collateral ligament of the metacarpophalangeal joint of the thumb. J Bone Joint Surg (Am) 68:1320–1325

35. McCue FG, Honner R, Johnson MCjr, Gieck JH (1970) Athletic injuries of the proximal interphalangeal joint requiring surgical treatment. J Bone Joint Surg (Am) 52: 937–956
36. Moraldo M, Kirchner HG, Deussen GA (1981) Das Volleyballspiel aus orthopädischer Sicht. Dtsch Z Sportmed 11:286–290
37. Murakami Y (1985) Irreducible dislocation of the distal interphalangeal joint. J Hand Surg (Br) 10:231–232
38. Murphy AF, Stark HH (1967) Closed dislocation of the metacarpophalangeal joint of the index finger. J Bone Joint Surg (Am) 48:1579–1586
39. Onuba A, Essiet A (1987) Irreducible dislocation of the metacarpophalangeal joint of the thumb due to tendon interposition. J Hand Surg (Br) 12:60–61
40. Pannike A (1979) Frakturen und Distorsionen am Handgelenk. Langenbecks Arch Chir 349:361–366
41. Pannike A (1982) Handfrakturen des Kindes. In: Eichler J, Weber U (Hrsg) Frakturen im Kindesalter. Thieme, Stuttgart New York, S 44–55
42. Pannike A (1988) Frakturenbehandlung an der Hand. Orthopäde 17:64–73
43. Posner MA (1977) Injuries to the hand and wrist in athletes. Orthop Clin North Am 8:593–618
44. Posner MA, Wilenski M (1978) Irreducible volar dislocation of the proximal interphalangeal joint of a finger caused by interposition of an intact central slip. J Bone Joint Surg (Am) 60:133–134
45. Quinton DN (1987) Dorsal locking of the metacarpophalangeal joint. J Hand Surg (Br) 12:62–63
46. Ritter MA, Inglis AE (1969) The extensor indicis proprius syndrome. J Bone Joint Surg (Am) 51:1645–1648
47. Ron D, Alkalay D, Torok G (1982) Simultaneous closed dislocation of both interphalangeal joints in one finger. J Trauma 23:66–67
48. Sakellarides HT (1978) The extensor tendon injuries and the treatment. RJ Med J 61:307–313
49. Salamon PB, Gelberman RH (1978) Irreducible dislocation of the interphalangeal joint of the thumb. J Bone Joint Surg (Am) 60:400–401
50. Scharizer E (1979) Finger- und Handwurzelluxationen. Unfallheilkunde 82:427–434
51. Spinner M, Choi BY (1970) Anterior dislocation of the proximal interphalangeal joint, a cause of rupture of the central slip of the extensor mechanism. J Bone Joint Surg (Am) 52:1329–1336
52. Stark HH, Jobe FW, Boyes JH, Ashworth ChR (1977) Fracture of the hook of the hamate in athletes. J Bone Joint Surg (Am) 59:575–582
53. Steinbrück K, Martini AK (1980) Sportverletzungen der Finger. Dtsch Z Sportmed 4:105–113
54. Strässle H, Wendling J, Pfeiffer KM (1984) Funktionelle Behandlung palmarer Kantenfrakturen der Mittelphalanx und palmarer Kapselrupturen des Fingermittelgelenkes. Handchirurgie 16:186–188
55. Torisu T (1972) Fracture of the hook of the hamate by a golf-swing. Clin Orthop 83: 91–94
56. Tubiana R (1985) The hand, Vol II. Saunders, Philadelphia London Toronto
57. Watson FM (1982) Simultaneous interphalangeal dislocation in one finger. J Trauma 23:65
58. Williams JGP (1977) Surgical management of traumatic non-infective tenosynovitis of the wrist extensors. J Bone Joint Surg (Br) 59:408–410
59. Wood MB, Dobyns JH (1986) Sports – related extraarticular wrist syndromes. Clin Orthop 202:93–102
60. Yamanaka K, Yoshida K, Inoue H, Inoue A, Maygi T (1985) Locking of the metacarpophlangeal joint of the thumb. J Bone Joint Surg (Am) 67:782–787

Die operative Behandlung von Sportschäden und Sportverletzungen im Bereich der unteren Extremität — Kritische Wertung

H. Zwipp

Unfallchirurgische Klinik der Medizinischen Hochschule Hannover (Direktor: Prof. Dr. H. Tscherne), Konstanty-Gutschow-Straße 8, D-3000 Hannover 61

Bestimmbare Größen als Funktion des operativen Erfolges sind kritische Indikationstellung, Art des Patienten selbst, Wahl des operativen Verfahrens, Erfahrung und Können des Operateurs sowie Form und Konsequenz der Nachbehandlung (Abb. 1). Das Erfolgsziel ist nur erreicht bei rascher, dauerhafter und möglichst wieder vollständiger Herstellung der Leistungskraft des Sportlers. Diese Bewertungskriterien sollen im folgenden anhand von Beispielen erläutert werden.

1. Indikation

Ein altes ungeschriebenes Gesetz in der Chirurgie besagt, daß eine Operation nur dann gerechtfertigt ist, wenn dasselbe funktionelle Behandlungsergebnis auf konservativem Wege nicht erreichbar ist. Die Flexibilität dieses Prinzipes erlaubt daher permanente Innovationen. So haben uns prospektiv-randomisierte Studien [1—4] gezeigt, daß die frische fibulare Bandruptur am oberen Sprunggelenk nicht operativ behandelt werden muß, da eine primär funktionelle orthetische Behandlung dieselben Resultate auch in unseren neuerlichen 2 Jahres-Ergebnissen zeigt. Eine Indikation zur Operation sehen wir nur bei der Luxatio pedis cum talo, bei der Bandruptur mit zusätzlicher osteochondraler Kantenfraktur oder der sog. Second-Stage-Ruptur, was unseres Erachtens auch für den Leistungssportler gilt.

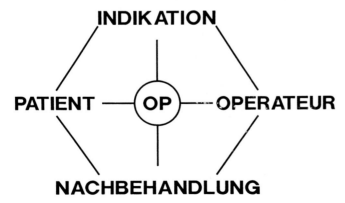

Abb. 1. Interaktionszirkel der abhängigen Funktionen eines Operationserfolges

Eine ähnliche Entwicklung beobachten wir in der Behandlung der frischen Achillessehnenruptur. In einer prospektiv-randomisierten Studie, die zwischenzeitlich 25 Patienten umfaßt, sehen wir in der vorläufigen Tendenz, daß zwischen operativer und primär funktioneller Behandlung mit einem Spezialschuh keine signifikant unterschiedlichen Ergebnisse bisher erkennbar sind. Unter sonographischer Kontrolle können wir mit einem speziellen Haltegerät unter Standardbedingungen die Diastase in Spitzfuß- und Rechtwinkelstellung qualitativ und quantitativ erfassen und den gesamten Heilverlauf bei funktioneller Nachbehandlung bzw. primär funktioneller Behandlung mit dem Spezialschuh überwachen (Abb. 2a–h).

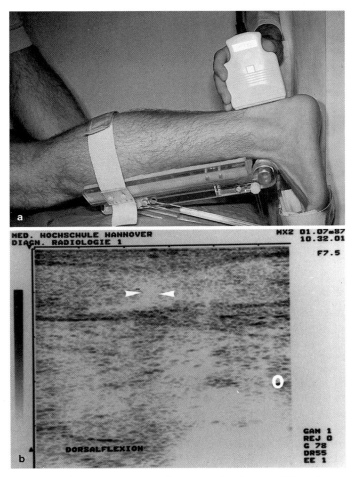

Abb. 2a–h. Prospektiv-randomisierte Studie zur Behandlung der frischen Achillessehnenruptur: Operativ versus konservativ-funktionell. **a, b** Auf einem speziellen Halterungsgerät kann sonographisch die Diastase der Achillessehnenruptur von ca. 1 cm gut nachgewiesen werden

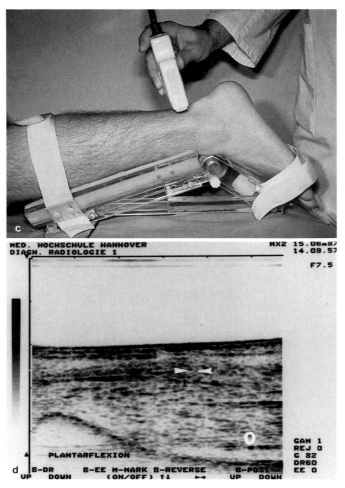

Abb. 2c, d. Nahezu lückenlose Adaptation in Spitzfußstellung (30°)

Ein umgekehrtes Phänomen in der Indikationsstellung sehen wir beim intraarticulären Fersenbeinbruch, der bei schlechten primär-funktionellen Resultaten heute wie jeder andere Gelenkbruch mit einer primär übungsstabilen Osteosynthese behandelt werden sollte, ein Vorgehen, das wir seit 1983 schrittweise erarbeitet haben. Abb. 3a zeigt eine intraarticuläre Fersenbeinfraktur nach einem Sturz vom Pferd, was besonders hier im coronaren CT deutlich wird. Ziel der Behandlung ist die kongruente Wiederherstellung des Subtalargelenkes und die primär übungsstabile Osteosynthese (Abb. 3b). Das postoperative Ergebnis nach einem Jahr und die Kontrolle im CT nach Metallentfernung zeigen Abb. 3d–e. Nicht nur die Gelenkkongruenz, Höhe, Breite und Länge des Fersenbeines ist nahezu vollständig wiederhergestellt, sondern auch die volle Funktion für Pro- und Supination (Abb. 3a–f).

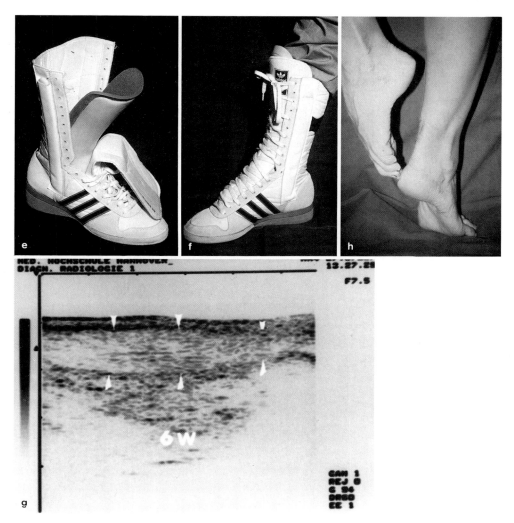

Abb. 2. e, f Spezieller Boxerstiefel zur primär funktionellen Behandlung mit dorsaler und seitlicher Verstärkung, ventral einlegbare Schale zu Verhinderung der Dorsalflexion und schichtweise abnehmbarer Sohle zur Redression, **g, h** Nach 6 Wochen sonographisch nahezu vollständige Heilung der Sehne, nach 8 Wochen kraftvoller Zehenspitzenstand bei einer Balettänzerin, operiert aufgrund der Randomisierung

Bei *Sportschäden* der unteren Extremität sehen wir aufgrund unserer guten Ergebnisse bei Sportlern insbesondere folgende Indikationen zur Operation:

a) Chronische komplexe Bandinstabilitäten am Kniegelenk mit der relativen Einschränkung der isolierten hinteren Kreuzbandinsuffizienz. Das gleiche gilt für das obere und untere Sprunggelenk, wobei für das obere Sprunggelenk zur Erhaltung der vollen Funktion weniger Tenodesen als vielmehr direkte Bandrekonstruktionen oder Periostlappenplastiken durchgeführt werden sollten.

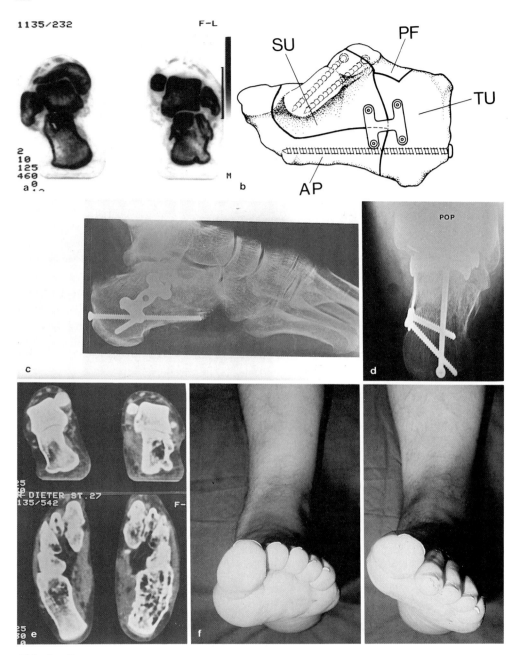

Abb. 3a–f

b) Insertionstendinosen. Dabei hat sich vor allem das Debridement im Bereich der Patellarsehne beim bekannten Jumpers-Knee und vor allem auch bei der Paratenonitis achilleae als erfolgreiches Manöver bewährt.

c) Osteochondrosis dissecans. Während am Talus viele Fälle arthroskopisch mit Entfernung der Gelenkmaus und Pridie-Bohrungen des Mausbettes behandelt werden können, sind größere Defekte in der Belastungszone des Kniegelenkes sehr gut durch frische allogene Knochenknorpeltransplantationen zu behandeln.

d) Funktionelles Kompartmentsyndrom. Dieses immer noch wenig bekannte Syndrom insbesondere der Tibialis anterior-Loge wird oftmals falsch gedeutet. Die Fasciotomie der entsprechenden Logen — wie wir sie bei 2 sportlich sehr aktiven Polizisten durchführten — läßt bei über dreijähriger Beobachtungsdauer einen dauerhaften Behandlungserfolg erkennen.

e) Schleichende Fraktur. Wenngleich die meisten schleichenden Frakturen unter Entlastung ausheilen, erscheint jedoch der Ermüdungsbruch im Bereich des Os naviculare eher eine operative Stabilisierung zu erfordern. Ein namhafter Kunstturner wurde in einer auswärtigen Klinik bei Ermüdungsfraktur des Os naviculare mit nur einer Schraube versorgt. Bei Refraktur bzw. Pseudarthrose kam der Patient in unsere Behandlung. Es wurde eine stabile Schraubenosteosynthese durchgeführt. Dadurch konnte auf eine zusätzliche Gipsbehandlung verzichtet werden und eine funktionelle Behandlung unter zehnwöchiger Entlastung angestrebt werden. Beginn des Leistungstrainings nach 12 Wochen, Springen nach 16 Wochen und 1/2 Jahr später Bronze bei der Europameisterschaft an den Ringen, Andreas Agilar aus Hannover (Abb. 4).

2. Patient

Zwischen endogener und exogener Verletzung stellt der Sportler eine ganz besondere Art von Patient dar. Es besteht ein besonderer Interaktionszirkel zwischen Physis und Psyche, da dieser Patient seinen Körper offensichtlich bewußter wahrnimmt als ein anderer. So ist er in der Sportsprechstunde gegenüber operativen Eingriffen bei Sportschäden eher sehr zurückhaltend und ängstlich, bei frischen Verletzungen am Knie- oder Sprunggelenk eher fordernd für eine operative Bandnaht. In der postoperativen Nachbehandlung ist er der ideale Patient, er ist kooperativ, motiviert und diszipliniert, wobei er aber nach Ausheilung beispielsweise einer Gelenkverletzung dieses Gelenk weitaus mehr belasten wird als ein Nicht-Sportler.

Abb. 3a–f. Operative Behandlung der intraarticulären Fersenbeinfraktur mit übungsstabiler, nicht gelenkübergreifender Osteosynthese. **a** Das coronare CT zeigt die subtalare Gelenkverwerfung, Höhenminderung, die Achsenfehlstellung und den sog. lateralen Bulge. **b** Prinzip der stabilen Fersenbeinosteosynthese mit medialem H-Plättchen bei bilateralem Zugang. **c, d** Postoperatives Versorgungsbild. **e, f** Anatomische Rekonstruktion des Subtalargelenkes und nahezu vollständige Wiederherstellung des Fersenbeines in Höhe, Länge und Breite (coronares und axiales CT nach Metallentfernung, 1 Jahr postoperativ), freie Funktion für Pro- und Supination

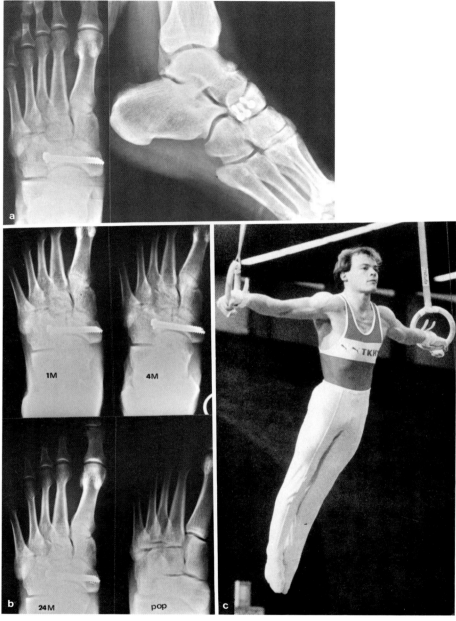

Abb. 4a–c. Stabile Schraubenosteosynthese des Os naviculare nach Ermüdungsfraktur, auswärtiger instabiler Osteosynthese mit nur einer Schraube, Refraktur bzw. Pseudarthrose. **a** Postoperatives Bild, der Pseudarthrosenspalt ist in der a.p.-Aufnahme gut sichtbar, **b** Nach 1 Monat noch erkennbarer Pseudarthrosenspalt, nach 4 Monaten zunehmende Verwischung des Spaltes bei gipsfreier funktioneller Behandlung und Entlastung für 12 Wochen, nach 24 Monaten bei vollständiger Heilung und Metallentfernung. **c** Andreas Aquilar, 9 Monate später ausgezeichnet mit Bronze an den Ringen bei der Europameisterschaft

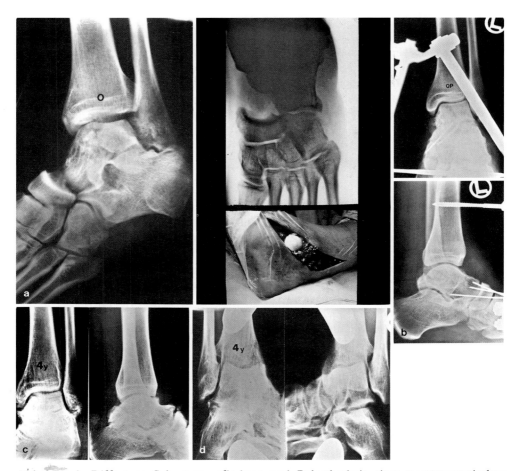

Abb. 5a–d. Differente Schmerzempfindung und Belastbarkeit eines posttraumatischen Gelenkes bei einem 28jährigen Drachenflieger. **a** Bei einem Landeanflug subtalare, irreponible Luxation des Fußes nach medial bei Incarceration des Kopfes zwischen den kleinen Extensormuskeln. **b** Nach offener Reposition passagere Transfixation mit Spickdrähten und Fixateur externe. **c, d** Deutliche posttraumatische Arthrose im OSG medial- und lateralseitig sowie fortgeschrittene Arthrose im Subtalargelenk bei subjektiver, völliger Beschwerdefreiheit

Hierzu ein Beispiel: Ein 20jähriger Drachenflieger stürzt im Landanflug und zieht sich eine irreponible subtalare Luxation mit peripherer Abscherfraktur des Talus zu. Offene Reposition, Spickdraht und Fixateur-Transfixation. Spalthautplastik und funktionelle Nachbehandlung. Im 4 Jahres-Ergebnis (Abb. 5a–d) ist eine deutliche Arthrose vor allem im subtalaren Gelenk zu erkennen. Der Patient ist aber völlig beschwerdefrei und fliegt weiterhin begeistert Drachen.

3. Operatives Verfahren

Dieses soll allgemein und ganz besonders beim Sportler so atraumatisch wie möglich sein, so daß die funktionell wichtigen propriozeptiven Receptoren so wenig wie möglich geschädigt werden. Die Arthroskopie kann hier als klassisches Beispiel in der Meniscuschirurgie und in jüngerer Zeit auch in der Kniebandchirurgie gelten. Rehabilitation und sportliche Leistungskraft sind ungleich schneller erreicht und erübrigen jede Diskussion.

4. Operateur

Vom Sporttraumatologen ist zu fordern, daß er in der allgemeinen Traumatologie sehr erfahren und in sportmedizinischen Fragen kundig ist. Ihm muß das operative Equipment eines Traumazentrums zur Verfügung stehen und eine interdisziplinäre Operationsmöglichkeit, z.B. bei traumatischen Gefäßverletzungen oder replantationswürdigen Amputationen. gegeben sein. Das gilt nicht nur für den polytraumatisierten Patienten im Rennsport, sondern auch für das schwere Bary-Trauma bei Rasanzverletzungen. Es bleibt daher unverständlich, daß Ronny Peterson 1978 bei einem Rennen in Monza mit beiseitigen Unterschenkelfrakturen im Sinne des Bary-Traumas die operative Behandlung nicht überlebte.

Die allgemein traumatologische Erfahrung kommt besonders bei komplexen Beckeninstabilitäten und Gelenkfrakturen zum Tragen. Hier ein Beispiel einer 35jährigen Reiterin, die mit dem Pferd stürzte und unter diesem begraben wird. Eine stabile Sofortversorgung ermöglicht die Mobilisation im Bett bereits am folgenden Tag. Mobilisation mit 2 Unterarmgehstützen nach 3 Wochen, nach 3 Monaten sitzt die Patientin wieder auf dem Pferd (Abb. 6).

John Nielsen, der bei einem Formel 3-Rennen in Monaco 1984 verunglückte, wurde u.a. mit einer Zweipfeilerfraktur links und einer nicht verschobenen Acetabulumfraktur rechts, wie Abb. 7 zeigt, versorgt. Nach 3 Monaten war eine Kontrolluntersuchung bei uns nicht mehr möglich, wir hörten zuletzt nur von seinem Erfolg am 13.03.1988 beim Tourenwagenrennen für Jaguar in Jarama, wo er zusammen mit John Watson den 3. Platz belegte (Abb. 7).

Operative Besonderheiten zeigt ein weiteres Beispiel eines 25jährigen Jockeys, der mit einer zweitgradig offenen supracondylären Oberschenkelfraktur zur Aufnahme kam und notfallmäßig versorgt wurde. Der enorme Oberschenkelmuskelmantel machte es notwendig, die Tuberositas tibiae zu osteotomieren, da bei dem enormen Muskelzug ansonsten eine Gelenkeinsicht gar nicht möglich gewesen wäre. Die stabile Osteosynthese erlaubt eine frühfunktionelle Nachbehandlung insbesondere mit early passiv motion bereits am 1. postoperativen Tage (Abb. 8).

Hier ein letztes Beispiel einer komplexen Gelenkfraktur, einer Tibiakopfluxationsfraktur mit Eminentiaausriß Typ Moore V bei einem jungen Gewichtheber. Die anatomische Reposition und stabile Verschraubung erlaubt eine frühfunktionelle Nachbehandlung. Der Patient kann bereits nach 6 Monaten wieder trainieren und hat sich — wie Abb. 9 zeigt — seinem Kraftsport wieder voll zugewandt.

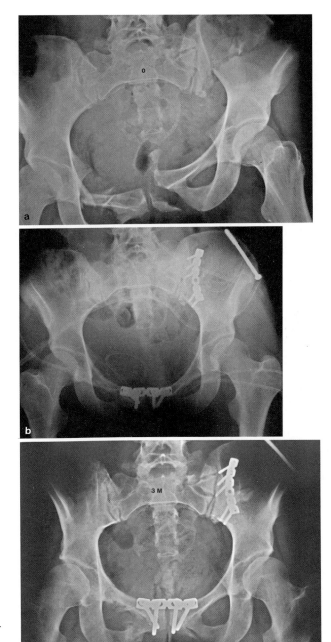

Abb. 6a–c. Beispiel einer schweren Beckeninstabilität mit Sofortversorgung bei einer 25jährigen Reiterin. **a** Komplexe Beckeninstabilität nach Sturz vom Pferd und unter das Pferd. **b, c** Nach Sofortversorgung stabile Osteosynthese, Aufsetzen im Bett nach 2 Tagen möglich, Mobilisation mit 2 Unterarmgehstützen nach 3 Wochen. Heilung der Fraktur nach 3 Monaten und Training im Reitsport

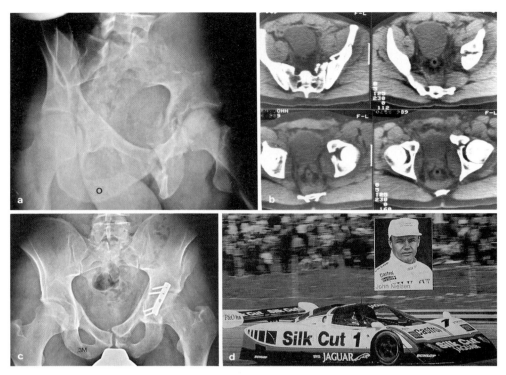

Abb. 7a–d. Beispiel einer operativ versorgten Acetabulumfraktur im Rennsport. **a, b** John Nielsen verunfallte in Monaco und zog sich u.a. eine Zweipfeiler-Acetabulumfraktur links zu, des weiteren Os sacrum-Fraktur links und unverschobene Acetabulumfraktur rechts. **c, d** Nach Sekundärtransport stabile operative Versorgung der Acetabulumzweipfeilerfraktur links mit frühfunktioneller Nachbehandlung, Konsolidierung nach 3 Monaten. Erfolgreiches Rennen in Jarama am 13.03.1988, 3. Platz mit John Watson beim Tourenwagenrennen

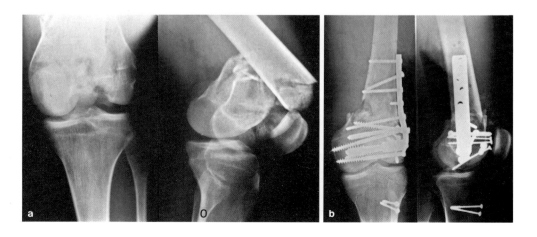

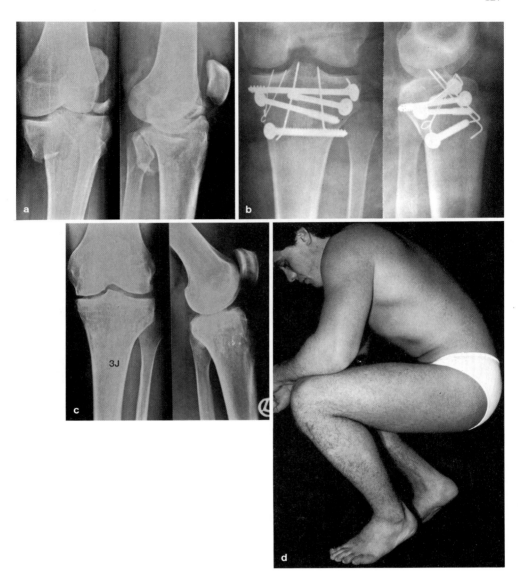

Abb. 9a–d. Beispiel der positiven postoperativen Bedingungen bei intensivem Krafttraining eines Gewichthebers. **a** Schwierige Luxationsfraktur des Tibiakopfes mit Eminentiaausriß und bicondylärem Bruch. **b** Anatomische Rekonstruktion und übungsstabile Osteosynthese mit Schrauben und Spickdrähten. **c, d** Bei der 3 Jahres-Kontrolle ist der Patient völlig schmerzfrei, übt seinen Kraftsport weiterhin aus und entlastet indirekt das Kniegelenk durch eine enorm gut auftrainierte Muskulatur

◀

Abb. 8a, b. Beispiel besonderer intraoperativer Bedingungen bei einem 24jährigen Jockey. **a** Zweitgradig offene supracondyläre Oberschenkeltrümmerfraktur nach einem Sturz mit dem Pferd. **b** Anatomische Rekonstruktion des Gelenkes und übungsstabile Osteosynthese mit DCS. Außerdem soll hier gezeigt werden, daß wegen des enormen Oberschenkelmuskelapparates eine Gelenkdarstellung nur mit Loslösung der Tuberositas tibiae möglich war, die mit 2 Schrauben refixiert wurde

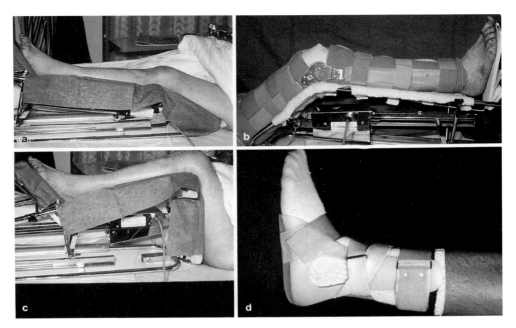

Abb. 10a–d. Bedeutung der frühfunktionellen postoperativen Nachbehandlung. **a, b** Übungsstabile Kniegelenksfrakturen werden zur Besserung der Gelenkknorpeltrophik vom 1. postoperativen Tag an auf der Motorschiene behandelt. **c, d** Augmentative Verfahren bei frischer Kreuzbandruptur oder plastische Rekonstruktionen am Kniegelenk sollten initial so stabil sein, daß eine frühfunktionelle Nachbehandlung mit einer Orthese und eine Early-Passive-Motion zwischen 0/20/80 Grad möglich sein sollte. Auch am Sprunggelenk sollten rekonstruktive Maßnahmen operativ so stabil versorgt sein, daß eine frühfunktionelle Behandlung zur rascheren Bandheilung in einer Orthese möglich ist

5. Nachbehandlung

Gerade beim Sportler spielt die frühfunktionelle Nachbehandlung nach Gelenkfraktur mit übungsstabiler Osteosynthese, stabil-augmentierter Kreuzbandnaht und -plastik mit passiver früher Bewegung auf der Motorschiene und Entlastung in einer Orthese eine enorm große Rolle zur frühen, vollständigen Wiederherstellung (Abb. 10).

Zusammenfassung

Die kritische Wertung der operativen Behandlung von Sportschäden und Sportverletzungen unterliegt in der Beurteilung des Erfolges einem Interaktionszirkel aus funktionellen Größen wie Indikation, Op.-Verfahren, Operateur, Patient und Nachbehandlung.

In Abhängigkeit der wandelbaren Indikationsstellung, der Spezifität des Patienten und der sporttraumatologischen Qualifikation des Operateurs gilt als Ziel der operativen Behandlung die rasche, dauerhafte und möglichst vollständige Wiederherstellung der Leistungskraft des Sportlers. Erreichbar wird dieses Ziel am ehesten durch die Einhaltung von 3 Prinzipien, dem Prinzip der atraumatischen Op.-Technik zur Schonung der Propriozeption (z.B. operative Arthroskopie), dem Prinzip der primär übungsstabilen Osteosynthese bei Gelenkfrakturen und/oder Bandrekonstruktionen und dem Prinzip der funktionellen Nachbehandlung mit Motorschiene, Orthese, Muskel- und Propriozeptiv-Training.

Literatur

1. Evans GA, Hardcastle, Frenyo AD (1984) Acute rupture of the lateral ligament of the ankle, to suture or not to suture? J Bone Joint Surg (Br) 66
2. Hoogenband CR vd, Moppes van FI (1987) Die Behandlung der lateralen Ligamentrupturen des oberen Sprunggelenkes mit Coumans-Bandage und direkte Mobilisation (eine prospektive Vergleichsstudie). In: Hefte Unfallheilkd, 189, Teil 1. Springer, Berlin Heidelberg New York Tokyo, S 1030
3. Zwipp H, Tscherne H, Hoffmann R, Wippermann B (1986) Therapie der frischen fibularen Bandruptur. Orthopäde 15:446–453
4. Zwipp H, Tscherne H, Hoffmann R, Thermann H (im Druck) Riß der Knöchelbänder: Operativ oder konservativ? Dtsch Ärztebl

Verletzungen und Schäden an der Wirbelsäule beim Sportler

R. Kreusch-Brinker, A. Eisenschenk und R. Wolff

Orthopädische Universitätsklinik und -poliklinik im Oskar-Helene-Heim Berlin (Direktor: Prof. Dr. G. Friedebold), Clayallee 229, D-1000 Berlin 33

Einleitung

Traumatische Läsionen der Wirbelsäule des Leistungssportlers sind ausgesprochen seltene Verletzungen (Franke 1980; Blauth 1988). Sie beschränken sich im wesentlichen auf Rasanz- (Auto, Motorrad) und Kampfsportarten (Ringen, Football) sowie Sporttätigkeiten mit freiwilligen Sprüngen aus großer Höhe (Trampolin, Fallschirm- und Turmspringen) oder auf unbeabsichtigte Stürze bei Ski, Reiten und Turnen. In der Regel beherrscht der Profisportler sein "Handwerk" so geschickt, daß eine schwerwiegende Verletzung der Wirbelsäule mit oder ohne Lähmungsfolgen eher typisch für den Anfänger im Breitensport ist. Dabei ergeben sich allerdings Abgrenzungsprobleme, da der Motorsport z.B. zwar als professionelle Sportart in den Statistiken berücksichtigt wird, jedoch der Motorradfahrer im Freizeitverhalten nicht zu den typischen Hobbysportlern zu zählen ist. Ebenso erscheint die Kopfsprungverletzung mit Querschnittsfolge in fast jeder Aufzählung von sportspezifischen HWS-Traumen, jedoch wird sie kaum beim Vereinstraining oder Hochleistungssport zu finden sein. Es handelt sich also um typische Verletzungen von übermütigen Kindern oder eher untrainierten Jugendlichen, genauso wie der "Schönwetter-Motorradfahrer" in der Regel sicherlich nicht zu den vorbildlichen Breitensportlern zählt.

Die Vorstellung von typischen Verletzungs- und Erkrankungsmustern im Bereich der Wirbelsäule beschränkt sich darum nur auf tatsächliche Sportunfälle und -schäden als Folgen langjähriger Sportausübung.

Fallbeispiel im Bereich der HWS:
Acht Prozent aller Todesfälle im Sport gehen zu Lasten der HWS-Verletzung (Rompe 1972). Ursache ist in der Regel die "Hangman's fracture", der Bruch des Atlasbogen mit Abkippen des Dens axis nach dorsal. Die kombinierte Atlasbogen- und Axisbogenwurzelfraktur als Folge einer forcierten Hyperflexion (Abb. 1) trat bei diesem Turner nach verunglücktem Abgang vom Reck auf. Nach passagerer neurologischer Symptomatik mit Sensibilitätsstörungen im Arm wurde durch externe Fixation mit einem Haloapparat eine komplette Erholung von der neurologischen Symptomatik erreicht.

Die häufigere Hyperextensionsverletzung beim Sturz kopfüber führt in der Regel zu discoligamentären Dissoziationen mit Spontanreposition, so daß das Standard-Röntgenbild nur bei Vorliegen einer Vorderkantenfraktur (Abb. 2) Hinweise auf die Gefügelockerung und damit auf die Schwere der Verletzung, in diesem Fall bei einem Turmspringer, gibt. Ohne begleitenden Bruch im Wirbelkörperbereich läßt sich die persistierende Instabilität nur durch Funktionsaufnahmen nachweisen (Abb. 3).

Dieser junge Patient war als Ringer von seinem Gegner ausgehoben worden, der ihn dann über den Kopf hinweg auf die Matte schulterte. Neben einer kurzfristigen Sensibilitätsstörung im Arm bot er zunächst keine neurologischen Auffälligkeiten, entwickelte dann ohne äußere Fixation erhebliche Kopfschmerzen mit vegetativer Symptomatik, die zur weiteren Diagnostik führten.

Verbleibt als Folge der Verletzung ein anhaltendes neurologisches Defizit oder kommt es wegen einer Verhakung der Gelenkfortsätze zu einer "reitenden" Luxation, so besteht die Indikation zur internen Stabilisierung. Da bei dem Verletzungstyp die unteren HWS-Segmente am häufigsten betroffen sind (Blauth et al. 1988), besteht die Regelversorgung

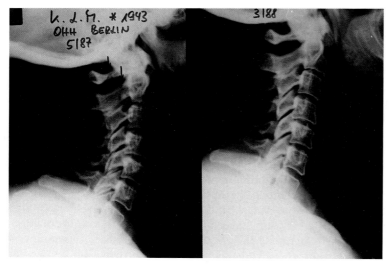

Abb. 1

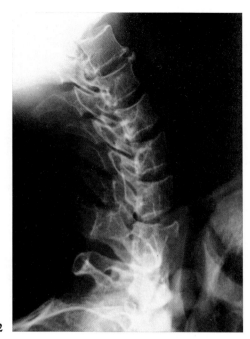

Abb. 2

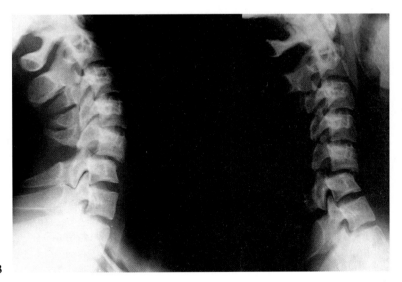

Abb. 3

heute in einer ventralen Spondylodese mit H-Platte (Kienzl 1986) wie bei diesem jugendlichen Skifahrer, der bei einem Saltosprungversuch kopfüber stürzte (Abb. 4).

Eine zusätzliche dorsale Entlastung und/oder Fixierung mit Zuggurtung ist lediglich bei neurologischen Defiziten bzw. im Frühstadium einer inkompletten Tetraplegie indiziert, um den drohenden Querschnitt zu verhindern. Auch im Falle eines unkorrigierbaren Lähmungsbildes besteht heute mit Blick auf die Rehabilitation eine Indikation zur Fusion.

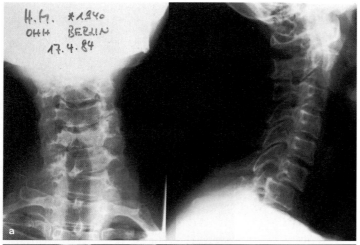
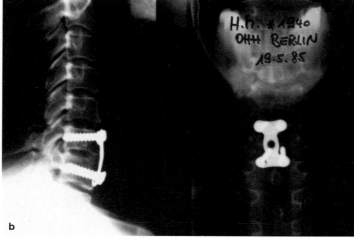

Abb. 4a, b

Verletzungen im Bereich von BWS und LWS:
Nach Steinbrück et al. (1978) sind Reiten und Skifahren mit dem höchsten Risiko für Frakturen der Brust- und Lendenwirbelsäule behaftet, sieht man von bestimmten exponierten Sportarten wie Segelfliegen, Fallschirmspringen und auch Bergsteigen ab, die im Unglücks- und Überlebensfall einen polytraumatisierten Patienten hinterlassen. Wesentlich für den therapeutischen Ansatz ist die Beurteilung des neurologischen Befundes am Unfallort und die exakte Darstellung des Bruches im Röntgen- und CT-Bild zur Festlegung der Stabilität und damit der Operationsindikation.

Nach Wolter (1985) läßt sich aus dem CT-Bild heute eine standardisierte schematische Einteilung der Wirbelsäulenverletzung angeben, die im Gegensatz zur rein deskriptiven Beschreibung der Bruchformen mit nur unscharfer Abgrenzung zwischen stabiler Fraktur und komplexer Verletzung die Beurteilung aller Strukturen an der Wirbelsäule abschätzbarer

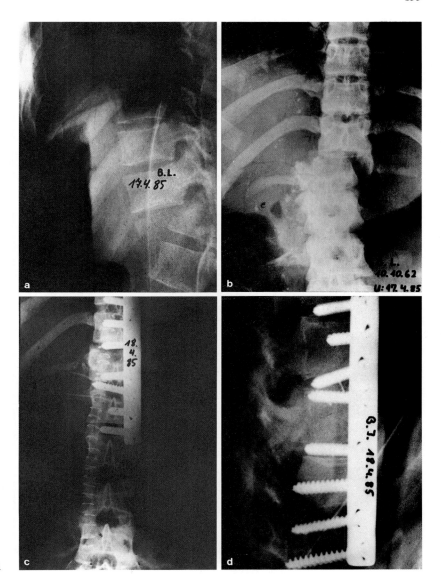

Abb. 5a—d

macht. Entscheidende Bedeutung erhält dabei das mittlere Segment mit der Wirbelkörperhinterkante, dem dorsalen Längsband und den beiden Bogenwurzeln. Weiterhin geht in die Bewertung der Grad der Einengung des Spinalkanals und das Ausmaß der discoligamentären Begleitverletzung ein.

Die schwerste Zerstörung der Wirbelsäule stellt die vollständige Luxation mit Translation (Abb. 5) dar, die bei dieser jungen Reiterin nach Sturz von ihrem durchgehenden Pferd eine Paraplegie zur Folge hat. Die transthorakale ventrale Plattenstabilisierung bedeutet lediglich die Wiederherstellung der knöchernen Säule zur frühzeitigen Mobilisierung im Rollstuhl.

Mit der Entwicklung der transpediculären Instrumentation stellt sich heute die Indikation zur operativen Rekonstruktion der Statik des Stammskelettes nach Trauma auch ohne Vorliegen einer Querschnittssymptomatik. Im frischen Stadium bedarf es dabei nur einer dorsalen Abstützung, sei es nun mit Platte (Kienzl et al. 1986; Blauth et al. 1987) oder mit dem Fixateur interne von Dick (Hefti et al. 1985) oder Kluger (1986). Ein Berstungsbruch mit Rotationskomponente wie bei diesem Hochseesurfer (Abb. 6) stellt für die Stabilisierung mit transpedunculärer Spongiosaauffüllung eine klare Indikation dar. Auch die stabile Impressionsfraktur im Falle dieser jungen Skifahrerin ist mit Hilfe des Instrumentariums aus der kyphotischen Fehlstellung wiederaufzurichten (Abb. 7).

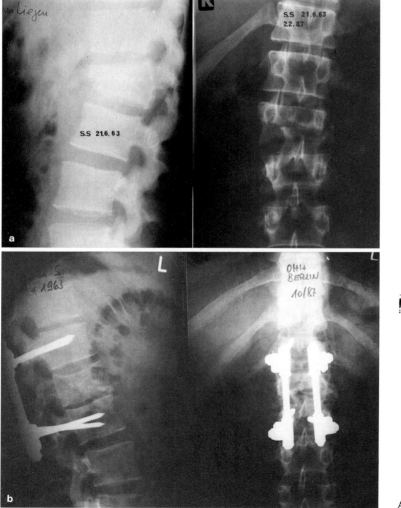

Abb. 6a, b

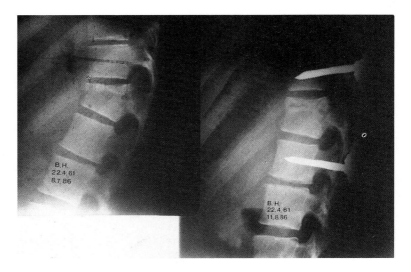

Abb. 7

LWS-Schäden als Folgen von Sportbelastungen:
Groher (1975) hat durch epidemiologische Untersuchungen an Turmspringern eine signifikant höhere Rate von Spondylolysen in den caudalen LWS-Segmenten belegen können. Die auch für Turner und Reiter typische Hyperlordosierung der unteren LWS konnte als auslösenden Mechanismus verantwortlich gemacht werden. Nach Suezawa (1980) kommt es bei der peitschenartigen Überstreckung im Lumbalbereich zu einem Anstemmen des caudalen Gelenkfortsatzes des cranialen Wirbels in der unteren Interarticularportion. Ätiologisch resultiert aus der Dauerbeanspruchung eine Ermüdungsfraktur der präexistenten Schwachstelle mit Dissoziation zwischen Wirbelkörper und -bogen. Die Auslösung des Gleitvorgangs der Olisthesis bis hin zur Spondyloptosis ist dabei abhängig von weiteren statischen Faktoren wie dem lumbosacralen Übergangswinkel, dem Alter des Patienten beim Einsetzen des Prozesses und einer angeborenen oder erworbenen Dysplasie der Interarticularportion.

In Langzeituntersuchungen bei Spondylolisthesis (Grad III und IV nach Meyerding) konnten Harris et al. (1987) an 2 Patientenkollektiven aufzeigen, daß Spontanverläufe mit konservativer Behandlung in über der Hälfte der Fälle asymptomatisch und belastbar blieben. Patienten mit posterolateraler Fusion (n = 24) hatten nach einem ähnlich langen Beobachtungszeitraum von ca. 2 Jahrzehnten auch zu 50% Beschwerdefreiheit, und ebenso wie in der nicht operierten Gruppe (n = 11) gaben etwa 1/3 milde Beschwerden unter Belastung an. Die Nachuntersuchung im eigenen Patientengut von 1969–1983 mit ventraler Spondylodesis bei Olisthesis ergab bei 14 von 31 (= 44%) Patienten Beschwerdefreiheit und bei 8 (= 26%) deutliche Schmerzlinderung (Kreusch-Brinker et al. 1986). Dieses klinische Ergebnis korrelierte nicht mit der röntgenologischen Konsolidierung der ventralen interkorporalen Fusion. Die Durchbaurate lag ohne zusätzliche Instrumentation unter Einbolzung eines Knochenspans in den ausgeräumten Bandschreibenraum bei 62% (Abb. 8).

Da bei der konventionellen Methode nach Harmon nur im geringen Maße eine Reposition des Segments erreicht werden kann, wird im Oskar-Helene-Heim Berlin seit 1984 ein zwei-

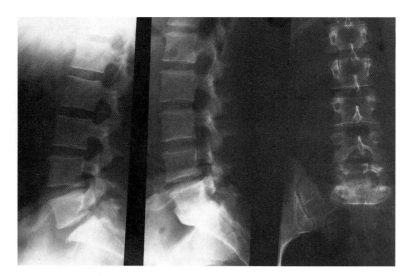

Abb. 8

zeitiges kombiniertes Vorgehen mit ventraler und dorsaler Instrumentation nach Louis angewandt. Damit konnte in 24 von 26 Fällen eine Fusion erreicht werden mit verbesserter Achsrekonstruktion.

Exemplarisch wird an zwei jungen Menschen mit sportlicher Aktivität das röntgenologische Ergebnis der Spondylodese nach Louis im Segment L5/S1 vorgestellt. Im ersten Fall (Abb. 9) handelte es sich um einen 20jährigen Mann, der mit steigendem Krafttraining das

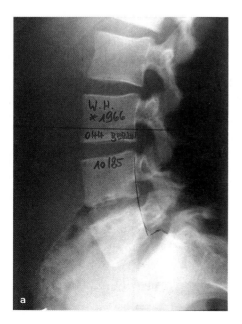

Abb. 9a

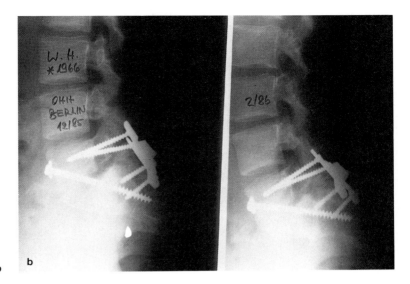

Abb. 9b

typische belastungsabhängige Beschwerdebild mit Hyperlordose entwickelte. Er nahm 4 Monate nach der Operation gegen ärztlichen Rat das Gewichtheben wieder auf, ohne bis zum Kontrollzeitpunkt erneute Schmerzen zu beklagen. Die zweite Patientin litt bei allgemeiner sportlicher Betätigung unter zunehmenden Beschwerden und entschloß sich erst zögernd zu dem operativen Eingriff, da sie im Gegensatz zum ausgeprägten Röntgenbild einer Spondyloptose kaum Alltagsprobleme hatte (Abb. 10). Trotz unvollständiger Reposition kam es zum Durchbau der Fusion. Die junge Frau nahm ihre Hobbies mit sporadischer Sportausübung in Form von Tennis, Squash und Ski wieder auf, ohne sich aber vollständig belastbar zu führen.

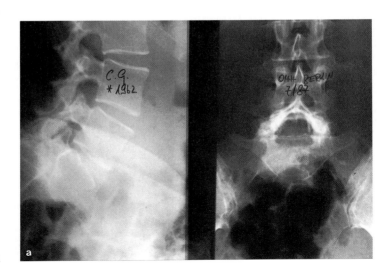

Abb. 10a

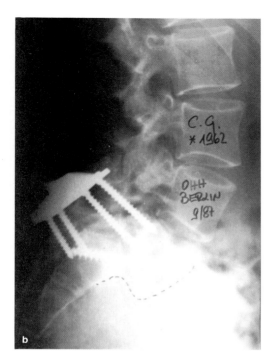

Abb. 10b

Die Therapieversager mit Pseudarthrose des versteiften Segments (Abb. 11) oder Schraubenbruch mit Lockerung der Schmetterlingsplatte (Abb. 12) lassen unverändert die hohe biomechanische Beanspruchung des Segments erkennen, die vorwiegend durch die Steilheit des lumbosacralen Übergangswinkel bedingt ist.

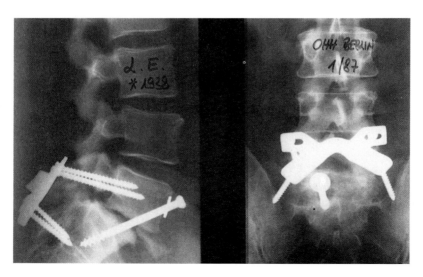

Abb. 11

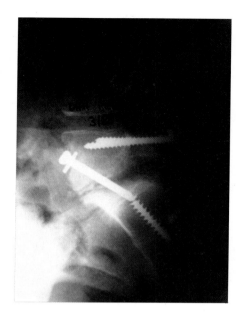

Abb. 12

Zusammenfassung

Schwere Wirbelsäulenverletzungen sind im Hochleistungssport eine Rarität, Ausnahmen bilden besonders risikobehaftete Sportarten wie Bergsteigen, Segel- und Drachenfliegen, Fallschirmspringen sowie der Motorsport. Wirbelbrüche sind in der Regel bedingt durch Anfängerfehler zum Beispiel im Wintersport, beim Reiten und Turnen oder durch kindlichen Übermut bei Sprüngen in flache Gewässer. Die instrumentelle Stabilisierung ist heute die Therapie der Wahl, um neurologische Defizite zu korrigieren oder Spätfolgen für die gesamte Wirbelsäulenstatik zu verhindern.

Zu den Ursachen der Spondylolisthesis mit gehäuftem Auftreten bei bestimmten Sportarten zählt ätiologisch eine Ermüdungsfraktur der Interarticularportion im pathogenetisch multifaktoriellen Krankheitsbild (Suezawa 1980). Die operative Korrektur mit Reposition des Segments und Spondylodese in Kombination mit oder ohne zusätzlicher Instrumentation führt auch im Vergleich zu Spontanverläufen nicht zwingend zu subjektiv besseren Ergebnissen.

Literatur

Blauth M, Tscherne H, Gotzen L, Haas N (1987) Ergebnisse verschiedener Operationsverfahren zur Behandlung frischer Brust- und Lendenwirbelsäulenverletzungen. Unfallchirurg 90:260–273

Blauth M, Haas N, Hilka B, Illgner A (1988) Verletzungen der Wirbelsäule beim Sport. Dtsch Z Sportmed 39; 2:52–64

Franke K (1980) Sportverletzungen von Rückenmark und peripherem Nervensystem. In: Franke K (Hrsg) Traumatologie des Sports. VEB Verlag Volk und Gesundheit, Berlin
Groher W (1975) Auswirkungen des Hochleistungssports auf die Lendenwirbelsäule. In: Bock HE, Burck E, Grupe O, Lenk H, Lotz F (Hrsg) Wissenschaftliche Schriftenreihe des Deutschen Sportbundes, Bd 12, Schorndorf
Harris IE, Weinstein SL (1987) Long-Term Follow-up with Grade III and IV Spondylolisthesis. J Bone Joint Surg 69:96
Hefti F, Morscher E, Dick W (1985) Operative Versorgung von Wirbelsäulenverletzungen bei Sportlern. Prkt Sport Traumat Sportmed 1:14–17
Kinzl L, Raible M (1986) Stabilisierende Operationen an der traumatisch geschädigten Wirbelsäule. Chirurg 57:22
Kluger P, Gerner HJ (1986) Das mechanische Prinzip des Fixateur interne zur dorsalen Stabilisierung der Brust- und Lendenwirbelsäule. Unfallchirurgie 12:68–79
Kreusch-Brinker R, Groher W, Mark P (1986) Die ventrale interkorporelle Spondylodese bei lumbalen Instabilitäten. Z Orthop 124:619–627
Rompe G, Krahl H (1972) Sportschäden und Sportverletzungen I: Wirbelsäule und Becken. Z Orthop 110:100–107
Steinbrück K, Paeslack V (1978) Paraplegie durch Sport- und Badeunfälle. Z Orthop 116:697–709
Suezawa Y, Jacob HAC (1980) Biomechanische Untersuchungen im lumbosacralen Abschnitt – zur Ätiologie der Spondylolisthesis. Z Orthop 118:453
Wolter D (1985) Vorschlag für eine Einteilung von Wirbelsäulenverletzungen. Unfallchirurg 88:481–484

Diskussion zum Hauptthema IV

Die operative Therapie von Sportschäden und -verletzungen

H. Mellerowicz und R. Wolff

Institut für Leistungsmedizin, präventive und rehabilitative Sportmedizin, Forchenbeckstraße 21, D-1000 Berlin 33

Das therapeutische Ziel jeder Behandlung ist die rasche, dauerhafte und vollständige Wiederherstellung der Leistungsfähigkeit. Eine operative Versorgung ist nur gerechtfertigt, wenn dasselbe funktionelle Behandlungsergebnis auf konservativem Wege nicht erreichbar ist (Zwipp). Ein prinzipieller Unterschied bei der Indikationsstellung und der Behandlung von Sportlern und Nichtsportlern besteht nicht.

Eine relative Indikation zur operativen Versorgung von Sportlern besteht, wenn die Leistungsfähigkeit durch operative Verfahren schneller wieder zu erreichen ist (Weller), der Sportler ist jedoch über die Risiken des Eingriffes entsprechend aufzuklären.

Kontrovers wird erneut die Versorgung der frischen Außenbandruptur am oberen Sprunggelenk diskutiert. Zwar ist unbestritten, daß sich auch mit konservativer Therapie vielfach gute und sehr gute Ergebnisse erzielen lassen, entscheidend ist jedoch, ob durch die operative Revision bei signifikant mehr Patienten gleiche oder bessere Resultate zu erreichen sind. Die Aussagen in der Literatur sind hier weiterhin widersprüchlich.

Prospektive Studien aus Hannover (Zwipp) ergeben zwischen operativ und konservativ behandelten Sprunggelenken keine Unterschiede bezüglich Funktion und Stabilität, zudem erfolgt keine weitere Schädigung der Propriozeptoren. Als operationspflichtig gelten nur Luxationen mit einer medialen Instabilität, Knorpelverletzungen und Re-Rupturen. Weller spricht sich hingegen für die primäre operative Versorgung von Außenbandrupturen bei jüngeren Patienten aus, da er eine hohe Rate von Sekundärinsuffizienzen gesehen hat.

Nach Friedebold kommt es beim Vorliegen einer Bandläsion nach einer funktionellen Behandlung nie zu einer Ausheilung, wie sie sich durch Naht und konsequente Ruhigstellung erreichen läßt. Fries glaubt, daß in einigen Statistiken die operative Versorgung nur deshalb vergleichsweise schlecht abschneidet, weil für derartige Operationen oft kein erfahrener Operateur herangezogen wird (Anfängeroperation).

Klare Richtlinien für die Versorgung von Kapsel-Bandrupturen am oberen Sprunggelenk lassen sich zur Zeit offenbar noch nicht aufstellen. Weller warnt hier vor der Gefahr der Verunsicherung. Es sei nicht gerechtfertigt, zum jetzigen Zeitpunkt apodiktisch eine Lehrmeinung zu vertreten, die es nicht gibt.

Kritisch betrachtet wurden ebenfalls die unterschiedlichen Möglichkeiten der funktionellen Nachbehandlung. Bisher konnte nicht eindeutig erwiesen werden, daß eine frühere Sportfähigkeit durch eine Schuhversorgung oder Orthese erreicht wird. Offen bleibt, ob eine gewisse Hypermobilität, die sich bei Sportlern häufig findet, Folge dieser Versorgung ist. Während Zwipp sich eindeutig für eine funktionelle Nachbehandlung ausspricht, glaubt Weller, mit einer Gipsbehandlung ebenso gute Ergebnisse — aber wesentlich kostengünstiger — erzielen zu können.

V. Spezielle Verfahren zur Rekonstruktion von Bandverletzungen

Die Bandplastik als Primär- oder Sekundäreingriff am oberen Sprunggelenk

E.H. Kuner

Abteilung für Unfallchirurgie (Ärztl. Direktor: Prof. Dr. med. E.H. Kuner), Chirurgische Universitätsklinik der Albert-Ludwigs-Universität Freiburg, Hugstetter Straße 55, D-7800 Freiburg

Bandplastische Maßnahmen am oberen Sprunggelenk kommen dann in Frage, wenn entweder eine chronische Instabilität vorliegt, oder aber bei spätprimärer operativer Versorgung einer Außenbandruptur die direkte Naht nicht mehr möglich ist. Dies ist jedoch in unserem Krankengut eine Rarität.

Ausgangspunkt einer chronischen Instabilität des oberen Sprunggelenkes ist das bagatellisierte "Distorsionstrauma", bei dem es zu einem primären Stabilitätsverlust gekommen ist und das unzulänglich behandelt wurde. Kennzeichnend sind Unsicherheitsgefühl beim Gehen auf unebenem Gelände bzw. bergab sowie gehäufte "Übertreten", das mit einer gewohnheitsmäßigen Subluxation gleichzusetzen ist. Derartige, gehäuft auftretende Ereignisse führen in einem hohen Prozentsatz zur Entwicklung einer posttraumatischen Arthrose (Burri et al. 1983; Reichelt et al. 1982). Demnach kommt der Verhinderung einer insuffizienten Bandheilung große Bedeutung zu. Die Diskussion über das Behandlungsverfahren der Wahl ist im Augenblick noch in vollem Gange. Trotzdem ist festzuhalten, daß nach einer von Jäger u. Wirth (1978) zusammengestellten Übersicht die konservative Behandlung in 72% und die operative in 90% der Fälle gute Ergebnisse erwarten läßt.

Von den 28% unbefriedigender Ergebnisse ist ein hoher Prozentsatz mit chronischer Instabilität verbunden, die nur durch bandplastische Maßnahmen operativ beseitigt werden kann.

Basierend auf einer eindeutigen Anamnese mit wiederholten Subluxationen, einem typischen Beschwerdebild, klinischem Befund sowie korrekt angefertigten Streßaufnahmen *beider* oberer Sprunggelenke wird die Indikation zur Operation gestellt. Die gehaltenen Röntgenaufnahmen können übrigens im Gegensatz zu frischen Außenbandverletzungen immer ohne Anaesthesie angefertigt werden, die Routineverwendung eines Haltegerätes hat sich zur Standardisierung dieser Untersuchung bewährt. Eine Aufklappbarkeit von mehr als 3–5° gegenüber der unverletzten Seite im a.p.-Strahlengang und eine eindeutige Ventralisation des Talus gegenüber der distalen Tibia im exakt seitlichen Röntgenbild von mehr als 3–4 mm — ebenfalls im Seitenvergleich — sind für die chronische laterale Instabilität beweisend und operationsbedürftig (Burri et al. 1983).

Differentialdiagnostisch muß die posttraumatische Außenbandinsuffizienz gegenüber der konstitutionellen Bänderschwäche abgegrenzt werden. Dabei ist die Bänderlaxizität nicht allein auf das obere Sprunggelenk begrenzt, sondern allgemein und symmetrisch. Man findet kaum lokale Reizerscheinungen oder eine Schwellung. In diesen Fällen sind bandplastische Maßnahmen nur dann erforderlich, wenn ebenfalls gewohnheitsmäßige Subluxationen vorgekommen sind.

Für die operative Behandlung der chronischen Außenbandinsuffizienz des oberen Sprunggelenkes steht eine Vielzahl von Verfahren zur Verfügung. Zwipp hat diese zusammengestellt und kommt auf eine Zahl von über 40 verschiedenen Operationsmethoden. Im wesentlichen und vom Prinzip her werden drei Methoden unterschieden:

— Direkte fibulare Bandrekonstruktionsplastik
— laterale Tenodese (Sehne des M. peronaeus brevis)
— muskelaktivierte dynamische Außenbandplastik.

Die muskelaktivierte dynamische Außenbandplastik stellt eine Modifikation der Watson-Jones-Plastik dar. Das Prinzip beruht auf der stabilisierenden Funktion der Peronaealmuskulatur und den von da ausgehenden afferenten Impulsen (Huggler 1978). Aus diesem Grund wird die gespaltene Brevis-Sehne nur distal abgelöst und mit dem nun musculär gestielten Sehnenteil der Verlauf der zu ersetzenden Bänder nachvollzogen.

Die laterale Tenodese nach Watson-Jones besteht in der operativen Dissektion der Sehne des M. peronaeus brevis, mit deren freiem Teil ein nicht anatomiegerechter Verlauf, ausgehend von der Basis von Metatarsale V, hergestellt wird. Dieses Verfahren wurde mehrfach modifiziert (Evans 1953). Diesen Operationen ist allen gemeinsam, daß die Tenodese nicht nur das untere Sprunggelenk betrifft, sondern auch den äußeren Bereich des Chopart- und Lisfranc-Gelenkes mit einbezieht. Dies bedingt eine mehr oder weniger stark ausgeprägte Einschränkung der Supinationsbewegung, die von den Befürwortern dieser Methode in Kauf genommen wird.

Für eine chirurgische, anatomiegerechte Rekonstruktion insuffizient verheilter fibularer Ligamente sind m.E. Tenodese-Techniken nicht geeignet, da sie weder Bandlänge, Bandverlauf noch Bandspannung im einzelnen ersetzen können. Diese Auffassung vertritt auch Zwipp (1986).

Für die direkte Bandrekonstruktion finden sich in der Literatur eine ganze Reihe von Verfahren, bei denen der entscheidende Unterschied im unterschiedlichen Ersatzgewebe liegt. Einige sollen aufgelistet werden:

— Fascientransplantat	Elmslie (1934)
— Plantaris-Sehnentransplantat	Weber (1966)
— Cutis-Transplantat	Willenegger et al. (1967)
— Periostzügelplastik	Kuner (1978)
— Zialit-Haut	Schreiber (1967)
— lyophilisierte Dura	Jäger (1978)
— Kohlefaser-Ersatzbandplastik	Burri/Neugebauer (1983)

Wir selbst favorisieren die von uns 1978 erstmals vorgestellte Periostzügelplastik (PZP), die in der Zwischenzeit 78mal zur Anwendung kam und 1980 modifiziert und vereinfacht wurde. Alle direkten Außenbandrekonstruktionsplastiken haben den Vorteil, daß der anatomische Verlauf der einzelnen Bandzügel berücksichtigt werden kann, die dynamischen Stabilisatoren (Peronaealmuskulatur) intakt bleiben und den statischen Belangen voll Rechnung getragen wird.

Für die PZP (Periostzügelplastik) ist darüber hinaus festzustellen, daß kein zusätzlicher Eingriff für Entnahme von autologem Gewebe an anderer Stelle erforderlich ist. Das ortsständige Periost ist kräftig und wird durch die funktionelle Beanspruchung in kollagene Bandstruktur umgewandelt, wie dies eigene Biopsien gezeigt haben.

Das Verfahren geht auf Löffler zurück, der erstmals 1931 über seine distal gestielte Periostlappenplastik zur operativen Behandlung des schweren Knickfußes bei angeborener Bindegewebsschwäche bzw. als Folge der schlaffen Kinderlähmung berichtete. Er hat die Methode von Katzenstein (1927) übernommen, der sie bei gleicher Indikation, jedoch frei transplantiert, durchführte. Von beiden Autoren werden die Ergebnisse als gut bezeichnet. Die Möglichkeit, daß es zu einer Verknöcherung kommen könnte, halten sie nicht für beachtenswert, ja sogar für ausgeschlossen, da eine Knochenneubildung in unmittelbarer Gelenknähe nicht möglich sei. Später erfolgten jedoch Mitteilungen, in denen über Verknöcherungen nach solchen "Knickfuß-Operationen" berichtet wurde. Clasen (1939) berichtet über 4 Fälle von breiter Verknöcherung und gleichzeitigem Auftreten schwerer Fehlformen durch epiphysäre Wachstumsstörungen an der Tibia. 1952 veröffentlicht Schlüter eine Arbeit zu dieser Problematik, in welcher er drei mögliche Theorien anführt, die als Ursache für derartige Verknöcherungen angesehen werden könnten.

— Perioststreifen mit anhaftenden feinen Knochenlamellen,
— Periost im Wachstumsalter mit noch vorhandener Potenz zum Dickenwachstum,
— durch Periostentnahme freigewordener K-Faktor, der zur Knochenneubildung führt.

Auffallend an den Mitteilungen ist die Tatsache, daß dystope Verknöcherungen immer nur dann gefunden wurden, wenn die Operationen im Wachstumsalter durchgeführt wurden. Schlüter (1952) empfahl deshalb, diese Methode zu verlassen.

Über die Periostzügelplastik ist in den letzten Jahren von verschiedener Seite berichtet worden, so daß Erfahrungen mit mehr als 100 Fällen vorliegen, und in keinem Fall wurde über eine störende Verknöcherung im Verlauf des Außenbandkomplexes berichtet (Burri et al. 1983; Hellige et al. 1985; Menger et al. 1983; Zwipp et al. 1984).

Als Indikation für die Periostzügelplastik zählen wir jede chronische Instabilität, welche die Kriterien für ein operatives Vorgehen erfüllt, sowie alle Fälle frischer Außenbandrupturen, bei denen Gewebsmangel besteht und eine Verstärkung wünschenswert ist.

Die Operationstechnik für den Ersatz des Ligamentum fibulo-talare anterius und/oder fibulo-calcaneare ist folgende (Abb. 1):

Hautschnitt nach Kocher ca. 8–10 cm cranial der Außenknöchelspitze und am hinteren Rand der Fibula beginnend, etwa 2–3 cm distal der Malleolus externus-Spitze nach vorne auslaufend. Der N. peroneaus superficialis, der oberhalb des vorderen Syndesmosenbandes kreuzt und mehr nach ventral verläuft, muß dargestellt und geschont werden. Der Kapsel-Bandapparat sowie Restgewebe werden freipräpariert. Dabei ist besonders auf den Verlauf des Lig. fibulo-talare anterius und fibulo-calcaneare sowie deren entsprechende Insertionsstellen zu achten.

An der Fibula wird mit dem Skalpell das Periost durch 2 parallele Incisionen gespalten. die so weit als möglich nach vorne und hinten auseinander liegen sollen, damit der Perioststreifen möglichst breit wird. Die Länge kann gut 6–7 cm betragen, wobei cranial auch Übergang in Fasciengewebe erfolgen kann. Durch einen kurzen Schnitt senkrecht zu den beiden anderen beginnt man von cranial nach distal zu mit der Abpräparation des Periostes mit Hilfe eines feinen Raspatoriums bzw. des Skalpells. Es ist sorgfältig darauf zu achten,

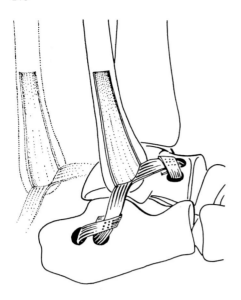

Abb. 1. Schematische Darstellung der Operationstechnik für die Periostzügelplastik am oberen Sprunggelenk mit transossärer Verankerung in Bohrkanälen. (Aus: Kuner/ Schlosser (1988) Traumatologie, 4. Aufl. Thieme, Stuttgart New York) Auch die Verankerung durch Schrauben oder Knochenspanverbolzung ist möglich

daß keine ossären Partikel am Periost haften bleiben. An der Fibulaspitze bleibt der Periostzügel gestielt und wird durch eine transossäre Naht so fixiert, daß er auch unter Spannung sich nicht weiter vom Knochen ablösen kann. Je nach Bedarf wird er ein- oder zweiteilig verwendet und ersetzt oder verstärkt das vordere bzw. das zentrale Band oder gar beide.

Die Verankerung erfolgt an anatomischer Stelle. In diesem Zusammenhang soll daran erinnert werden, daß der Ansatzpunkt für das Lig. fibulo-calcaneare nicht in der nach distal gedachten Verlängerungslinie der Fibula liegt, sondern etwas dorsal davon, kenntlich an einer kleinen Oberflächenunregelmäßigkeit des Fersenbeines. Für die Fixation des Ersatzbandes gibt es verschiedene Möglichkeiten. Die am häufigsten angewandte ist der transossäre Durchzug durch zwei aufeinandertreffende Bohrkanäle, wobei das Periostzügelende mit sich selbst vernäht wird. Für die Bohrung wird je nach Zügelstärke der 4,5- oder 3,6 mm-Bohrer verwandt. Auch die Verankerung in nur einer 4,5 mm-Bohrung ist möglich. Dabei wird am Zügelende mit einer feinen Pean-Klemme in ein ca. 12 mm tiefes Bohrloch unter Spannung gehalten und mit einem Knochenspan, der aus der freiliegenden Metaphyse der Fibula stammt, verblockt. Beide Verfahren haben den Vorteil, daß kein Metall implantiert werden muß (Abb. 2a, b).

Schließlich sei noch die Anschraubung des Zügelendes unter Spannung und nach Anfrischung der Insertionsstelle genannt.

Postoperativ wird für 3 Wochen im Liegegips und für weitere 3 Wochen im Gehgipsverband immobilisiert. Anschließend erfolgt Physiotherapie unter Eisanwendung. Für eine erste Phase von ca. 2 Monaten hat sich die laterale Schuhranderhöhung um wenige Millimeter-Beträge bewährt.

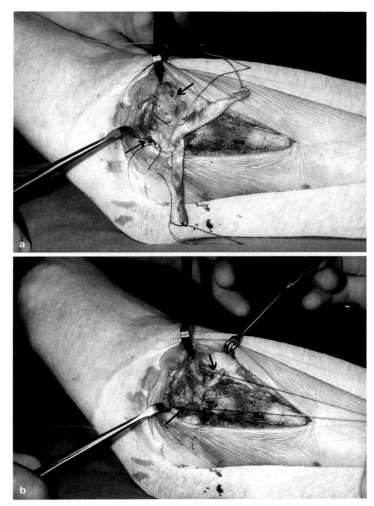

Abb. 2. a Abpräparation und Längsspaltung des Perioststreifens mit Fixationsnaht an der Malleolenspitze. Die beiden Periostzügel sind bereits armiert und die Bohrkanäle in Talus und Calcaneus (*Pfeile*) gebohrt (3,5 mm), **b** Beide Bandverläufe sind rekonstruiert (Lig. fibulo-talare anterius und Lig. fibulocalcaneare), indem die Periostzügel durch den jeweiligen Bohrkanal mit Hilfe des Fadens hindurch gezogen sind. Die Stümpfe werden mit sich selbst vernäht

Kasuistik

Eine erste Untersuchungsserie von 7 lückenlos dokumentierten Fällen wurde anläßlich des 10. Reisensburger Workshops 1978 vorgestellt und danach auf 12 Fälle erweitert. Alle Ergebnisse waren durch gehaltene Kontroll-Röntgenaufnahmen nachuntersucht. In keinem Fall fand sich ein Versager oder eine dystrophe Verknöcherung. Das Durchschnittsalter dieser Patienten lag bei 26,3 Jahren. Betroffen waren 7 Männer und 5 Frauen. Von ihnen trieben 9 Patienten Sport, den sie nach Ausheilung wieder uneingeschränkt ausüben konnten (Fußball, Volleyball, Karate, Bergsteigen).

In einer Kontrollstudie des Zeitraumes von 1981 bis 1985 wurde bei 57 Patienten wegen einer chronischen lateralen Bandinstabilität des oberen Sprunggelenkes eine Periostzügelplastik (PZP) durchgeführt. Das Durchschnittsalter zum Zeitpunkt der Erstverletzung betrug 21,2 Jahre. In der Mehrzahl waren es Sportverletzungen, angeführt von Fußball, Volleyball, Leichtathletik, Tennis etc. Bei 39 Patienten war die Erstbehandlung insuffizient; 10mal wurde konservativ durch Ruhigstellung im Gipsverband behandelt und 8mal war eine operative Versorgung vorausgegangen. Zwischen Erstverletzung bzw. dem Auftreten gewohnheitsmäßigen Umknickens und der bandplastischen Operation lagen ein durchschnittlicher Zeitraum von 4 Jahren und 7 Monaten sowie drei schwere Distorsionstraumen bei 35 Männern und 22 Frauen. Sie waren im Durchschnitt 25,8 Jahre alt.

Als häufigste Beschwerden wurden genannt:

— mehrfaches "Übertreten",
— Gangunsicherheit auf unebenem Boden,
— zunehmender Belastungsschmerz,
— diffuse Weichteilschwellung.

Vom größten Teil der Patienten wurde ein komplexes Beschwerdebild geklagt. Die Operation bestand bei 37 Patienten im bandplastischen Ersatz sowohl des Lig. fibulo-talare anterius als auch des Lig. fibulo-calcaneare durch je einen Periostzügel; 12mal konnte sich die Operation auf den Ersatz des vorderen Zügels und 8mal auf den des zentralen, zum Fersenbein ziehenden beschränken.

Die postoperative Immobilisierung betrug durchgehend 6 Wochen, wobei für die ersten 3 Wochen ein Liegegipsverband und für den Rest ein Gehgipsverband angelegt wurde.

An Komplikationen waren zu verzeichnen:

1 oberflächliche Wundinfektion
1 postoperatives Haematom
3 Sensibilitätsstörungen im Operationsbereich.

Ergebnisse

43 Patienten (75%) konnten durchschnittlich 2 Jahre und 7 Monate nach durchgeführter PZP nachuntersucht werden. Die restlichen Patienten waren unbekannt verzogen. Für die Beurteilung und Wertung der Ergebnisse fand das von Zwipp et al. (1983) eingeführte 100-Punkte-Bewertungsschema Anwendung.

Über Sensibilitätsstörungen klagten drei Patienten. Eine Bewegungseinschränkung $< 10°$ fand sich bei zwei Patienten und einmal betrug sie $20°$ (nach oberflächlicher Infektion). Eine Aufklappbarkeit $< 10°$ wurde dreimal festgestellt, davon einmal nach erneuter adäquater Verletzung. Alle anderen Röntgen-Streß-Aufnahmen ergaben seitengleichen, stabilen Befund. Bei 6 Patienten wurde eine Arthrose des oberen Sprunggelenkes festgestellt, die bereits praeoperativ bestanden hatte.

Vollständig sportfähig waren 35 Patienten. Sechs gaben an, daß sie in ihren sportlichen Aktivitäten etwas eingeschränkt seien. Zwei Patienten trieben bereits früher keinerlei Sport.

Nach der klinisch-radiologischen Gesamtwertung der Ergebnisse kommen wir zu folgender objektiver Beurteilung:

sehr gut	31 Fälle
gut	10 Fälle
befriedigend	2 Fälle
schlecht	0 Fälle

Subjektiv beurteilen unsere Patienten das Ergebnis mit sehr gut bis gut in 91%; 9% bezeichnen es als befriedigend.

So überblicken wir jetzt aus einer ersten Untersuchungsserie 12 und aus der zweiten 43 Patienten. Bei insgesamt 55 nachuntersuchten Patienten konnte in über 90% der Fälle mit chronischer Außenbandinsuffizienz durch die Periostzügelplastik (PZP) ein sehr gutes bis gutes Ergebnis erzielt werden.

Diskussion

Die chronische Außenbandinstabilität geht nicht nur mit subjektiven Beschwerden wie häufigem Umknicken, Gangunsicherheit und einem Instabilitätsgefühl (giving way) einher, sondern bei längerem Fortbestehen kommt es zu einer Arthrose im oberen Sprunggelenk mit all den bekannten Folgen (Burri et al. 1983; Reichelt et al. 1982; Zwipp et al. 1984).

Behandlungsziel muß deshalb sein, die verloren gegangene Stabilität wiederherzustellen und dabei einen möglichst einfachen, der Anatomie Rechnung tragenden Weg zu beschreiten, wobei wichtige dynamische Stabilisatoren (Peronaealmuskulatur) intakt bleiben müssen. Hierzu eignen sich eine Reihe von direkten bandplastischen Maßnahmen mit den verschiedensten Geweben und Materialien. Als ein sehr einfaches und biologisch sinnvolles Verfahren wird die von uns inaugurierte Periostzügelplastik angesehen, und von anderen Autoren z.T. auch zur Verstärkung einzelner Zügel am Außenbandkomplex oder zum Ersatz eines nicht direkt rekonstruierbaren Bandes empfohlen (Burri et al. 1983; Hellige et al. 1985; Zwipp et al. 1984). So berichten folgende Autoren über Ergebnisse mit der Periostzügelplastik:

Bühlmann (1981)	n = 12	gut	10 Fälle
		befriedigend	2 Fälle
Zwipp/Tscherne (1984)	n = 9	sehr gut	2 Fälle
		gut	6 Fälle
		befriedigend	1 Fall
Menger/Gauger (1983)	n = 17	sehr gut/gut	10 Fälle
		befriedigend	6 Fälle
		aureichend	1 Fall
Hellige/Reichelt/Hagg	n = 28	sehr gut/gut	26 Fälle
		befriedigend	2 Fälle

Ein schlechtes Ergebnis im Sinne des Versagens dieser Operationsmethode wird von keinem Autor mitgeteilt. Paar et al. (1983) benutzen die Periostlappenplastik im wesentlichen zur Bandverstärkung bei ungenügend adaptierbaren frischen Bandrupturen. In 52 Fällen konnten sie 50mal Bandstabilität erzielen. Bei 26 veralteten Bandinsuffizienzen konnten sie lediglich in 17 Fällen Stabilität erreichen. Als Ursache wird angeführt, daß das Periost nicht ligamentärem Gewebe entspräche und deshalb in Narbengewebe umgewandelt würde. Von der Cutis-Plastik, die zum Ersatz des medialen Seitenbandes am Kniegelenk von Willenegger et al. (1967) verwandt wurde, wissen wir, daß sie unter funktioneller Beanspruchung in kollagenes Gewebe umgewandelt wird. Wir selbst haben in den Fällen von Schraubenfixation, bei denen eine Metallentfernung durchgeführt wurde, Biopsien aus dem ehemaligen Perioststreifen entnommen und die gleiche Beobachtung wie Willenegger gemacht.

Wir haben unsere Fälle auch auf Verknöcherungen hin untersucht und konnten keine finden, die vom Periost ausgegangen sind. Lediglich im Bereiche einer Bohrung zur Verankerung des Periostzügels am Fersenbein wurde in einem Fall eine kleine knöcherne Ausziehung festgestellt, die aber für das Ergebnis bedeutungslos war. In unserem Krankengut stehen 17 Fixationen durch Schrauben 40 Periostzügel-Verankerungen durch Bohrungen gegenüber. Ein Einfluß auf das Ergebnis konnte nicht festgestellt werden.

Zusammenfassend soll festgehalten werden, daß die Periostzügelplastik für die Behandlung der chronischen Instabilität am oberen Sprunggelenk ein zuverlässiges und einfaches Verfahren ist, das sich auch in der Hand verschiedener Autoren bisher bewährt hat. Darüber hinaus kann es ebenso für die Versorgung frischer Außenbandrupturen empfohlen werden, wenn die Verstärkung eines oder zweier Bandzügel erforderlich ist. Wegen der theoretisch möglichen Verknöcherung im Wachstumsalter sollte dieses Verfahren bei Kindern mit Zurückhaltung und nur mit vorsichtiger Präparation angewandt werden.

Summary

We have used the technique of the autoplastic periostal bridle graft for operative treatment of chronic lateral instabilities of the ankle joint in 78 cases since 1978. Clinical and radiological follow-ups of 55 patients were made at two different intervals of time. In more than 90% of these there was no more evidence of instability and good or very good subjective results were obtained. The substitute ligament can be either fastened via drill holes or fixed to the bone with a screw. The autoplastic periostal bridle graft is a simple, anatomically appropriate and reliable procedure to restore the stability of the lateral ankle joint. Several renowened authors have also reported good results in the meantime.

Literatur

1. Bühlmann H (1981) Bandersatzplastik am oberen Sprunggelenk mit einem Periost-Faszienstreifen. Helv Chir Acta 48:717
2. Burri C, Neugebauer R (1983) Chronische Instabilität am OSG. Unfallheilkd 86:285
3. Clasen HW (1939) Zum Spätergebnis der Periostlappenplastik beim Knickfuß. Z Orthop 70:284
4. Elmslie RC (1934) Recurrent subluxation of the ankle-joint. Ann Surg 100:364

5. Evans DL (1953) Recurrent instability of the ankle — a method of surgical treatment. Proc. Roy Soc Med 46:343
6. Hendrich V, Kuner EH, Weiling J (1982) Behandlungsergebnisse nach operativer Versorgung frischer Außenbandverletzungen am oberen Sprunggelenk. Unfallchirurgie 8:65
7. Huggler A (1978) Die Peronaeus brevis-Plastik als muskelaktivierte dynamische Bandplastik. Hefte Unfallheilkd 133. Springer, Berlin Heidelberg New York, S 158
8. Jäger M (1971) Experimentelle Untersuchungen zur Verwendung der lyophilisierten Dura im Bereich der Wiederherstellungschirurgie. Chirurg 42:266
9. Jäger M, Wirth CJ (1978) Kapselbandläsionen. Thieme, Stuttgart
10. Jäger M (1978) Talofibulare-calcaneofibulare Bandplastik mit homologer lyophilisierter gammastrahlensterilisierter Dura. Hefte Unfallheilkd 133. Springer, Berlin Heidelberg New York, S 185
11. Katzenstein (1927) zit. bei Faber A (1932) Kippstellung des Talus. RÖFO 46:457
12. Kuner EH (1978) Der gestielte Periostzügel als Möglichkeit des Außenbandersatzes. Hefte Unfallheilkd 133. Springer, Berlin Heidelberg New York, S 191
13. Paar O, Riel K-A (1983) Die Therapie frischer und veralteter fibularer Kapselbandverletzungen am oberen Sprunggelenk. Chirurg 54:411
14. Reichelt A, Weirauch HJ (1982) Beitrag zur operativen Behandlung von Bandverletzungen des oberen Sprunggelenkes. Unfallheilkunde 85:427
15. Schlüter K (1952) Verknöcherung von Periostumkehrlappen bei der operativen Korrektur des Knicksenkfußes. Zentralbl Chir
16. Schreiber A (1967) Die Verwendung von Hautimplantaten in der Orthopädie. Ergebn Chir Orthop 50:1
17. Watson-Jones R (1940) Fractures and other bone and joint injuries. Livingstone, Edinburgh
18. Weber BG (1966) Die Verletzungen des oberen Sprunggelenkes. Aktuelle Probleme in der Chirurgie. Huber, Bern
19. Willenegger H, Baltensperger A (1967) Plastischer Ersatz der Kniebänder mit autologer Cutis. Helv Chir Acta 75:34
20. Zwipp H, Tscherne H, Oestern H-J (1983) Die frischen Bandverletzungen am oberen Sprunggelenk. Unfallheilkunde 86:275
21. Zwipp H, Tscherne H (1984) Zur Behandlung der chronischen antero-lateralen Instabilität des oberen Sprunggelenkes: direkte Bandrekonstruktion — Periostlappenplastik — Tenodese. Unfallheilkunde 87:405

Discus- und Bandverletzungen im Bereich der Handwurzel

H. Zilch

Abt. für Unfall-, Wiederherstellungs- und Handchirurgie, Kreiskrankenhaus, D-3380 Goslar

Die hier zur Diskussion stehenden Verletzungen betreffen ein Gelenk, das wahrscheinlich das komplizierteste Gelenk des menschlichen Körpers ist.

Denn die Verletzungen im Carpalbereich, wie perilunäre Verrenkungen, Mondbeinverrenkungen, perilunäre Verrenkungsbrüche wie transscaphoidal (De'Quervainscher Verrenkungsbruch), Kahnbeinluxationen oder Subluxationen oder das seltene Scapho-Capitate-

Fracture-Syndrom sind Verletzungen des Handgelenkes, die in der Regel auf einen ähnlichen Unfallmechanismus zurückgeführt werden können, nur unterschiedliche Verletzungsmuster aufweisen. Denn wie bei allen Bandverletzungen gibt es auch am Handgelenk ein breites Spektrum von Kapsel-Bandverletzungen, das von partiellen Einrissen bis zu totalen Einrissen des komplexen Bandapparates reicht.

Mechanik

Die Handwurzelknochen folgen bei der Bewegung um eine radio-ulnare Achse nicht ihrer anatomischen Aufteilung in proximale und distale Reihe. Das Scaphoid vermittelt zwischen beiden Handwurzelreihen, in dem es funktionell gesehen, bei Beugung mehr der ersten und bei Streckung mehr der zweiten Carpalreihe angehört. Während der Beugung findet zwischen Scaphoid und Capitatum mehr Bewegung statt als zwischen Scaphoid und Lunatum. Bei Streckung über die Neutral-0-Stellung hinaus bewegt sich das Scaphoid mit den distalen Handwurzelknochen gegenüber dem Lunatum und Triquetrum.

Das Lunatum wird also bei der Streckung als 1. Knochen fest mit dem Radius fixiert. Am Ende dieser Streckung bildet der Carpus in sich und mit dem Radius eine feste Einheit.

Für die Mechanik von wesentlicherer Bedeutung als die anatomische Aufteilung in proximale und distale Handwurzelreihe ist die Darlegung von longitudinalen Gelenkketten: Die Radio-Scaphoid-Trapezoid-Kette, die Radius-Lunatum-Capitatum-Kette und die ulnar gelegene Radius-Triquetrum-Hamatum-Kette. Verbunden werden diese Ketten durch das Capitatum, das sowohl mit dem Scaphoid als auch mit dem Lunatum artikuliert, sowie durch entsprechende Bänder. Damit sind die longitudinalen Bewegungsketten sowohl in Richtung als auch im Ausmaß der Bewegung von einander abhängig, insbesondere die medio-carpale und die radio-carpale Kette. Andernfalls würde eine instabile Konstruktion resultieren. Die Bewegungen zwischen Scapoid, Lunatum und Capitatum sind deshalb von entscheidender Bedeutung. Die Verbindung dieser drei Karpalknochen wird als eine Funktionseinheit angesehen. Diese Einheit gewährleistet eine fortdauernde Adaptation der Carpalreihe und der Radiusgelenkfläche.

Scaphoid-Lunatum-Verbindung:
Beide Knochen haben einen unterschiedlichen Krümmungsradius an ihrer proximalen Gelenkfläche zum Radio-Carpal-Gelenk hin und können daher nicht als ein immobiler Block mit dem Radius artikulieren. Das Scaphoid hat eine stärker gekrümmte proximale Oberfläche, dreht sich daher "schneller" palmar- und dorsalwärts im Vergleich zum Lunatum. Scaphoid und Lunatum bewegen sich also wie zwei exzentrisch miteinander verbundene parallel gelagerte starre Körper mit unterschiedlichen Krümmungsradien, die sich um eine gemeinsame, dorsal gelegene Achse drehen, während ihre palmaren Anteile eine begrenzte Bewegung in Längsrichtung und damit von einander fort, zulassen (Kauer 1980).

Capitatum-Lunatum-Verbindung:
Das Lunatum stellt ein zwischengeschaltetes Segment in der longitudinalen Radius-Capitatum-Kette dar und kann sich zwischen beiden Knochen in einer palmar-dorsalen Richtung im und entgegengesetzt zum Uhrzeigersinn drehen. Nach caudal erweitert sich das Lunatum in dorso-palmarer Richtung in etwa keilförmig bzw. trapezförmig und besitzt damit dorsal

eine kürzere Höhe. So entsteht eine vorgegebene Tendenz nach rückwärts, im umgekehrten Uhrzeigersinn, zu drehen, so daß der schmalste Knochenteil zwischen Capitatum und Radius zu stehen kommt, unabhängig von der Position des Capitatum. Damit ist eine Tendenz zur Luxation in palmarer Richtung vorgegeben.

Die Bandverbindungen zwischen Scaphoid und Lunatum – interossär und intracapsulär – spielen bei der Stabilität eine Schlüsselrolle im carpalen Mechanismus.

Die wichtigsten Bandverbindungen werden unterteilt in intracapsuläre und in interossäre.

Intracapsuläre Bänder:
Ligamentum radio-capitatum, das nach Mayfield bei 170 Newton reißt.
Ligamentum radio-triquetrum reißt bei 210 Newton.
Ligamentum radio-scaphoideum funktioniert als Kontrollzügel für Scaphoideum, reißt aber bei 54 Newton.

Interossäre Bänder:
Lig. scapho-lunatum und Lig. scapho-capitatum. Isolierte Durchtrennung des Lig. scapholunatum hat nach Mayfield und Berry keine scapho-lunäre Dissoziation zur Folge.

Das wichtigste dorsale radio-carpale Band als Kapselverstärkung entspringt von der dorsalen Radiuslippe des Proc. styloides und zieht schräg über das Lunatum und endet am Triquetrum. Mit 240 Newton Reißfestigkeit ist es stärker als die palmaren Bänder (Abb. 1).

Zwischen Capitatum und Lunatum bestehen keine Bandverbindungen. Die Stabilität dieser Kette erfolgt nur durch die dünne Kapsel und durch ein intaktes Scaphoideum.

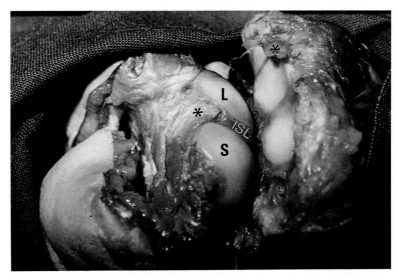

Abb. 1. Interossäres Band (*ISL*) zwischen Lunatum (*L*) und Scaphoideum (*S*). Durchtrenntes Lig. radio-scaphoideum

Unfallmechanismus

Experimentelle Untersuchungen an Leichenhänden haben gezeigt, daß die meisten Carpalverletzungen dann entstehen, wenn die Krafteinleitung auf die Basis der Handinnenfläche erfolgt und die Hand in maximaler Extension, ulnarer Deviation und intercarpaler Supination getroffen wird. Unterschiedliche Beteiligung dieser 3 Handgelenksstellungen und der Ort der Krafteinleitung sind die Regel, wenn der Sturz auf den ausgestreckten Arm erfolgt. So tritt die Kahnbeinfraktur im mittleren Drittel durch maximale Extension im Handgelenk auf, während die perilunären Verletzungen noch zusätzlich die intercarpale Supination benötigen.

Der Kraftvektor bedingt also in Verbindung mit der Höhe und der Dauer der Krafteinleitung die verschiedenartigsten Verletzungsmuster.

Sind alle perilunären Knochen gebrochen und dislociert, kann dies als Verletzung des großen Bogens bezeichnet werden.

Liegt eine perilunäre Verrenkung ohne Brüche vor, wäre dies eine Verletzung des kleinen Bogens. Zwischen beiden extremen sind alle Kombinationen möglich.

Discusverletzungen

Sie sind im Röntgenbild nicht ohne weiteres zu erkennen. Verkalkungen des Discus lassen ihn leichter verletzbar erscheinen, Verletzungen des Proc. styloideus ulnae können indirekt auf Discusverletzungen hinweisen. Die Diagnose gelingt durch Arthrographie oder auch durch Arthroskopie (Abb. 2).

Entsprechend der fehlenden Heilungstendenz einer Meniscusverletzung heilen die Discusverletzungen ebenfalls nicht aus, daher muß der Discus geopfert werden.

Perilunäre Instabilitäten können in mehrere Schweregrade unterteilt werden. Im Stadium I liegt eine Verletzung im Bereich der radialen Carpalknochen vor. Häufigste Verletzungsformen sind instabile Brüche des Scaphoideum im proximalen Drittel. Weniger

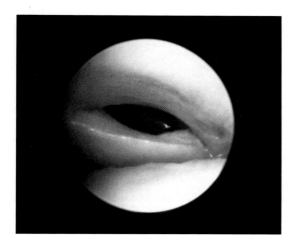

Abb. 2. Arthroskopisches Bild eines frischen Discusrisses

häufig ist die Zerreißung des radio-scaphoidalen, des scapho-lunären und des dorsalen Bandes.

Nun ist durch eine scapho-lunäre Dissozation eine Kahnbeinluxation oder Subluxation entstanden. Das Kahnbein steht im seitlichen Röntgenbild in vermehrter Flexionsstellung über einen Winkel von 45° zur Längsachse. Das Lunatum rotiert rückwärts im umgekehrten Uhrzeigersinn. Im Röntgenbild erkennt man einen verbreiterten Gelenkspalt zwischen Scaphoideum und Lunatum, deutlicher in ulnarer Abduktion oder als Tangentialaufnahme im p.a.-Strahlengang. Das Kahnbein ist im a.p.-Bild verkürzt (Abb. 3a).

Im seitlichen Bild bildet das Scaphoideum mit der Längsachse des Radius einen größeren Winkel als 45–60°. Der Winkel zwischen Lunatum und Capitatum beträgt mehr als 10° (Abb. 3b).

Therapie

Bei rechtzeitiger Diagnose wird die Naht der zerrissenen Bänder und anschließende Ruhigstellung für 6 Wochen im Unterarmgipsverband gute Resultate erbringen.

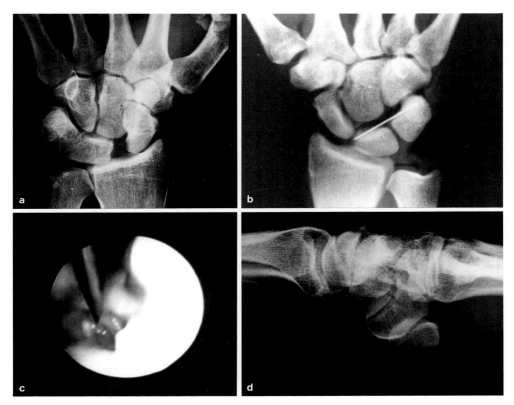

Abb. 3. Scapho-lunäre Dissoziation (s. Text)

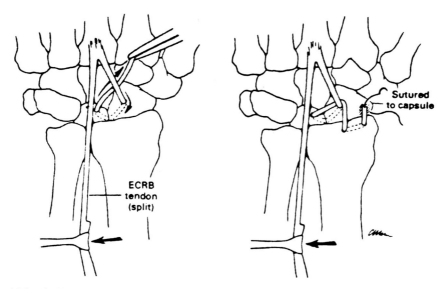

Abb. 4. Dorsale Bandrekonstruktion bei veralteter Dissoziation (Nach Dobyns; s. Zilch 1985)

In einem unserer Fälle war das dorsale Horn des Lunatum knöchern abgerissen. Es erfolgte eine Reinseration des Lig. radio-carpeum-dorsale. Ein Jahr postoperativ waren normale Beweglichkeit und Beschwerdefreiheit erreicht worden.

Bei veralteten Fällen kann die Bandersatzplastik, z.B. mit der Sehne des Palmaris longus, durchgeführt werden, die durch Bohrlöcher im Scaphoideum und Lunatum geführt wird.

Auch kann, von streckseitig kommend, ein Teil der Sehne des Extensor carpi radialis brevis (ECRB) so umkleidet werden, daß er durch Lunatum und Scaphoideum und dann durch die Radiusbasis verläuft. Hiermit wird der kräftige dorsale Kapsel-Band-Apparat rekonstruiert (Abb. 4). Es verbleibt durch diese Methode eine Einschränkung der Palmarflexion von 10–20°.

Bei zusätzlicher capito-lunärer Gefügestörung ist die Instabilität größer. Kommt es zum Bruch des Scaphoideum und des Capitatum, so entsteht das seltene Scapho-Capitate-Fracture-Syndrom. Die Verletzung besteht aus einem Querbruch des Os scaphoideum und des Os capitatum im mittleren Drittel. Das proximale Fragment des Capitatum ist um 180° gedreht (Abb. 5).

Zusätzliche Traumatisierung der triquetro-lunären Verbindungen führt zur vollständigen perilunären oder zu lunären Verrenkungen oder zu entsprechenden Verrenkungsbrüchen.

Zu den letzteren zählt der transscaphoidale perilunäre Verrenkungsbruch (de Quervain).

Hier bleibt das proximale Kahnbeinfragment in der Regel in ligamentärer Verbindung zum Lunatum. Selten kommt es aber auch zu einer Zerreißung dieser Bandverbindungen, so daß das proximale Fragment sich verlagern kann.

Zwei Beispiele zeigen die Drehung des proximalen Fragmentes um 180° bzw. um 90°. In diesen Fällen ist eine operative Rekonstruktion der Bänder und eine Schraubenosteosynthese des Kahnbeines unumgänglich.

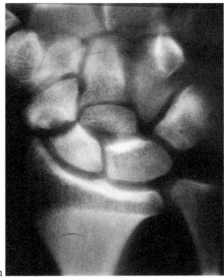

Abb. 5. Das "Scapho-Capitate-Fracture"-Syndrom

Literatur

Kauer JMG (1980) Functional Anatomy of the Wrist. Clin Orthop 149:9–20
Mayfield JK, Johnson RP, Kilicoyne RF (1976) The ligaments of the human wrist and their functional significance. Anat Res 186:417–428
Zilch H (1985) Zur Mechanik der perilunären Handwurzelknochen und deren Verletzungsmuster einschließlich posttraumatischer Instabilitäten. Z Orthop 123:60–66
Zilch H (1985) Dorsale Bandrekonstruktion bei skapholunärer Dissoziation. Handchirurgie 17:200–202
Zilch H (1986) Das "Scapho-Capitate-Fracture" Syndrom. Handchirurgie 18:59–60

Die Behandlung frischer und veralteter fibularer Bandrupturen der oberen Sprunggelenke

F. Durbin und W. Pörschke

Orthopädische Univ.-Klinik Gießen (Direktor: Prof. Dr. med. H. Rettig), Paul-Meimberg-Straße 3, D-6300 Gießen

Die komplizierte Biomechanik des oberen Sprunggelenkes läßt bei Verletzungen nur dann eine vollständige Wiederherstellung der Beweglichkeit und Belastbarkeit erwarten, wenn die Läsionen am Knochen, Knorpel und Bandapparat anatomisch exakt zur Ausheilung gebracht werden können.

Vor allem der genaue Schluß der Knöchelgabel ist Grundvoraussetzung für eine normale Funktion und Stabilität des oberen Sprunggelenkes.

In einer Analyse des eigenen Krankengutes bei Sportverletzten innerhalb von etwa 27 Jahren zeigte sich, daß etwa 14 verschiedene sportliche Disziplinen häufig mit Bandverletzungen am Sprunggelenk einhergehen. Nach Sportarten aufgeführt, ergibt sich folgende Reihenfolge in der Verletzungshäufigkeit:

1. Fußball
2. Handball
3. Basketball
4. Volleyball
5. Leichtathletik
6. Skifahren
7. Karate (sowie andere Kampfsportarten)
8. Reiten
9. Radsport
10. Tennis
11. usw.

Bei den kompositorischen Disziplinen sind Wurf- und Sturzübungen am häufigsten von Zerrungen im Bereich des Ligamentum fibulotalare anterius begleitet, aber es finden sich auch Kapselüberdehnungen bis letztlich zur Ruptur [4].

Bei den Distorsionen des oberen Sprunggelenkes, hinter denen sich zumeist eine Summe komplexer kleinerer und größerer Verletzungen des Kapselbandbereiches verbirgt und die im Bereich Hand-, Fuß-, Voleyball häufig angetroffen werden, war es noch vor nicht allzu langer Zeit üblich, die Distorsion allein bereits als Diagnose gelten zu lassen und hier die entsprechende Therapie ausschließlich in einer mehr oder weniger unzulänglichen Immobilisation, zumeist als Gipsverband des Unterschenkels, zu finden.

Fußballspielen, das naturgemäß eine sehr starke Beanspruchung der Sprunggelenke zeigt, weist Bandrupturen außen wie auch innen sowie vor allen Dingen Syndesmosenverletzungen in großer Häufigkeit auf. Kapselbandläsionen des unteren Sprunggelenkes besonders im Calcaneocuboidgelenk sind hier nicht selten.

Die Indikation zur fibularen Bandersatzplastik ist einerseits die habituelle Fußdistorsion, die auf einer Insuffizienz der Außenknöchelbänder beruht. Für die Operationsindikation sind die gehaltenen Röntgenaufnahmen in 2 Ebenen, der Lokalbefund und die klinische Symptomatik entscheidend (Abb. 1, 2).

Andererseits sehen wir bei frischen Distorsionstraumen intraoperativ öfters, daß der Bandapparat nur schwach entwickelt, sehr stark aufgefasert, oft total zerstört ist oder daß aufgrund früherer Verletzungen die Bänder nur narbig, schlaff, unelastisch oder gar aufgebraucht sind. Im letzten Falle liegt im Grunde eine chronische Instabilität des oberen Sprunggelenkes vor, und die aktuellen Beschwerden und äußerlich sichtbaren Veränderungen werden durch einen neuerlichen Einriß der oft hypervascularisierten Narbenplatte am Außenknöchel verursacht.

In allen diesen Fällen, in denen uns eine alleinige Bandnaht unsicher erscheint, so daß eine chronische Instabilität verbleiben könnte, halten wir eine Verstärkung der Band-

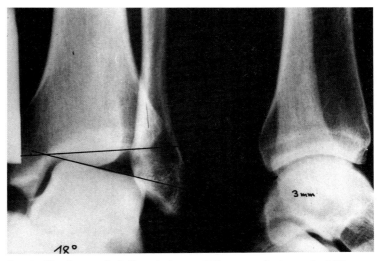

Abb. 1. Für die Operationsindikationen sind die gehaltenen Röntgenaufnahmen in 2 Ebenen unentbehrlich

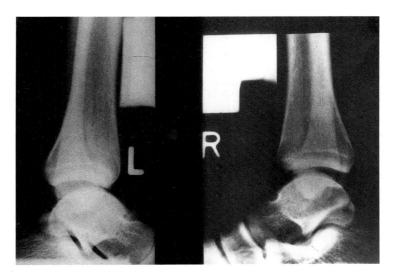

Abb. 2. Legende s. Abb. 1

strukturen mit gestieltem Perioststreifen von der distalen Fibula und dem Außenknöchel, wie sie im Prinzip von Kuner angegeben wurde, für indiziert [1].

In den meisten Fällen lassen sich das Ligamentum fibulotalare anterius und das Ligamentum fibulocalcaneare eindeutig gegeneinander abgrenzen und stehen hierbei in einem Winkel von etwa 90° zueinander.

Es wird ein etwa 7—8 cm langer und 2 cm breiter Perioststreifen von der lateralen Fibulafläche bis 2 cm cranial der Außenknöchelspitze abgelöst. Das freie Ende der Perioststreifen steppen wir lediglich mit resorbierbarem Nahtmaterial auf den peripheren Bandansatz auf. Um ein Ausreißen zu vermeiden, wird der craniale Teil mit Periost flächig vernäht. Postoperativ wird ein Unterschenkelliegegips angelegt. Nach 10 bis 14 Tagen erhalten die Patienten für weitere 4 Wochen einen Unterschenkelgehgips. Beim Verbandwechsel bewegen die Patienten für etwa 10—15 min das Sprunggelenk, wobei das Bewegungsausmaß durch die Schmerzgrenze limitiert wird.

Im eigenen Krankengut wurden von 1980 bis 1987 232 Operationen am fibularen Bandapparat durchgeführt. Bei 31 Patienten hielten wir eine Verstärkung des Kapselbandapparates mit einem an der Fibula gestielten Perioststreifen für angezeigt. Hauptbetroffen waren sportlich aktive junge Menschen im 2. bis 3. Lebensjahrzehnt mit einem Häufigkeitsgipfel zwischen 15 und 25 Jahren. Sechs der Patienten waren jünger als 15 Jahre, das durchschnittliche Alter betrug 23,7 Jahre. 18 der 31 Patienten konnten durchschnittlich 7,3 (2 bis 17 Monate postoperativ) untersucht werden.

Hierbei zeigt sich in den gehaltenen Aufnahmen a.p. und seitlich im Vergleich zur unverletzten Seite bei allen 18 Patienten eine volle Wiederherstellung der Stabilität entsprechend der unverletzten Seite. Bei der Überprüfung der Funktion des oberen Sprunggelenkes fanden sich bei keinem der Patienten eine Bewegungseinschränkung von über 5°, in 2 Fällen konnte eine Einschränkung der Dorsalflexion gegenüber der unverletzten Seite von 5°, in 2 Fällen eine Supinationseinschränkung von 5° gesehen werden. Muskelatrophien, Belastungsschmerzen sowie Ossifikationen im Bandapparat konnten wir nicht beobachten.

Die häufigste subjektive Beschwerde, die Wetterfühligkeit, wurde von 8 Patienten aufgeführt.

Zur operativen Versorgung einer chronischen oder durch primäre Bandnaht nicht behebbaren Instabilität im Bereich des fibularen Bandapparates werden zahlreiche Operationsverfahren angegeben. Nachteile der indirekten Bandplastiken (z.B. nach Watson-Jones, Evans u.a.) sind häufige Bewegungseinschränkungen im oberen und unteren Sprunggelenk, nachträgliche Auslockerung der Transplantate und Störungen der natürlichen Muskelbalance des Fußes [3].

Auch bei den direkten Bandplastiken kann öfters eine residuelle Instabilität im oberen Sprunggelenk beobachtet werden. Die Entnahme der nicht immer vorhandenen Plantarissehne stellt einen zusätzlichen Eingriff dar, die Fascia lata läßt sich aufgrund der längsverlaufenden Fasern schlecht verankern. Bei der Ersatzplastik nach Gianella u. Huggler wird ein wichtiger Pronator (M. peroneus brevis oder longus) geopfert [2].

Die dargestellte Methode zur Behebung oder Vermeidung einer Insuffizienz des fibularen Bandapparates mittels Perioststreifens ist technisch sehr einfach. Es wird vitales ortsständiges Gewebe verwendet, die subjektiven und objektiven Ergebnisse hinsichtlich Stabilität und Beweglichkeit sind gut. Zusätzlich ist die präoperative Aufklärung problemlos, da keine funktionswichtigen Strukturen geopfert werden müssen und auch bei Kindern keine nachteiligen Folgen zu beobachten waren [5].

Literatur

1. Kuner EH (1978) Der gestielte Periostzügel als Möglichkeit des Außenbandersatzes. Hefte Unfallheilkd 133. Springer, Berlin Heidelberg New York, S 191
2. Magerl F, Marti R (1978) Fibulotalare Bandplastik mit einer Plantarissehne. Hefte Unfallheilkd 133. Springer, Berlin Heidelberg New York, S 169
3. Watson-Jones R (1956) Fractures and joint injuries. Vol II, fourth edition. Livingstone, Edinburg London
4. Weber BG, Hupfauer W (1969) Zur Behandlung der frischen fibularen Bandruptur und der chronischen fibularen Bandinsuffizienz. Archiv Orthop Unfallchir 65:251
5. Wirth CJ (1978) Biomechanische Aspekte der fibularen Bandplastik. Hefte Unfallheilkd 133. Springer, Berlin Heidelberg New York, S 148

Ein neues percutanes Ligamentsicherungssystem zur rascheren funktionellen Rehabilitation nach Gelenk-Bandverletzungen (PLSS)

H. Mittelmeier und W. Mittelmeier

Orthop. Univ.-Klinik und Poliklinik Homburg/Saar (Direktor: Prof. Dr. H. Mittelmeier), D-6650 Homburg/Saar

Die *Verletzungen der Gelenkbänder* gehören zu den häufigsten Verletzungen überhaupt. Ein besonderes Problem stellen dabei die Verletzungen der Bandführung des *Kniegelenkes* dar, vorrangig des medialen Seitenbandes und vorderen Kreuzbandes, häufig kombiniert mit einer medialen Meniscusverletzung ("unhappy triad").

Bei der herkömmlichen *konservativen Behandlung mit äußerer Ruhigstellung durch einen Steifverband* heilen diese Verletzungen vielfach unbefriedigend aus. Es resultieren dabei nicht nur oft Bandinsuffizienzen, vielmehr beinhaltet die bis zu einer einigermaßen ausreichenden narbigen Bandheilung benötigte Gelenkfixierung von etwa 6 Wochen meist eine erhebliche *Einsteifung* mit dem Erfordernis langfristiger Remobilisierungsbehandlung.

Die *frühzeitige Primärnaht oder sekundäre plastische Rekonstruktion* beinhalten zwar bessere Voraussetzungen für die Wiederherstellung der Bandkontinuität; sie beinhalten bis zur ausreichenden Bandfestigung auch längere äußere Fixation und eine fast noch größere Einsteifungsgefahr.

Bei *Verwendung von Kunstbändern* aus Kohlenstoff-Fasern oder Polymeren ist die Möglichkeit der Frühmobilisierung zu erreichen; sie beinhalten jedoch die *Gefahr späterer Materialermüdung*, was vielleicht auch für die sogenannten Augmentationsplastiken gilt.

Zur Vermeidung posttraumatischer bzw. postoperativer Einsteifungen wurden auch *Steifverbände mit Gelenkscharnieren* empfohlen (Burri), welche jedoch bei vielfach ungenügender Adjustierbarkeit der Schienenachse auf die natürliche Gelenkachse unbefriedigend bleiben, da es dann zu vermehrten *Schubbewegungen* kommt, die zur Überdehnung der Bänder in der Heilphase und damit zur Bandinsuffizienz führen können.

Das *Ziel* einer entsprechenden Behandlung muß eine *straffe Ausheilung der Bänder bei Gewährleistung einer gefahrlosen Frühmobilisierung* sein. Dies erscheint uns nur dadurch erreichbar, daß wir eine *Bandsicherung während der Heilphase* durchführen, welche grundsätzlich dem wesentlichen Bewegungsmechanismus des Kniegelenkes entspricht, jedoch eine extreme Streckung der Bänder bis zur ausreichend stabilen Ausheilung vermeiden läßt.

Funktionell-anatomische Studien zeigen, daß dementsprechend Ab- und Adduktion, stärkere sagittale und transversale Schubbewegungen sowie auch stärkere Rotation und extreme Beugung zu vermeiden sind (v. Lanz-Wachsmuth).

Hierzu wurde von uns ein *percutanes Ligament-Sicherungssystem* (PLSS) entwickelt, welches sich sowohl für eine prinzipiell konservative, insbesondere aber operative Primärbehandlung wie auch sekundäre Wiederherstellungsoperation eignet.

Das PLSS besteht im wesentlichen aus zwei hinterdrehten durch die Haut in die Femurcondyle und den Tibiakopf einzubringenden *Sicherungsschrauben* mit Spongiosa-Gewindeprofil, deren Kopfteil einem äußeren Sechskant mit metrischem Gewindeaufsatz entspricht, auf welche ein *äußeres metallisches, in der Länge verstellbares Sicherungsband* aufgesteckt und mit zwei Haubenmuttern (um die Sicherungsschrauben drehbar) angebracht werden

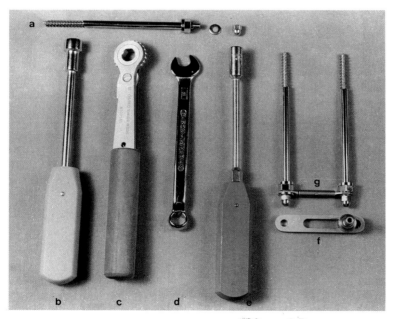

Abb. 1a–f. Implantate und Instrumente des PLSS. **a** Klammer, Sicherungsschraube zur percutanen Implantation in Femur und Tibia mit Spongiosagewinde an der Spitze, außen Sechskant-Kopf und metrischem Gewindeaufsatz; daneben Beilagscheibe und Haubenmutter. **b** Schraubenschlüssel für Sicherungsschraube. **c** Alternativer Ratschschlüssel zum Ein- und Ausdrehen der Sicherungsschrauben. **d** Steckschlüssel zum Festhalten der Sicherungsschraube am Kopf beim Aufdrehen der Haubenmutter. **e** Schraubenschlüssel für Haubenmutter. **g** Fertig montiertes PLSS mit 2 Sicherungsschrauben und montiertem, in der Länge verstellbarem metallischem Sicherungsband. **f** Verstellbare Parallel-Bohrlehre zur korrekten Parallel-Einbringung der tibialen Sicherungsschraube

kann. Dabei ist im Bereich der unteren Schraube auch eine Feststellung des Bandes durch Verklemmung mittels einer weiteren Beilagscheibe möglich (Abb. 1).

Um bei Kniebeugung ein Auseinanderklaffen des Gelenkspaltes durch einen starren Lochabstand im Sicherungsband zu vermeiden, weist das eine Loch des zweiteiligen Bandes eine längsgerichtete Ausweitung von etwa 2 mm auf (Saugloch), so daß dabei ein leichtes Verkürzungsgleiten möglich ist. Das Saugloch des Sicherungsbandes soll an der femoralen Sicherungsschraube aufgesteckt werden, das Rundloch an der tibialen Schraube.

Wesentlich ist dabei die *exakte Einbringung der proximalen Schraube durch den oberen Seitenbandansatz am Epicondylus femoris,* so daß diese Schraube *der Scharnierachse des Kniegelenkes entspricht.* Dabei ist darauf zu achten, daß der dorsale Gelenkrollenradius etwas kleiner als der distale ist, wie es den natürlichen Verhältnissen entspricht. Im umgekehrten Fall wäre keine ausreichende Beugefähigkeit gegeben (Abb. 2).

Wenngleich die Einbringung dieser Schrauben bei der operativen Bandversorgung in Verbindung mit dem eröffneten Gelenk erfolgt, so liegt diese Schraube *nach Kapselschluß doch extraarticulär.*

Die *tibiale Sicherungsschraube* ist knapp distal des tibialen Seitenbandansatzes *parallel zur femoralen Sicherungsschraube* einzubringen, so daß auch sie letztlich extraarticulär liegt. Dabei ist auf "mittlere Schubstellung" und Rotation zu achten.

Zur korrekten Einbringung der femoralen Schraube dient ein herkömmliches *Bogen-Zielgerät,* welches lateral am dortigen femoralen Epicondylus anzusetzen ist. Zur Gewährleistung der Parallelität der tibialen Schrauben mit der femoralen Schraube dient eine *Parallel-Bohrlehre,* welche auf der bereits eingedrehten femoralen Schraube temporär befestigt werden kann (Abb. 3).

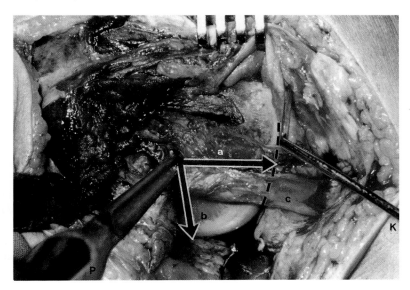

Abb. 2. OP-Situs beim Setzen der proximalen Sicherungsschraube am medialen Epicondylus femoris. Der Eindrehpunkt der femoralen Sicherungsschraube mit mit einem Pfriem (*p*) festgelegt, so daß der distale Condylenradius (**a**) etwas (ca. 2 mm) länger als der dorsale Condylenradius (**b**) ist. Rupturiertes Collateralband (**c**). Gelenkspalt mit Kirschner-Draht (*K*) markiert; Condylenrundung teilweise mit strichelierter Linie gekennzeichnet

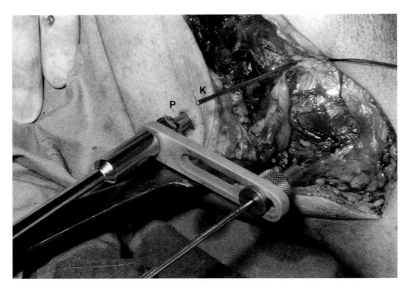

Abb. 3. OP-Situs (linkes Kniegelenk von medial), Gelenkspalt durch Kirschner-Draht (*K*) markiert. Proximale Sicherungsschraube (*P*) nach Vorbohrung durch percutane Stichincision in die Femurcondyle eingedreht. Parallelbohrlehre auf der proximalen Sicherungsschraube aufgesetzt und mit Haubenmutter befestigt (Schraubenzieher aufgesteckt). Die distale, im Langloch der Bohrlehre verschiebbare, aber festklemmbare Bohrbuchse ist am Tibiakopf aufgesetzt. Bohrer zum Vorbohren für die tibiale Sicherungsschraube bereits eingeführt

Das *Aufsetzen des metallischen Sicherungsbandes* erfolgt bei vollem Gelenk-Condylenschluß in leichter Beugestellung von etwa 20°. Hierzu wird das aus zwei Teilen bestehende durch eine axiale Schraube verstellbare Band auf den Abstand der beiden Sicherungsschrauben eingestellt, anschließend auf dieselben aufgesteckt und mittels der *Haubenmuttern* gesichert. Es ist dabei eine Längeneinstellung auf 1/2 mm genau möglich (Abb. 4).

Beim *Festziehen oder Lösen der Haubenmuttern* von den Sicherungsschrauben ist darauf zu achten, daß dieselben zunächst mit einem Gabelschlüssel festgehalten werden, damit es nach dem Auflaufen der Haubenmuttern nicht zu einem Hinein- oder Herausdrehen der Sicherungsschrauben kommt.

Bei korrekter Anlage des percutanen Ligament-Sicherungssystem ist nunmehr bei *freier Beugung nur eine unvollständige federnde Streckung des Kniegelenkes* (Defizit etwa 10–15°), aber nur eine *geringe Schub- und Rotationsbewegung* möglich. Sollte im Falle einer präoperativ starken Bandinsuffizienz eine möglichst völlige Aufhebung der Schub- und Rotationsbewegung gewünscht sein, so kann das metallische Sicherungsband an der distalen Schraube durch Einbringen einer zusätzlichen Beilagscheibe zur drehstabilen Verklemmung auf der Schraube gebracht werden. Da hierbei aber mit einer allmählichen Drehlockerung der Schraube gerechnet werden kann, ist in solchen Fällen eine weitere Sicherung dadurch möglich, daß *am Tibiakopf* unterhalb der ersten Sicherungsschraube *noch eine zweite Sicherungsschraube* eingebracht und ein Metall-Ligament mit zwei distalen Lochbohrungen verwendet wird.

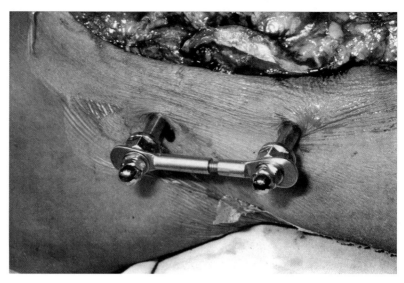

Abb. 4. OP-Situs (linkes Knie von medial) nach Abschluß der Einbringung des PLSS. Anschließend endgültige Bandnaht bzw. Plastik unter Schutz desselben und Wundschluß

Operationstechnisch empfiehlt es sich dabei nach Gelenkeröffnung und Darstellung der verletzten Bandanteile anfangs lediglich Vorbereitungen für die Bandnähte bzw. Rekonstruktionen zu treffen, diese aber noch nicht endgültig zu straffen. Vielmehr ist dann *zunächst das PLSS* anzubringen und erst unter dem Schutz desselben die endgültige Bandnaht bzw. Fixierung oder Straffung vorzunehmen. Natürlich ist eine *intraoperative Röntgen-Kontrolle* zur Überprüfung eines korrekten Schraubensitzes erforderlich (Abb. 5).

Wesentlich ist aber nun, daß während des *postoperativen Verlaufs* schließlich eine zunehmende Verlängerung der Sicherungsstrecke und damit Kniestreckung dadurch möglich ist, daß man anläßlich einer ambulanten Kontrolle das metallische Sicherungsband (unter temporärer Abnahme von den Sicherungsschrauben) durch entsprechende Drehung in seiner Achsschraube länger einstellt und dann erneut auf den Sicherungsschrauben anbringt.

Postoperativ erscheint nach Durchführung einer größeren Knierekonstruktion zur Vermeidung des anfänglichen Bewegungsschmerzes eine kurzfristige Ruhig-Lagerung auf einer dorsalen Oberschenkelschiene ratsam, was jedoch durchaus das Aufstehen des Patienten am ersten postoperativen Tag mit zwei Gehstützen und geringer Teilbelastung ermöglicht. Nach Abklingen des anfänglichen Wundschmerzes kann jedoch *spätestens nach wenigen Tagen mit den Bewegungsübungen im Sinne der Streckung und Beugung begonnen* werden. Eine extreme Streckung wird dabei durch das PLSS verhindert, während der zunehmenden Beugung mechanisch nichts im Wege steht. Die bisherige Erfahrung zeigt, daß die Patienten in der Regel *nach 1–2 Wochen problemlos die kritische Beugeschwelle von $90°$ erreichen* und dann aus stationärer Behandlung in ambulante Behandlung entlassen werden können. Dabei ist mit entsprechender Aufklärung der Patienten eine gute *Kontrollvorsorge* zu treffen (Abb. 6).

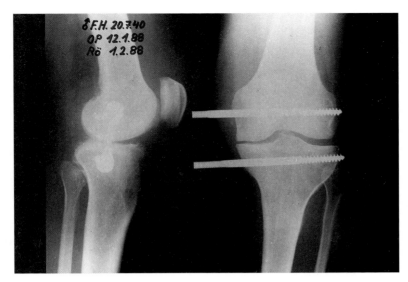

Abb. 5. Röntgendokumentation des Schraubensitzes des PLSS

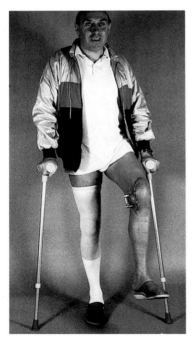

Abb. 6. Patient eine Woche nach Operation mit kombinierter frischer Bandverletzung (vorderes Kreuzband und Innenband) und Rekonstruktion unter Verwendung des PLSS: Patient darf mit 2 Krücken umhergehen und das Kniegelenk frei bewegen. Schädliche Bewegungen werden durch das PLSS verhindert

Bei großen offenen Gelenkrekonstruktionen in Verbindung mit dem PLSS empfehlen wir postoperativ für 1–3 Tage eine *antibiotische Prophylaxe* mit Cephalosporinen der 2. Generation, evtl. auch eine längere Abdeckung mit Tarivid. Auch ist auf eine sorgfältige *sterile Verbandstechnik mit Abdeckung der percutanen Durchstichstellen der Schrauben* zu achten. Wir empfehlen dabei, auf die Durchtrittsstellen Jod-Polyvidon-Salbe aufzubringen, was entzündliche Lokalkomplikationen in der Regel vermeiden läßt.

Während des Liegens des PLSS sollen die Patienten *aktive Quadriceps-Streckübungen sowie Pendel-Beugeübungen* (bei hohem Sitz) durchführen (Abb. 7).

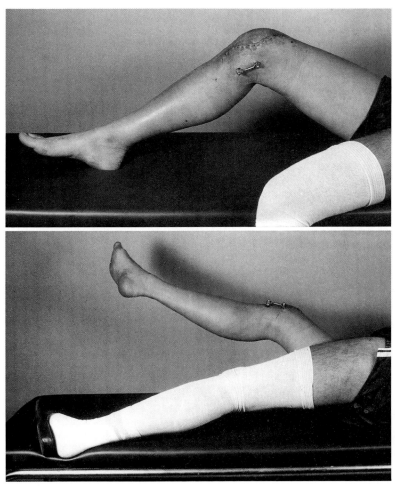

Abb. 7. Patient eine Woche nach Operation wegen kombinierter Kniebandverletzung mit PLSS. *Oben:* Bereits gute Beugefähigkeit des Kniegelenkes. *Unten:* Patient kann das Bein aufgrund der Sicherungswirkung des PLSS problemlos und schmerzfrei bei Außendrehung gegen die Schwerkraft halten, ohne daß eine Überdehnung des Innenbandes zu befürchten ist

Die *Entfernung des PLSS* führen wir im allgemeinen 6 Wochen postoperativ ambulant durch. Aufgrund der inzwischen teilweise eingetretenen geringfügigen Lockerung der Sicherungsschrauben ist die Entfernung in der Regel ohne Narkose bzw. Anaesthesie möglich.

Zum Zeitpunkt der Entfernung des PLSS haben sich die verletzten Bänder im allgemeinen soweit gefestigt, daß sich eine *weiterführende Bewegungstherapie* mit Wiederherstellung der vollen Streckung und weiteren Beugung durch entsprechende Krankengymnastik bzw. im Bewegungsbad relativ problemlos anstreben läßt.

Die Patienten können dann auch rascher an Belastung zulegen und alsbald einen und auch den zweiten Stock weglassen. Ein intensiveres sportliches *"Auftraining"* sollte aber in üblicher Weise erst nach 3–4 Monaten erfolgen.

Das Anbringen des PLSS in Verbindung mit den Bandoperationen erfordert *fortgeschrittenes operatives Können.* Bei korrekter Anwendung lassen sich jedoch offensichtlich zuverlässig grobe Einsteifungen und stärkere Muskelatrophien vermeiden.

Unsere bisherigen Erfahrungen erstrecken sich bislang auf 10 Fälle verschiedener Altersklassen mit hauptsächlich sportbedingten Bandverletzungen. Die Patienten haben sich nach entsprechender Aufklärung über die verschiedenen Behandlungsmöglichkeiten und die Vorteile sowie Risiken des Systems *im allgemeinen vertrauensvoll für diese neue Methode entschieden.* Vor allem Sportler, welche aus ihren Kreisen die Problematik der bisherigen Knieband-Rekonstruktionen kennen, sind glücklich, daß sie nach wenigen Tagen ihr Gelenk bereits wieder bewegen können und dennoch Aussicht auf erhöhte Ausheilungssicherheit besteht.

An *Komplikationen* ist zu erwähnen, daß wir bei einem Patienten mit einem nach der Entlassung aufgetretenen blutigen Gelenkerguß und Wiedereinweisung vorsorglicherweise das Ligament-Sicherungssystem vorzeitig entfernten und dann ersatzweise noch mit äußerer Ruhigstellung gearbeitet haben. Der *Rückzug* auf die ältere übliche Ruhigstellungsmethodik ist also durchaus möglich. Bei anfänglicher Durchbewegung der Gelenke ist jedoch die Gefahr einer Einsteifung weitaus geringer als bei durchgehender Ruhigstellung.

Aber *auch bei älteren Patienten* erscheint die Anwendung des PLSS vorteilhaft. Sie kommen damit besser zurecht als mit den sie belastenden äußeren Steifverbänden.

Insgesamt besteht nach unseren ersten Erfahrungen Aussicht, mit dieser Methode die Wiederherstellung der schweren Kniebandverletzungen mit größerem Erfolg als bisher durchzuführen. Allerdings müssen hier zweifellos erst noch *weitere Erfahrungen* gesammelt werden.

Die veraltete Ruptur des vorderen Kreuzbandes und ihre Versorgung

E. Lambiris[1], G. Papajanopulos[2], K. Kasakos[2] und D. Rondojanni[2]

[1] Orthopädische Klinik der Universität Patras, GR-Patras
[2] Orthopädische Klinik "General Hospital Athen", GR-Athen

Eine Reihe von Autoren behaupten, daß durch die konservative Behandlung der veralteten Kreuzbandruptur zumindest so gute Ergebnisse wie durch die operative Behandlung erreicht werden können (McDaniel u. Dameron 1980; Balfors 1982; Indelicato 1983; Ellsässer et al. 1984; Keller 1983; Wirth u. Schmidt 1985, Jäger u. Wirth 1974). Neben der Ruhigstellung im Gips ist bei der konservativen Behandlung noch ein intensives Training der Muskulatur erforderlich.

Friedebold wies 1964 darauf hin, daß eine musculäre Stabilisierung und Gelenkführung erst dann eingesetzt werden kann, wenn das Gelenk eine "funktionelle Kongruenz" erreicht hat. Das bedeutet, daß bei jeder Bewegung des Kniegelenkes pathologische Schubbewegungen auftreten, die zu schweren Schäden am Knorpel und an den Menisken und weiter zu einer Gonarthrose führen.

Unter diesem Gesichtspunkt mußte zunächst eine operative Straffung des Kapselbandapparates angestrebt werden, um die reflexogenen Schutzmechanismen für das instabile Gelenk wirkungsvoll zu ermöglichen (Noack u. Scharf 1987).

Erst dann kann eine trainierte Muskulatur Sicherheit für das Gelenk garantieren. Auch die postoperative Versorgung einer veralteten Ruptur des vorderen Kreuzbandes ist nicht einheitlich. Bis heute gelingt es nicht immer weder durch heterologe, homologe, noch durch autologe Transplantate oder durch alloplastisches Material eine primäre Stabilität und eine Dauerfestigkeit herzustellen.

Je nach Grad der Instabilität wird der Ersatz des vorderen Kreuzbandes mit extraarticulären Stabilisierungsmaßnahmen verbunden (MacIntosh u. Darby 1976; Slocum et al. 1976; Trillat 1977; Ellison 1979 und Müller 1982).

Junge Patienten mit einem instabilen Knie infolge einer veralteten Ruptur des vorderen Kreuzbandes und nach einer intensiven konservativen Behandlung wurden in unserer Klinik operativ versorgt.

Als Material für den Ersatz des vorderen Kreuzbandes wurde die Sehne des M. semitendinosus und gelegentlich auch die Sehne des M. gracilis verwendet.

Material und Methodik

In den letzten 3 Jahren (1985–1987) sind in der Orthopädischen Klinik des "General Hospital von Athen" 22 Patienten mit einer veralteten Ruptur des vorderen Kreuzbandes operativ versorgt worden.

Bei 15 Patienten wurde die Sehne des M. semitendinosus allein und bei weiteren 5 Patienten die Sehne des M. gracilis dazu verwendet. Extraarticuläre Eingriffe waren zweimal erforderlich für die Ergänzung des therapeutischen Schemas. Das Alter der Patienten lag zwischen 17 und 42 Jahren (durchschnittlich 26 Jahre).

Nachuntersucht wurden 20 Patienten zwischen 4–29 Monate nach der Operation (durchschnittlich 15 Monate). Eine arthroskopische Kontrolluntersuchung ist bei 7 Patienten durchgeführt worden. Bei der Arthroskopie ist eine Biopsie aus der Sehne und ihrer Umgebung für die Histologie entnommen worden.

Operationstechnik

Die Abtrennung der Sehne am M. semitendinosus wie auch am M. gracilis erfolgte am Übergang zum musculären Anteil und wurde durch 2 Kanäle (Tibiakopf und Femurcondylus) gezogen. Die Fixation wurde am lateralen Condylus mit einer Schraube und plastischer Unterlegscheibe durchgeführt. Die Richtung des Transplantates entsprach der des vorderen Kreuzbandes. Das Transplantat wurde mit einem Streifen aus dem Hoffaschen Fettkörper bedeckt.

Postoperative Phase

Ab dem 1. postoperativen Tag wurden isometrische Spannungsübungen und nach der 1. Woche Bewegungsübungen zwischen 20–50° aus der Gipsschiene durchgeführt. Nach der 6. Woche wurde die Gipsschiene entfernt und für weitere 3 Monate ein intensives Muskeltraining fortgesetzt.

Ergebnisse

Bei der Nachuntersuchung wurde auf folgende subjektive und objektive Kriterien geachtet:
1. Schmerz
2. Reizerguß
3. Beweglichkeit
4. Stabilität
5. Muskelatrophie
6. Berufs- und Sportfähigkeit

zu 1: 85% der Patienten haben keine Schmerzen angegeben.
zu 2: bei 95% der Patienten lag kein Reizerguß vor.
zu 3: 90% der Patienten wiesen ein stabiles Kniegelenk auf.
zu 5: bei 30% der Patienten lag eine Muskelatrophie vor.
zu 6: zwei der operierten Patienten waren aktive Sportler im Schwimmen und Karate und konnten beide ihre sportliche Betätigung wieder aufnehmen.

Insgesamt treiben nur 50% der Patienten wieder Sport wie vor der Operation. Ihren Beruf dagegen können 90% wie früher wieder ausüben.

Die arthroskopische Biopsie erfolgte an 3 Stellen, am Ursprung, dem Ansatz und in der Mitte des Transplantates. Die histologischen Befunde waren zwischen 6 und 12 Monate

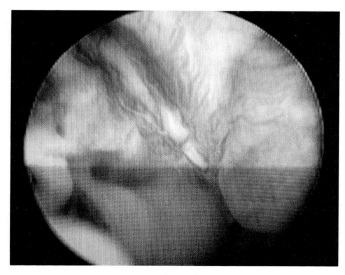

Abb. 1. Makroskopisch erkennt man auf dem Arthroskopiebild das Wachstum von Gefäßen um die Sehne herum

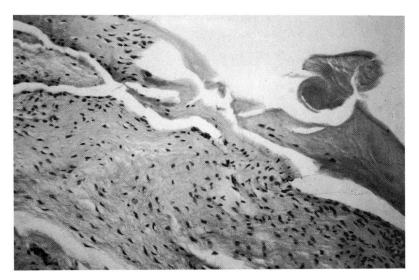

Abb. 2. Histologische Abbildung nach einer arthroskopischen Biopsie. Bindegewebige Struktur mit vermehrter Gefäßneubildung (H+E 160x)

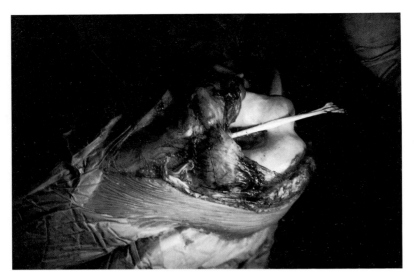

Abb. 3. Bohrkanal im Tibiakopf. Semitendinosussehne durchgezogen

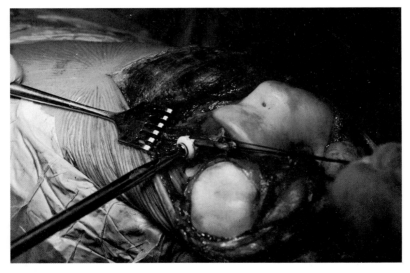

Abb. 4. Fixation der Sehne am lateralen Condylus mit einer Schraube und plastischer Unterlegscheibe

nach der Operation eindrucksvoll. Es zeigt sich eine gefäßreiche bindegewebige Struktur entlang des Transplantates. Vereinzelt nekrotische Bezirke im Sinne von degenerativen Veränderungen der Sehne sind insbesondere nach 12 Monaten deutlich zu erkennen.

Zusammenfassend kann man feststellen: Mit dem Operationsergebnis nach Abschluß der intensiven krankengymnastischen Übungsbehandlung waren 90% der Patienten sehr zufrieden. Aber nur 50% der Patienten konnten bzw. waren bereit, in ihre sportliche Betätigung zurückzukehren. Am aktiven Sport haben 2 Patienten wieder teilgenommen.

Die histologischen Bilder, die nach der arthroskopischen Bopsie angefertigt wurden, zeigten bindegewebige und gefäßreiche Strukturen um das Transplantat herum. Die Sehne selbst scheint sich nach einem Jahr zu regenerieren.

Zusammenfassung

Bei 22 veralteten Rupturen des vorderen Kreuzbandes mit deutlichen Instabilitätszeichen haben wir den plastischen Ersatz vorgenommen. Als Material wurden die Sehnen des M. semitendinosus und/oder des M. gracilis verwendet. Neben der klinischen Nachuntersuchung wurde an 7 Patienten eine arthroskopische Biopsie für die Anfertigung histologischer Bilder durchgeführt. Sowohl makroskopisch als auch mikroskopisch ist eine bindegewebige Struktur gefäßreich um das Transplantat zu erkennen.

Die Sehne dagegen hilft sehr wahrscheinlich nur als Schiene für das Wachstum des Bindegewebes, da sie selbst im Laufe der Zeit sich zu degenerieren scheint.

Literatur

Balfors B (1982) The course of knee ligament injuries. Acta Orthop Scand (Suppl) 53, 198: 7–99
Ellsässer JC, Reynolds FC, Omohundro JR (1974) The non-operative treatment of collateral ligament injuries of the knee in professional football players. A analysis of seventy-four injuries treated surgically. J Bone Joint Surgery (Am) 56:1185–1190
Ficat P (1972) Reconstruction du ligament croise anterieur. Rev Chir Orthop (Suppl) I, 58:85
Indelicato PA (1983) Non-operative treatment of complete tears of the medical collateral ligament of the knee. J Bone Joint Surg (Am) 65:323–329
Jäger M, Wirth CJ (1973) Kapselbandläsion – Biomechanik, Diagnostik und Therapie, Thieme, Stuttgart
McDaniel WJ, Dameron TB (1980) Untreated ruptures of the anterior cruciate ligament lesions. J Bone Joint Surg (Am) 62:696–705
Müller W (1975) Rotation, Stabilität am Kniegelenk. Hefte Unfallheilkd 125. Springer, Berlin Heidelberg New York, S 51
Müller W (1982) Das Knie. Form, Funktion und ligamentäre Wiederherstellungschirurgie. Springer, Berlin Heidelberg New York
Noack W, Schleicher G (1984) Spätschäden nach Knieverletzungen – Indikation, Technik und Ergebnisse der vorderen Kreuzbandplastiken. In: Jungbluth VH, Mommsen U (Hrsg) Plastische und wiederherstellende Maßnahmen bei Unfallverletzungen. Springer, Berlin Heidelberg New York Tokyo, S 177–183
Noack W, Schleicher G (1984) Ergebnisse von Kreuzbandersatzoperationen. Hefte Unfallheilkd 167. Springer, Berlin Heidelberg New York Tokyo, S 457

Noack W, Scharf HP, Trepte CT (im Druck) Die C-Faser (Intergraft) augmentierte Semitendinosuplastik-Indikation, Technik und Ergebnisse. Kongreßband Sportmedizin, Kiel 1986

Noack W, Scharf HP (1987) Aktueller Stand in der Therapie der vorderen Kreuzbandverletzungen. Sportverletzung-Sportschaden 1:11–19. Thieme, Stuttgart New York

Slocum DB, James SL, Larson RL, Singer KM (1976) Clinical test for anterilateral rotatory. Clin Orthop 118:63

Wirth CJ, Artmann M, Jäger M, Refior HJ (1974) Der plastische Ersatz veralteter vorderer Kreuzbandrupturen nach Bruckner und seine Ergebnisse. Arch Orthop Unfallchir 78: 362–373

Fallbeispiele – sportbedingte, ungewöhnliche Gelenkluxationen am Handgelenk

A. Ahmadi und A. Kefenbaum

Orthopädische Klinik u. Poliklinik der FU Berlin im Oskar-Helene-Heim (Ärztl. Direktor: Prof. Dr. med. G. Friedebold), Clayallee 229, D-1000 Berlin 33

Aufgrund der relativ guten Anpassungsfähigkeit der Hand wird nicht selten nach Verletzungen an der Hand ein gutes funktionelles Ergebnis erreicht, auch wenn die anatomischen Verhältnisse nicht wiederhergestellt worden sind.

Dies gilt nicht für die Gelenkluxationen. Für die normale Funktion der Hand sind Beweglichkeit, Stabilität und Schmerzfreiheit ihrer zahlreichen Gelenke notwendig. Luxationen, die nicht behoben worden sind, führen immer zur Funktionsbehinderung und zur posttraumatischen Arthrose. Der Anteil der Handverletzungen unter allen Sportunfällen wird in der Literatur unterschiedlich zwischen 5 und 23% angegeben (Franke 1986). Nach Franke (1986) ergab eine Analyse von 1 232 Sportverletzungen der Hand 2,5% Luxationen. Bei einer epidemiologischen Studie von Steinbrück (1986) über 15 212 Sportverletzungen finden sich 300 Luxationen, davon 0,3% im Bereich der Hand und unter diesen 20,3% im Bereich der Finger.

Luxationen im Handgelenk sind sehr selten. Wir haben diese Art von Verletzungen zweimal beobachtet. Einer der Verletzten hatte sich die vollständige Luxation des Handgelenkes durch einen Sturz beim Fußballspiel (Abb. 1) und der andere beim Radfahren zugezogen. Sportbedingte Luxationen im Handwurzelbereich sind zwar selten, ihre Erkennung aber sehr wichtig. Die Heilungsergebnisse sind von einer frühzeitigen Diagnose und geeigneter Therapie abhängig. An Verletzungen überwiegt die perilunäre Luxation. Die Luxation des Mondbeines und des Kahnbeines ist relativ selten.

Die perilunäre Luxation entsteht überwiegend durch Sturz auf die ausgestreckte und dorsalflektierte Hand. Zusätzlich zur Capitatumdislokation kann das Os lunatum nach palmar verlagert werden. Ferner kann es zur Kahnbeinluxation oder Kahnbeinfraktur (de Quervain-Verrenkungsbruch) kommen.

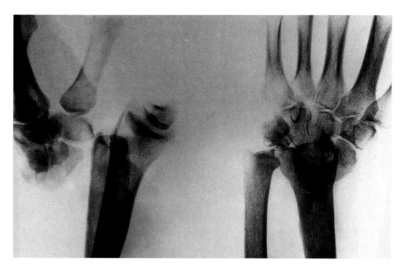

Abb. 1. Röntgenaufnahmen des linken Handgelenkes a.p. und seitlich (Fußballspieler). Vollständige Luxation des Handgelenkes

Das Os lunatum luxiert nach dorsal bei kräftiger Rückwärtsbewegung der Hand, durch Stürze oder durch direkte Gewalteinwirkung auf die überstreckte Hand. Durch Sturz auf die ausgestreckte Hand und dadurch bedingter Palmarflexion kommt es zur palmaren Luxation des Mondbeines.

Verrenkungen an den Carpo-Metacarpalgelenken sind sehr selten und entstehen meistens durch größere Gewalteinwirkung. Die Verrenkung am Daumensattelgelenk ist häufiger als an einem anderen Carpo-Metacarpalgelenk. Die Reposition ist relativ leicht. In manchen Fällen ist die Retention mit Kirschner-Draht notwendig (Abb. 2a, b). Luxationen der Fingergelenke kommen häufig vor, vor allem beim Ballspielen (Abb. 3a, b), aber auch bei Judo und Ringen. In 80% der Fälle sind der kleine Finger oder der Daumen betroffen (Peterson u. Renström 1987). Jede Fingerverrenkung erfordert eine sofortige Reposition. Wenn die Stellung nicht beibehalten werden kann, muß dies operativ erreicht werden (Arbeitlang u. Trojan 1963). Eine nicht erkannte Fingerluxation birgt die Gefahr einer Gelenkflächendestruktion und bindegewebigen Versteifung in sich. Verspätete Reposition kann zur schmerzhaften Bewegungseinschränkung oder zur habituellen Luxation führen. Bei Luxationen der Grundgelenke ist das Daumengrundgelenk am häufigsten betroffen (Scharizer 1981). Sie gehen mit einer Zerreißung des palmaren Kapsel-Bandapparates einher. Der zerrissene Kapsel-Bandapparat oder auch die lange Daumenbeugesehne können die geschlossene Reposition verhindern. Die exakte Prüfung des Gelenkes nach der Reposition auf Stabilität ist notwendig; gegebenenfalls muß die Stabilität operativ wiederhergestellt werden.

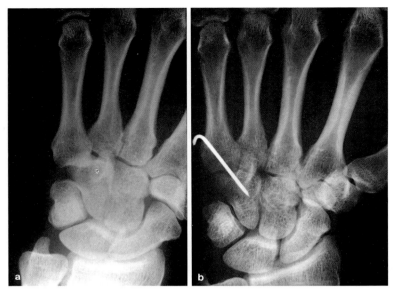

Abb. 2a, b. Carpo-Metacarpalluxation beim Surfsport. **a** Röntgenbild der rechten Hand a.p. nach dem Unfall. **b** Röntgenbild der rechten Hand a.p. nach der Reposition und Kirschner-Draht-Fixation der Metacarpalia und des Os lumatum

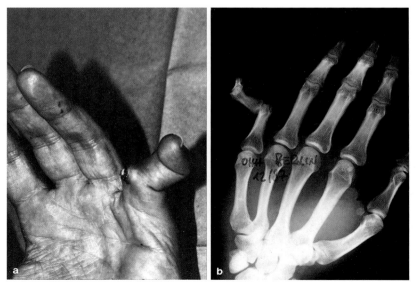

Abb. 3. a Offene Luxation am Mittelgelenk Dig. V (Basketballspieler). **b** Röntgenaufnahme der linken Hand a.p.

Literatur

Arbeitlang F, Trojan E (1963) Irreponible Fingerluxation. Monatsschr Unfallheilkd 66:445
Franke K (1986) Traumatologie des Sportes. Thieme, Stuttgart New York
Peterson L, Renström P (1987) Verletzungen im Sport. Deutscher Ärzte-Verlag, Köln
Scharizer E (1981) Frische Gelenkverletzungen. In: Nigst H, Buck-Gramcko D, Millesi H (Hrsg) Handchirurgie, Bd II. Thieme, Stuttgart New York
Steinbrück K (1986) Epidemiologie von Sportverletzungen. In: Hefte Unfallheilkd 189. Springer, Berlin Heidelberg New York Tokyo, S 681–686

Diskussion zum Hauptthema V

Spezielle Verfahren zur Rekonstruktion veralteter Bandverletzungen

R. Wolff und R. Kreusch-Brinker

Orthopädische Klinik und Poliklinik der FU Berlin im Oskar-Helene-Heim (Ärztl. Direktor: Prof. Dr. med. G. Friedebold), Clayallee 229, D-1000 Berlin 33

Wesentlich für die Rekonstruktion veralteter Kapsel-Bandläsionen ist die *funktionelle Instabilität.* Der Athlet berichtet über ein Unsicherheitsgefühl, gehäuftes Wegknicken im Bereich von Knie- oder Sprunggelenk (giving way) und Schwellungsneigung. Röntgenbefunde (gehaltene Aufnahmen) alleine sind für die Indikationsstellung nicht ausreichend.

Gehäufte Subluxationen führen zu unphysiologischen Knorpelbelastungen und sind Wegbereiter der späteren Arthrose. Bei der Rekonstruktion von Bandinstabilitäten sollten die ursprünglichen anatomischen Verhältnisse weitgehend wiederhergestellt werden. Im Bereich des oberen Sprunggelenkes bietet sich hier die Periostlappenplastik an, sie scheint sich zunehmend durchzusetzen (Kuner, Durbin und Pörschke).

Kontrovers diskutiert wird die Indikation zur operativen Versorgung der frischen und alten isolierten vorderen Kreuzbandläsion. Die operativen Langzeitergebnisse, insbesondere was die funktionelle Stabilität bei sportlicher Belastung angeht, können nur teilweise überzeugen.

Die isolierte Verletzung des vorderen Kreuzbandes ist bei der klinischen Untersuchung nicht immer eindeutig zu diagnostizieren. In Langzeitstudien konnte jedoch herausgearbeitet werden, daß bereits die subklinische Instabilität bei unveränderter sportlicher Belastung das Kniegelenk schädigt, so daß nach 10 Jahren bei 85% der Athleten Meniscusschäden gefunden werden. Über die Auswirkung sportlicher Belastung nach Läsion des vorderen Kreuzbandes gibt es bisher lediglich retrospektive, aber keine prospektiven und randomisierten Studien, so daß alle Ergebnisse nur mit einer gewissen Vorsicht zu interpretieren sind.

Beim Sportler, der größere Ansprüche an die Stabilität seines Kniegelenkes stellt, sollte eine Rekonstruktion der Bandstrukturen erfolgen. Dem Athleten sollten u.U. andere Sportarten, die sein Kniegelenk weniger belasten, empfohlen werden. Beim Ligamentsicherungssystem von Mittelmeier taucht die Frage auf, ob die geringere Gelenkbeweglichkeit nicht das Entstehen einer Arthrose begünstigen könne. Nach Mittelmeier hat die Sperrung des Gelenkes und die Reduzierung der Beweglichkeit auf eine einfache Scharnierbewegung gerade weniger Arthrosen zur Folge (Entfernung der Schraube nach 6 Wochen).

Eine intensive krankengymnastische Nachbehandlung kann auch bei frühzeitigem Beginn Muskelatrophien nicht verhindern. Die krankengymnastische Nachbehandlung sollte dementsprechend nicht nur mit oder in der Schiene, sondern bei entsprechend verständigen Patienten auch aus der Schiene heraus erfolgen.

VI. Die postoperative Sportfähigkeit

Die Sportfähigkeit nach Bandplastiken — Übersichtsreferat

K. Weise

Berufsgenossenschaftliche Unfallklinik (Ärztl. Direktor: Prof. Dr. med. S. Weller),
Rosenauer Weg, D-7400 Tübingen

Beleuchtet man die Aussage von Bock, der Sport sei die wichtigste Nebensache, eine lebenslange Nützlichkeit und die schlichteste gesundheitliche Notwendigkeit, vor dem Hintergrund der heutigen Sachzwänge im modernen Profisport, so wird dessen im wahrsten Sinne des Wortes zunehmend "ungesunde" Entwicklung deutlich. Ein Dilemma besonderer Art kristallisiert sich im Zusammenhang mit den häufiger gewordenen Sportverletzungen und -schäden regelmäßig dann heraus, wenn es sich um den Wiedereintritt der Sportfähigkeit handelt. Gerade nach bandplastischen Eingriffen, wo zum einen mit langwierigen Heilverläufen, zum anderen mit einem ungewissen Ausgang bezüglich der späteren sportlichen Belastbarkeit gerechnet werden muß, wird eine adäquate Beurteilung der letzteren erschwert. Eine allen Seiten gerecht werdende Terminierung dieses gerade im Leistungssport aus unterschiedlichen Gründen so bedeutsamen Zeitpunkt wird nicht selten von Faktoren überlagert, welche mit medizinischen Aspekten nur noch am Rande zu verbinden sind. Selbst bei der postoperativen Betreuung eines verletzten Freizeit- oder Gelegenheitssportlers klafft häufig die Schere zwischen den Vorstellungen des Arztes und jenen des Verletzten.

Von Trainern, Vereinsfunktionären und der Presse, aber auch von namhaften Sportlern selbst, werden im Hinblick auf dessen Rückkehr ins Sportgeschehen Argumente in die Diskussion eingebracht, die den realen Zustand der Rehabilitation nur unvollständig oder überhaupt nicht berücksichtigen.

Demgegenüber besteht die Forderung, Zeitpunkt und Ausmaß der Sportfähigkeit nicht schematisch, sondern vielmehr unter Würdigung des unterschiedlich großen Ausgangsschadens, des individuell ausgebildeten Rehabilitationspotentiales und der sehr unterschiedlichen Anforderungen an die sportartspezifische Belastbarkeit zu beurteilen. Die vermeintlich bereits wiedererlangte Stabilität des operierten Gelenkes bei nahezu freier Beweglichkeit und lediglich gekräftigter Muskulatur täuscht über die noch keineswegs abgeschlossenen Ein- und Umbauvorgänge des Transplantates hinweg, was geradewegs zu Überlastung und sekundärer Elongation bzw. Instabilität führt.

Weder der behandelnde Arzt noch der Sportler sollten sich speziell in dieser Frage von anderen Dingen als den medizinischen Gegebenheiten beeinflussen lassen.

Unter *sporttraumatologischer Rehabilitation* versteht man nach Franke [4] die *schnellstmögliche* und *vollständige Wiederherstellung* eines verletzten oder geschädigten Sportlers bis zur Trainings- oder Wettkampffähigkeit unter Einsatz sportmedizinischer bzw. sportwissenschaftlicher Arbeitsmethoden. Nach Ahrendt [1] wird die dabei erforderliche gezielte Belastung der verletzten oder operierten Extremität bzw. des Gesamtorganismus vom Sporttraumatologen geplant und vom Sportlehrer und/oder Physiotherapeuten durchgeführt. Hier beginnt bereits die Problematik nach bandplastischen Eingriffen, da die Ersatzoperation zwangsläufig nur in den wenigsten Fällen zu einer Restitutio ad integrum führt. Entsprechend eigener Erfahrungen mit bandplastischen Operationen und in Anlehnung an die umfangreiche Literatur besteht die zwingende Notwendigkeit, unter Hinweis auf bekannte Langzeitergebnisse im Rahmen des präoperativen Aufklärungsgespräches keine übertriebene Erwartungshaltung beim Patienten aufkommen zu lassen.

Der Ersatz einer ligamentären Struktur, nur bei eindeutigem Bandschaden bzw. ab einem gewissen Grad an Instabilität überhaupt gerechtfertigt, erfährt seine Indikation nicht zuvorderst aus dem Anspruch an die spätere komplette Sportfähigkeit, sondern vielmehr aus im Alltag störenden Beschwerden und der Gefahr des Sekundärschadens. Weiterhin ist zu berücksichtigen, daß exakte Daten zum Einheilungsverhalten auto- bzw. allogener Transplantate aus der Literatur nur spärlich zu ersehen und teilweise auch noch widersprüchlich sind. Hess weist in diesem Zusammenhang darauf hin, daß die krankengymnastische Übungstherapie nach Bandplastiken früh einsetzen soll, die Erlaubnis zur Trainings- bzw. Wettkampfbelastung sei jedoch zum spätestmöglichen Zeitpunkt zu erteilen. Dies gilt in besonderem Maße für den Hochleistungssportler, hat aber auch für den Bereich des Breitensports eine nicht unerhebliche Bedeutung.

Die problemlose Umschiffung der Klippen individueller Anforderungen an den Leistungssportler einerseits (Leistungsträger, Meisterschaften usw.) und der für den Betroffenen oft kaum durchschaubaren medizinischen Gegebenheiten andererseits gleicht Odysseus' Fahrt zwischen Skylla und Charybdis und bedarf überlegener Steuerungskünste des behandelnden Arztes, da eine zu große Annäherung des Verletzten an die eine oder anderen Gefahrenstelle im übertragenen Sinne zum Schiffbruch führen kann.

Ein Übersichtsreferat mit dem Bezug zur Sportfähigkeit nach Bandplastiken hat sich mit *zwei grundsätzlichen Überlegungen* zu befassen, nämlich mit *allgemeinen Kriterien der sportlichen Rehabilitation* und den *Besonderheiten des ligamentären Ersatzes*.

Zu ersterem Begriff ist zu sagen, daß der Sportler hohe Anforderungen an Quantität und Qualität möglicher Rehabilitationsmaßnahmen stellt, um seine angestammte sportliche Betätigung zum frühest möglichen Zeitpunkt wieder aufnehmen zu können. Dies gilt mit leichten Einschränkungen auch für den Gelegenheitssportler. Was den Leistungssport anbetrifft, beruht der Drang nach frühzeitiger Rückkehr zu sportlicher Aktivität auf oft jahrelang geleisteter Aufbauarbeit, in deren Gefolge sich leistungsorientierte Anpassungen des Organismus entwickeln, die bei Unterbrechung des Trainings rasch verloren gehen. In diesen Rückbildungsprozeß gehen nicht nur physische Fertigkeiten, sondern gleichermaßen auch psychische bzw. mentale Eigenschaften ein, deren verletzungsbedingt drohender Verlust zum sog. Entlastungssyndrom führen kann. Daraus folgt, daß die sporttraumatologische Rehabilitation als komplexer, sobald als möglich einsetzender, alle Möglichkeiten medizinischer, physiotherapeutischer und sportwissenschaftlicher Erfahrungen ausnützender Prozeß zur Wiedereingliederung in sportliche Aktivitäten anzusehen ist.

Das Rehabilitationstraining ist nach Franke [4] eine pädagogisch und ärztlich gelenkte Maßnahme, die nachstehende Aufgaben zu erfüllen hat:

1. Erhalt bzw. Weiterentwicklung der für die spezifische Sportart erforderlichen Anpassungserscheinungen.
2. Prophylaxe des physischen/psychischen Entlastungssyndroms.
3. Beschleunigung des Heilungsprozesses (Durchblutungsförderung, Tonuserhöhung, Beweglichkeitssteigerung, Muskelkraftentwicklung).
4. Nutzung des kontralateralen Übungseffektes.
5. Psychische und erzieherische Einflußnahme mit dem Ziel hoher Leistungsbereitschaft.

In ihrer ausgeprägtesten Form wird eine solche Rehabilitation dem Hochleistungssportler vorbehalten bleiben; der Gelegenheitssportler profitiert von den Einrichtungen und Erkenntnissen, welche sich in den letzten Jahren bei zunehmender Häufung bandplastischer Operationen entwickelt haben. Nach derartigen Eingriffen müssen sich Art und Ausmaß rehabilitativen Trainings zur Wiedererlernung von Sportfähigkeit an bestimmten Parametern orientieren, um eine Überforderung der ersetzten ligamentären Struktur zu vermeiden. Diese können wie folgt aufgelistet werden:

Die Trainingsbelastung muß:

— individuellen Belangen Rechnung tragen
— dem Grad der Ausheilung angepaßt sein
— der Leistungsfähigkeit des Verletzten entsprechen
— unter regelmäßiger und exakter Kontrolle schrittweise gesteigert werden
— bei Reizzuständen vorübergehend reduziert werden.

Am Ende aller dieser Maßnahmen muß die Entscheidung des Arztes stehen, inwieweit wieder Belastbarkeit für die früher ausgeübte Sportart eingetreten bzw. ob diese aufgrund einer verbliebenen Restinstabilität aufzugeben und durch eine geeignetere Disziplin abzulösen ist.

Das bedeutet auch für den Freizeitsportler nicht, daß auf geeignete sportliche Betätigung völlig verzichtet werden muß.

Spezielle Überlegungen zur Sportfähigkeit nach Bandplastiken müssen gesicherte Erkenntnisse bezüglich des Einheilungsverhaltens der diversen Transplantatformen ebenso einbeziehen wie den momentanen Trainingszustand, den Lokalbefund sowie die zu erwartenden Belastungen bei Wiederausübung einer spezifischen Sportart.

Was die Einheilungsvorgänge bei autologen bzw. alloplastischen Transplantaten zum Ersatz des vorderen Kreuzbandes anbetrifft, so zeigt Wentzensen [10] anhand einer tierexperimentellen Studie, daß innerhalb von 52 Wochen noch kein vollständiger Abschluß erreicht ist (Abb. 1).

Diesbezügliche histologische und chemische Untersuchungen verdeutlichen, daß mit einer langsamen funktionellen Anpassung und Ausrichtung des verpflanzten Gewebes gerechnet werden muß.

Wolff [11] macht im Zusammenhang mit der Sportfähigkeit nach Bandplastiken an der unteren Extremität die Aussage, durch das intraarticuläre Hämatom und die erforderliche Teil- bzw. Vollimmobilisierung des betroffenen Gelenkes über 6 Wochen seien Folgen zu erwarten, welchen durch gezielte Reha-Maßnahmen begegnet werden müsse.

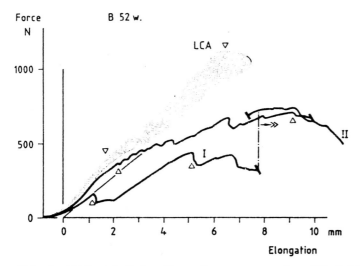

Abb. 1. Abhängigkeit der Elongation von normalem KB (LCA) und Transplantat (I, II, nach 52 Wochen) von der einwirkenden Kraft (Aus Wetzensen A (1985) Wiederherstellung und biomechanische Bedeutung des vorderen Kreuzbandes. Habilitationsschrift für das Fach Unfallchirurgie der Medizinischen Fakultät, Eberhard-Karls-Universität, Tübingen)

In diesem Zusammenhang seien drei wesentliche Ziele anzustreben:

1. Wiederherstellung der Gelenkbeweglichkeit
2. Auftrainieren der atrophierten Muskulatur
3. Wiedererlangung neuromusculärer Koordination.

Neben der in der frühen Phase der Rehabilitation eine zentrale Rolle spielenden krankengymnastischen Begleit- und Nachbehandlung, welche vom behandelnden Arzt regelmäßig überwacht und neu verordnet werden muß, steht im weiteren Verlauf eine Palette therapeutischer Möglichkeiten zur Verfügung, die sich am Ziel der Wiedererlangung voller Sportfähigkeit orientieren.

Der von Blauth [3] als "mechanische Stabilitätslücke" bezeichnete Zustand noch nicht abgeschlossener Einheilungsvorgänge eines Transplantates stellt zusammen mit dem meist noch unzureichenden Trainingszustand der Muskulatur die größte Gefahr für ein gutes Langzeitergebnis dar.

Dieser Zeitraum bewegt sich nach Steadman [8], selbst nach der Versorgung einer frischen Bandverletzung, zwischen 3 und 12 Monaten, wobei die Entscheidung über das Ausmaß erlaubter sportlicher Belastung davon abhängig zu machen sei, wie das Bein wieder "athletic" geworden ist. Die von der Revascularisierung und der Wiederaufnahme der Belastung bestimmten Anpassungsvorgänge, am besten untersucht bei Bandplastiken am Kniegelenk, können durch zu frühe sportliche Betätigung in einer Phase relativer mechanischer Insuffizienz empfindlich gestört werden und schließlich im irreversiblen Festigkeitsverlust enden (Abb. 2). Blauth [2] weist auf diese Problematik mit der meist guten Primär- und einer häufig deutlich geringeren Langzeitstabilität hin. Eine regelmäßige und differenzierte

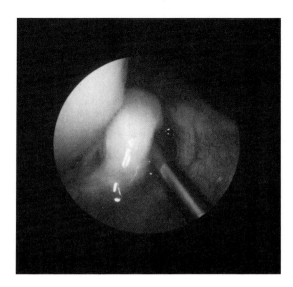

Abb. 2. Sekundärlockerung freies Transplantat aus dem mittleren 1/3 Ligamentum patellae (Brückner-Jones-Plastik, 24 Monate p.o.) durch zu frühe sportliche Belastung

Betreuung des Sportlers unter Einschluß seiner psychologischen Führung ist während dieser Phase unabdingbar. Die Einrichtung einer sporttraumatologisch ausgerichteten Spezialambulanz dient dem Verletzten als Anlaufstelle für regelmäßige Kontrollen und Beratungen und bietet dem behandelnden Arzt über engmaschige Informationen zum Behandlungsverlauf die Möglichkeit zur Beeinflussung der Rehabilitation und damit letztlich des Gesamtergebnisses. Bereits 1981 hat Hackenbruch [5] auf die dringliche Notwendigkeit persönlicher Kontrakte zwischen Arzt und Patient während der Nachbehandlung hingewiesen, welche am besten im Rahmen einer solchen Spezialambulanz aufrechterhalten werden könnten.

Aus dem amerikanischen Schrifttum ist ersichtlich, daß die volle Sportfähigkeit nach Bandplastiken am Kniegelenk keinesfalls vor Ablauf von 12 Monaten eintreten darf, wobei die schon früher möglichen sportlichen Betätigungen als Vorbereitung unter dem Schutz einer Orthese zu erfolgen hätten.

Haupt u. Duspiva [6] sehen im 2. Halbjahr nach Kniebandoperationen die Möglichkeit zur schrittweisen Wiedereingliederung in sportliche Aktivitäten. In Übereinstimmung mit einigen weiteren Autoren verweisen sie in diesem Zusammenhang auf Sportarten, die zur Vorbereitung auf die volle sportliche Belastung dienen und die in Übereinstimmung mit dem aktuellen Trainingszustand ausgeübt werden können. Da die überwiegende Mehrzahl der Bandplastiken an der unteren Extremität vorgenommen wird, nehmen die vorbereitenden Sportarten in unterschiedlicher Weise Rücksicht auf die jeweilige Belastbarkeit. Auf einer ersten Stufe sportlichen Trainings können Laufübungen auf ebenem und weichem Untergrund, Radfahren, Rudern und ein sorgfältig überwachtes Krafttraining durchgeführt werden.

Als Steigerung sind dann Jogging, Skilanglauf und Tennis auf weichem Boden erlaubt, wobei letztere Sportart nicht ganz ungefährlich ist. Erst nach Ablauf von 12 Monaten dürfen alpiner Skilauf, Kontakt- und Kampfsportarten ausgeübt werden. Die Palette dieser Möglichkeiten ist stets auf Art und Lokalisation der Bandplastik und den momentanen

Trainingszustand des Sportlers abzustimmen. In sinnvoller Abwägung dieser Parameter und des nicht unerheblichen Kostenfaktors muß die Verordnung orthetischer Hilfen im Einzelfall erhoben werden.

Die Sportfähigkeit nach Bandplastiken ist ein Thema, welches in der Literatur aufgrund der wenigen gesicherten Daten bisher eher stiefmütterlich behandelt wurde, für den behandelnden Arzt und v.a. den Patienten ein brennendes Problem darstellt.

Es ist dringend erforderlich, die relative Dunkelheit in dieser Fragestellung durch klare Richtlinien zu erhellen, die durch weitere Untersuchungen der Einheilungsvorgänge und der mechanischen Belastbarkeit ligamentären Einsatzes unterstützt werden müssen. Während der Rehabilitation sind neben den eingeführten und bewährten Methoden krankengymnastischer Begleit- und Nachbehandlung moderne Einrichtungen wie isokinetische Trainingsgeräte und Kraftmaschinen einzusetzen, deren Benützung aber exakt überwacht werden muß (Abb. 3).

Bereits erarbeitete Nachbehandlungsschemen sind als eine Art Leitfaden aufzufassen, von welchem entsprechend den Anforderungen des Einzelfalles Abweichungen erlaubt sind. Nur die enge Zusammenarbeit zwischen Arzt, Patient, Krankengymnast, Physiotherapeut, Trainer und Vereinsfunktionär bietet die Voraussetzung, die einem "geflickten Schuh" vergleichbare Bandplastik zu langer Lebenszeit bei ausreichender Stabilität und Belastbarkeit zu verhelfen (Abb. 4).

Auf der Grundlage der genannten Kriterien für ein sportlich abgestimmtes Reha-Training ist es in vielen Fällen möglich, auch nach Bandplastiken volle Sportfähigkeit zu erreichen und damit den eingangs zitierten Ansprüchen Bocks gerecht werden zu können.

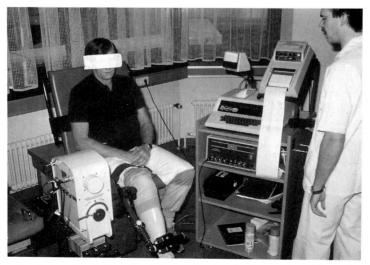

Abb. 3. Isokinetisches Trainingsgerät der 1. Generation (Cybex) zur Übungstherapie nach Kniebandplastik

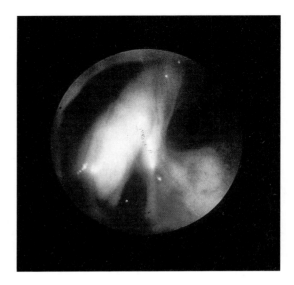

Abb. 4. Zustand nach Ersatzplastik des vorderen Kreuzbandes mit sehr gutem Ergebnis bei Kontrollarthroskopie (24 Monate p.o.)

Literatur

1. Ahrendt E (1983) Sportmedizinische und methodische Rehabilitationsprinzipien beim Wiederaufbau des Sportlers nach Sprunggelenkesverletzungen. Med Sport 23:1–3
2. Blauth W (1985) Gedanken zur Kreuzbandrekonstruktion unter besonderer Berücksichtigung von synthetischem Ersatzmaterial. Unfallchirurg 88:118–125
3. Blauth W, Schuchardt E (1987) Kapsel- und Bandverletzungen des Kniegelenkes. Dtsch Z Sportmed 38, 2:40–50
4. Franke K (1986) Traumatologie des Sports. Thieme, Stuttgart New York
5. Hackenbruch W, Henche HR (1981) Die ambulante Betreuung von Patienten bei bandplastischem Eingriff am Kniegelenk. Orthop Praxis 9:720
6. Haupt PR, Duspiva W (1987) Krankengymnastische Behandlung bei Kniebandverletzungen. Z Krankengymnastik (KG) 39, 9
7. Müller W (1982) Das Knie. Springer, Berlin Heidelberg New York
8. Steadman JR (1983) Rehabilitation of acute injuries of the anterior cruciate ligament. Clin Orthop 172:129
9. Weise K, Wentzensen A, Keller E (1984) Rekonstruktionsmöglichkeiten bei veralteten Kapselbandläsionen am Kniegelenk. In: Jeschke D (Hrsg) Stellenwert der Sportmedizin in Medizin und Sportwissenschaft, Symposium Tübingen 1983. Springer, Berlin Heidelberg New York Tokyo
10. Wentzensen A (1985) Wiederherstellung und biomechanische Bedeutung des vorderen Kreuzbandes. Habilitationsschrift für das Fach Unfallchirurgie der Med. Fakultät Eberhard-Karls-Universität, Tübingen
11. Wolff R, Rogmans D (1985) Maßnahmen zur Wiederherstellung der Sportfähigkeit nach Bandplastiken. In: Franz I-W, Mellerowicz H, Noack W (Hrsg) Training und Sport zur Prävention und Rehabilitation in der technisierten Umwelt. Springer, Berlin Heidelberg New York Tokyo

Die Sportfähigkeit nach Kniebandplastiken

P. Lobenhoffer und M. Blauth

Unfallchirurgische Klinik, Medizinische Hochschule Hannover, Konstanty-Gutschow-Straße 8, D-3000 Hannover 61

Die Sportfähigkeit stellt ein wesentliches Kriterium für den Erfolg einer Kniebandplastik dar. Nicht nur ist die Sportausübung für viele Patienten wesentliches Argument für den Eingriff, auch beim sportlich weniger Engagierten stellt die Sportfähigkeit den Beweis für ein belastbares und voll rehabilitiertes Kniegelenk dar. Im Idealfall definieren wir die Sportfähigkeit so, daß weder Qualität noch Quantität der gewünschten Sportausübung durch das operierte Knie beeinträchtigt werden.

Welche Kriterien liegen uns nun zur Beurteilung der Sportfähigkeit vor? Orientierend können wir biologische Faktoren, bedingt durch die Wahl des Kreuzbandtransplantats, von physiologischen Faktoren, bedingt durch Funktion des Gelenkes, unterscheiden.

1 Biologische Faktoren

Hierbei muß das Einheilverhalten des Kreuzbandtransplantats und davon abhängig die Belastbarkeit des Transplantats und des Gelenks berücksichtigt werden. Für das heute am häufigsten verwendete Material, das Lig. patellae-Drittel, gibt es tierexperimentelle Untersuchungen an verschiedenen Großtieren [1–4, 6, 8, 16–18]. Die Ergebnisse lassen sich dahingehend zusammenfassen, daß eine Revascularisierung des freien Transplantats nach 8 Wochen erreicht ist, daß dann umfangreiche Resorptions- und Umbauvorgänge einsetzen und daß eine Restrukturierung in gerichtetes zugfestes Kollagengewebe mindestens 30 Wochen benötigt.

Die Konsequenz aus diesen Ergebnissen muß sein, daß nach einer Kreuzbandplastik mittels Lig. patellae-Drittel eine Belastung des Gelenks z.B. durch sportliches Training nicht vor 9 Monate postoperativ vertreten werden kann.

2 Physiologische Faktoren

Stabilität

Ein wesentliches Kriterium stellt die erreichte Gelenkstabilität dar. Zur Prüfung der Laxität in a.p.-Richtung erscheint uns bei Nachkontrollen das KT-1000-Arthrometer am geeignetsten [13]. Es liefert quantitative Daten, erlaubt eine schmerzlose Messung ohne Rotationsblockade der Tibia, die Meßwerte zeigen eine hohe Trennschärfe. Daneben ist die wesentliche klinische Prüfung der pivot-shift-Test, der allerdings erst frühestens 1/2 Jahr postoperativ durchgeführt werden darf, da er eine erhebliche Belastung des vorderen Kreuzbandtransplantates erzeugt. Bei positivem shift ist auf Grund des damit verbundenen Subluxationsmechanismus bei dynamischer Belastung des Gelenks mit einer raschen Meniscus- und Knorpelschädigung zu rechnen.

Beweglichkeit

Ein ausreichender Bewegungsumfang muß erreicht sein, um den Einsatz der operierten Extremität zu ermöglichen. Empirisch haben wir den wünschenswerten Bewegungsumfang auf mindestens 0/10/130° festgelegt. Dabei legen wir insbesondere Wert darauf, daß das aktive Streckdefizit nicht mehr als 10° beträgt, da andernfalls die stabilisierende Funktion des M. quadriceps nicht ausreichend zum Einsatz kommt.

Muskelkraft

Eine vollständige musculäre Wiederherstellung ist zum Schutz des operierten Gelenks entscheidend. Die häufig durchgeführten Umfangsmessungen der Extremität geben nur ungenügenden Aufschluß über die Kraft der kniegelenkübergreifenden Muskulatur, da Umfang und Kraft nur eine sehr lose Korrelation zeigen [9]. Besser ist es, als Kriterium die mittels des Cybex-Trainingsgeräts zu bestimmenden Drehmomentwerte zu benutzen, wobei es wegen der Muskelbalance wichtig ist, daß Strecker und Beuger einen ausreichenden Tonus aufweisen. Als Minimum erwarten wir vor Freigabe eines sportlichen Trainings 75% der Werte der unverletzten Seite, optimal sind 90% des Seitenvergleichs.

Koordination und Schnellkraft

Dieser Punkt darf keinesfalls unterschätzt werden, da ohne Training der neuromusculären Schutzreflexe ein erhebliches Risiko für eine erneute Verletzung besteht. Wir benutzen zwei einfache Tests zur Prüfung dieser komplexen Leistung. Der Proband muß eine 5stufige Treppe hinauf- und eine steile Rampe herablaufen und diese Übung fünfmal wiederholen (Abb. 1). Sowohl Qualität der Bewältigung wie die benötigte Zeit werden registriert. Daneben messen wir die maximale Strecke, die bei drei einbeinigen Sprüngen auf dem operierten Bein zurückgelegt werden kann [19].

Zusammenfassung

Die genannten Punkte müssen berücksichtigt werden, wenn postoperativ die Frage nach dem Beginn der Sportaufbauphase gestellt wird. Wir fordern einen postoperativen Zeitraum von über 9 Monaten (nach Lig. patellae-Plastik), eine ausreichende Stabilität mit negativem pivot-shift, einen Bewegungsumfang von mindestens 0/10/130°, eine Rehabilitation sowohl der Streck- wie der Beugemuskulatur und eine genügende neuromusculäre Koordination der operierten Extremität.

3 Ergebnisse

Wir führten zur Frage der langfristigen Sportfähigkeit nach Kreuzbandplastik eine Nachuntersuchung durch. Aus den Jahren 1979 bis 1982 wurden randomisiert 50 Patienten mit

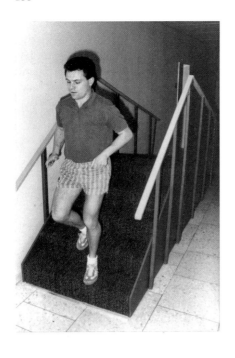

Abb. 1. Test der neuromusculären Koordination auf einer Treppe/Rampe

chronischer vorderer Knieinstabilität ausgewählt, wobei 25 mit einer Lig. patellae-Plastik nach Jones [10] sowie 25 Patienten mit einer rein extraarticulären Rekonstruktion nach Hughston versorgt worden waren. Das Verletzungsmuster war in beiden Gruppen vergleichbar, in 65% bestand eine anteromediale Komplexinstabilität, die übrigen Patienten wiesen eine isolierte Insuffizienz des vorderen Kreuzbandes auf. Die mittlere Nachuntersuchungszeit betrug 4,2 Jahre, das mittlere Alter bei der Operation in beiden Gruppen 30 Jahre. Die Patienten wurden hinsichtlich Aktivität und Sportfähigkeit sowohl vor ihrer Verletzung wie zum Zeitpunkt der Nachuntersuchung in einer 10stufigen Skala klassifiziert. Es zeigt sich, daß in der Gruppe mit extraarticulärer Plastik 36% der Patienten ihre Sportfähigkeit wie vor der Verletzung wiedererlangt hatten. Die übrigen Patienten mußten deutliche Einbußen in Kauf nehmen, die im Mittel fast ein Grad der Aktivitätsskala ausmachten (Abb. 2a).

Die Patientengruppe mit Lig. patellae-Plastik wies ein ähnliches Ergebnis auf. 24% der Patienten trieben in gleichem Maße Sport wie vor ihrer Verletzung, alle anderen mußten deutliche Einschränkungen hinnehmen. Allerdings hat hier präoperativ ein höherer sportlicher Anspruch vorgelegen als in der Gruppe mit extraarticulärer Plastik (Abb. 2b).

Als Ursache für die Funktionsminderung wurde über Bewegungseinschränkungen geklagt. So wiesen nur 40% der extraarticulär operierten und nur 20% der mit Lig. patellae-Plastik versorgten Patienten eine freie Streckung auf, Beugedefizite waren gleichfalls häufig (Abb. 3a, b).

Schmerzen waren ein zweiter wesentlicher Grund für die eingeschränkte Funktion des operierten Knies. In beiden Gruppen erreichten die Patienten in der Schmerzskala des

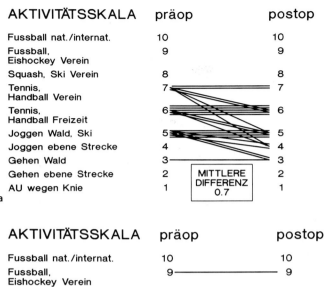

Abb. 2a, b. Prä- und postoperative Aktivität der Patienten vor der Verletzung und zum Zeitpunkt der Nachuntersuchung. Jeder Strich repräsentiert einen Patienten. **a** Extraarticuläre Plastik, **b** Lig.-patellae-Plastik

Lysholm-Score nur 21 (extraart. Plastik) bzw. 18 Punkte (Lig. patellae-Plastik), was erheblichen Beschwerden bei Belastung entspricht [12].

Die Gelenkstabilität zeigte dagegen nur einen geringen Einfluß auf die erreichte Sportfähigkeit. Hier schnitten die Lig. patellae-Plastiken gut ab und wiesen nur in 4% einen positiven pivot-shift und in 12% ein positives Lachmann-Zeichen über 1+ auf. Die extraarticulär operierte Gruppe wies dagegen erwartungsgemäß eine erhebliche Instabilität auf (Abb. 4).

4 Diskussion

Somit ergeben sich bei den vorderen Kreuzbandtransplantaten mit dem Lig. patellae Probleme aus den verbliebenen Bewegungseinschränkungen und den deutlichen Belastungs-

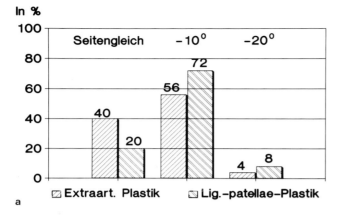

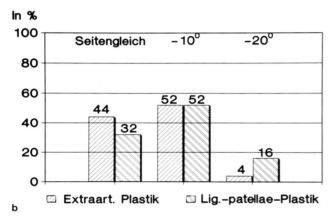

Abb. 3a, b. Streck- und Beugedefizit der 2 Kollektive zum Zeitpunkt der Nachuntersuchung. **a** Streckdefizit, **b** Beugedefizit

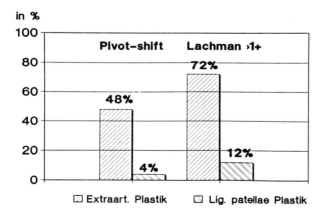

Abb. 4. Gelenkstabilität nach extraarticulärer und Lig. patellae-Plastik

schmerzen. Die reduzierte Beweglichkeit ist hauptsächlich auf die postoperative Gipsruhigstellung nach ausgedehntem Gelenkeingriff zurückzuführen. Die Schmerzen erklären wir durch Narbenbildung insbesondere im Bereich des Hoffaschen Fettkörpers und Knorpelschäden, gleichfalls verbunden mit der Ruhigstellung.

Die extraarticulären Plastiken weisen neben geringeren Einschränkungen der Beweglichkeit gleichfalls Schmerzen auf, die durch eine erhebliche Reinstabilität zu erklären sind. Hier ist auf Dauer mit einer progredienten Gelenkschädigung bei sportlicher Belastung des Gelenks zu rechnen [14].

Verbesserungsmöglichkeiten der Ergebnisse insbesondere nach Lig. patellae-Plastik ergeben sich aus einer schonenderen OP-Technik, die die Gelenktraumatisierung herabsetzt und damit Vernarbungen und Knorpelschäden reduziert. Die genauere Beachtung der isometrischen Plazierung des Transplantats ermöglicht daneben einen physiologischen Bewegungsablauf des Gelenks. Eine frühfunktionelle Nachbehandlung ohne Ruhigstellung des Gelenks erlaubt eine wesentliche Verbesserung der postoperativen Bewegungsumfänge [11]. Damit sind in Zukunft deutlich bessere Ergebnisse hinsichtlich der Sportfähigkeit unserer Patienten zu erwarten.

Aussagen über die Rehabilitationsmöglichkeiten von Patienten nach Ersatz des hinteren Kreuzbandes lassen sich auf Grund der heterogenen Operationsverfahren und der diskrepanten Ergebnisse noch nicht treffen [5, 7, 15]. Hier sind weitere Untersuchungen, insbesondere Langzeitbeobachtungen, erforderlich.

Literatur

1. Alm A, Ekström H, Gillquist J, Strömberg B (1974) The anterior cruciate ligament. A clinical and experimental study on tensile strength, morphology and replacement by patellar ligament. Acta Chir Scand (Suppl) 445
2. Arnoczky StP, Rubin RM, Marschall JL (1979) Microvasculature of the cruciate ligaments and its response to injury. J Bone Joint Surg (Am) 8, 61:1221–1229
3. Arnozcky SP, Tarvin GB, Marschall JL (1982) Anterior cruciate ligament replacement using patellar tendon. An evaluation of graft revascularisation. J Bone Joint Surg (Am) 64:217–224
4. Butler DL, Noyes FR, Grood ES, Olmstead AD, Hohm RB (1983) The effects of vascularity on the mechanical properties of primate anterior cruciate ligament replacements. Trans Orthop Res Soc 93
5. Cain TE, Schwab GH (1981) Performance of an athlete with straight posterior knee instability. Am J Sports Med 4, 9:203–208
6. Clancy WG, Narechania RG, Rosenberg T, Gmeiner JG, Wisnefske DD, Lange TA (1981) Anterior and posterior cruciate ligament reconstruction in rhesus monkeys. J Bone Joint Surg (Am) 8, 63:1270–1284
7. Clancy WG, Shelbourne D, Zoellner G, Keene JS, Reider B, Rosenberg T (1983) Treatment of knee joint instability secondary to rupture of the posterior cruciate ligament. J Bone Joint Surg (Am) 3, 65:310–322
8. Drobny KT, Müller W, Wentzensen A, Perren SM (1984) Das Hoffa-gestielte Patellarsehnentransplantat beim vorderen Kreuzbandersatz. First European Congress of Knee Surgery and Arthroscopy, Berlin
9. Gerber Chr, Hoppeler H, Claassen H, Robotti G, Zehnder R, Jakob RP (1985) The lower-extremity musculature in chronic symptomatic instability of the anterior cruciate ligament. J Bone Joint Surg (Am) 7, 67:1034–1043

10. Jones KG (1963) Reconstruction of the anterior cruciate ligament: a technique using the central one-third of the patellar ligament. J Bone Joint Surg (Am) 45: 925
11. Lobenhoffer P, Blauth M, Tscherne H (1988) Resorbierbare Augmentationsplastik und funktionelle Nachbehandlung bei frischer vorderer Kreuzbandruptur. Ein verbessertes Behandlungskonzept. Z Orthopädie
12. Lysholm J, Gillquist J (1982) Evaluation of knee ligament surgery results with special emphasis on use of a scoring system. Am J Sports Med 3, 10:150–154
13. Malcom L, Daniel D, Stone ML, Sachs R (1985) The measurement of anterior knee laxity after ACL reconstructive surgery. Clin Orthop 186:35–41
14. McDaniel JW, Dameron TB (1980) Untreated ruptures of the anterior cruciate ligament. A follow-up study. J Bone Joint Surg (Am) 5, 62:696–705
15. Moore HA, Larson RL (1980) Posterior cruciate ligament injuries. Results of early surgical repair. Am J Sports Med 2, 8:68–78
16. Noyes FR (1977) Functional properties of knee ligaments and alterations induced by immobilization. A biomechanical and histological study in primates. Clin Orthop 123: 210–239
17. Noyes FR, Grood E (1976) Strength of the anterior cruciate ligament in humans and monkeys. Age and species-related changes. J Bone Joint Surg (Am) 58:1074–1082
18. Noyes FR, Torvik PJ, Hyd WB et al. (1974) Biomechanics of ligament failure II. An analysis of immobilisation, exercise and reconditioning effects in primates. J Bone Joint Surg (Am) 56:1406–1418
19. Tegner Y, Lysholm J, Lysholm M, Gillquist J (1986) A performance test to monitor rehabilitation and evalute anterior cruciate ligament injuries. Am J Sports Med 2, 14: 156:159

Sportfähigkeit nach Kreuzbandverletzungen

M. Settner

Berufsgenossenschaftliche Unfallklinik Duisburg-Buchholz (Dir.: Prof. Dr. G. Hierholzer), Großenbaumer Allee 250, D-4100 Duisburg 28

Der Artikel wird sich nicht mit der immer wieder zu diskutierenden Frage der Operationstechnik, der OP-Indikation, über das Material des Kreuzbandersatzes und ob die primäre Kreuzbandnaht mit oder ohne Augmentation stattfinden sollte, beschäftigen. Die zentrale Frage des verletzten Sportlers "kann ich wieder Sport treiben und wenn, wann" bringt uns doch immer noch in eine gewisse Verlegenheit. Ja sogar die Forderung mancher Patienten nach einer Rekonstruktion des Kreuzbandes, damit er wieder Sport treiben könne, steht heute mehr denn je im Raum.

Hier wird die Forderung aus dem Hochleistungs- und Berufssport abgeleitet, in dem andere Regeln gelten als im normalen Leistungs- und Freizeitsport. Die Pressemitteilung, daß nach schweren Knieverletzungen nach 4–6 Monaten wieder Sport zu treiben ist und an Wettkämpfen teilgenommen werden kann, führen zu diesen völlig unrealistischen Einschätzungen, denen wir uns leider täglich stellen müssen.

Es muß daher deutlich und klar dargestellt werden, daß eine operative Behandlung eines Kreuzbandschadens unter dem Aspekt der Alltagsbelastung und der Arthroseverhütung zu sehen ist.

Ja selbst dieser Punkt wird heftig kritisiert, ob überhaupt Kreuzbandrupturen operiert werden müssen und nicht allein eine funktionelle Behandlung hier ausreichend sei.

Somit wird die Therapie immer undurchsichtiger. Der Patient, in die Diskussion miteinbezogen, wird mit Sicherheit keine Entscheidung fällen können.

Die Biomechanik des Kniegelenkes, die oft als Vierer-Gelenkskette aus der Mechanik beschrieben wird, ist uns auch heute noch nicht in allen Einzelheiten klar. Das Zusammenspiel der reflexogenen, perceptiven und nociceptiven Receptoren mit ihren topographischen Anordnungen auch im Bereich des Kniegelenkes und des Kreuzbandes, sind uns unzulänglich bekannt.

Das funktionelle Wirken der Muskulatur wird langsam deutlicher, aber trotzdem halten sich teilweise noch alte falsche Nachbehandlungsmethoden. So wird doch mancherorts immer noch in der Rehabilitation der Musculus quadriceps in den Vordergrund gerückt, ohne die Berücksichtigung, daß die ischiocurale Muskulatur als funktioneller Gegenspieler zum Kreuzband anzusehen ist und von daher hier auch eine intensive Nachbehandlung erfolgen muß. Ja selbst neueste isokinetische Trainer berücksichtigen nicht alle bekannten Faktoren. Denken Sie daran, daß die Fußrolle am falschen Punkt des Unterschenkels angebracht ist und somit ein ungünstiger Hebelarm und Drehmoment für das Kniegelenk erzeugt wird: Eine unnötige Belastungsspitze für das rekonstruierte Kreuzband.

All dies beantwortet aber nicht die uns gestellte Frage. Wir haben daher ein Konzept erarbeitet, an deren Verwirklichung wir zur Zeit arbeiten. Wir bemühen uns, paramedizinische Faktoren, die leider eine entscheidende Rolle spielen, aus dem Weg zu räumen.

Der Weg ist sehr mühsam (ein sportliches Rehabilitationszentrum). Zunächst wird vor der Operation mit dem Sportler die Problematik besprochen. Seine Erwartungen werden abgesteckt, die Realität deutlich dargelegt und das Nachbehandlungskonzept aufgestellt unter Berücksichtigung der beruflichen Situation.

Nach der Operation wird während des ersten stationären Aufenthaltes in der Regel 12–14 Tage zwischen 30° und 60° Beugung krankengymnastisch geübt. Ob nun aus der Gipsschiene heraus, mit einer Orthese oder einer Motorschiene möchten wir dahingestellt sein lassen. Zusätzlich hat aber in der ersten Phase, was völlig vergessen wird, ein Training der allgemeinen Ausdauer, der Rumpf- und Hüftmuskulatur zu erfolgen. Das gesunde Bein muß weiter trainiert werden. Der Mechanismus des sogenannten "over flow's" scheint unbekannt zu sein. Der Literatur, insbesondere der Trainingslehre, darf man hier entnehmen, daß eine Verbesserung der Ausgangssituation nach Abnahme des Gipses oder der Orthese von ca. 10% gegeben ist. (Warum dies nicht durchgeführt wird, kann ich ihnen leider nicht beantworten).

Auch leichte Kraftübungen mit Gips und im Gips sind möglich. Ist dieser optimal anmodelliert, lassen sich Bewegungen im Hüft- und Rumpfbereich mühelos durchführen, auch für die verletzte Seite. Insgesamt sollte hier das Ziel sein, die allgemeine Ausdauer und Muskelkraft zu erhalten. Übungen zur Koordinierung sind nur begrenzt möglich, ebenso für die Schnelligkeit. Die Flexibilität in den Nachbargelenken und dem Stamm kann selbstverständlich trainiert werden. Der Wunsch des Mediziners, daß in dieser frühen Phase schon ein Muskelzuwachs erreicht wird, ist und kann nur ein Wunschdenken bleiben. Erstes Ziel ist, die erhaltende Muskelmasse und die Koordinierung sowie die Flexibilität zu erhalten. Diese Art der Behandlung muß auch nach der stationären Behandlung fortgeführt werden, denn in der Regel wird eine 3—4wöchige ambulante Phase jetzt angeschlossen. Die wiederholte Praxis, hier die Patienten in Eigenregie die Übungen durchführen zu lassen, ist erstens bei abnehmbaren Orthesen gefährlich und zweitens bei der noch mangelhaften Kooperation in dieser frühen postoperativen Phase sehr unbefriedigend. Ich möchte hier noch einmal unterstreichen, daß es hier um normale Sportler geht und nicht um die hochmotivierten Berufssportler.

In der 5. bis 7., evtl. auch 9. Woche wird dann langsam die Beweglichkeit in den Winkelstellungen 20—80° gesteigert. Daneben muß das freie Patellaspiel gefördert werden. Hauptaugenmerk ist aber in der Verbesserung der inter- und intramusculären Koordinierung zu legen. Die "PNF" (Proprioceptive-neuromusculäre Fascillation) hat hier mit Sicherheit ihren festen Platz. Durch Reizung der Propriozeptoren (wie sie sich auch auf dem Kreuzband finden) wird die Reaktion des neuromusculären Mechanismus begünstigt und beschleunigt. Ein Vorteil besteht darin, daß ganze Muskelgruppen und -ketten und deren Zusammenspiel trainiert werden.

Ein Optimum der Koordinierung besteht bekanntlich beim Sport im Einschleifen eines optimalen Bewegungsmusters. Ein motorisch-dynamischer Stereo-Typ wäre anzustreben. Ein klassisches Beispiel ist der Bewegungsablauf beim Tennis. Hieran erkennt man aber gleichzeitig die Schwierigkeit, die in einem solchen Training liegt. Um so mehr muß hier bei der eingeschränkten Trainierbarkeit und dem erheblichen zeitlichen Faktor damit begonnen werden.

Zu den PNF-Übungen kommen dann noch Bewegungsbäder, Gehschule mit Abrollen des Fußes und allgemeine krankengymnastische Behandlungsschritte hinzu wie Kryotherapie, Elektrotherapie, manuelle Medizin und Ergotherapie.

(Daß in dieser Phase der Behandlung die Streckung nach wie vor nicht optimiert wird, hat sich allgemein durchgesetzt.)

Nach dieser stationären Behandlungsphase schließt sich dann die weitere ambulante Betreuung an: Ein regelrechter Einschnitt oder man könnte auch sagen eine negative Zensur. Die physikalische Therapie wird auf zwei-, vielleicht dreimal die Woche reduziert. Nötig wäre nach wie vor ein tägliches Training mit nunmehr auch Einsetzen des isokinetischen Trainingssystems im vollen Umfang. Die Belastung müßte langsam über Wochen gesteigert, die weitere Koordinierung müßte geübt werden, die Verbesserung der allgemeinen Ausdauer und der Muskelkraft sollte sich anschließen.

In der 12. bis 14. Woche sollte dann die Vollbelastung erreicht werden. Ab der 15. Woche ist es das Ziel, die volle Streckung zu erreichen. Komplexe Koordinierungsaufgaben sind zu stellen und zu erfüllen. Das Einbein-Stehen und -Gehen auf einer Weichmatte sowie ein leichtes Lauftraining sind hier gezielte Aufgaben, zu steigern mit kleinen Hindernissen. Zunehmendes intensives Radfahren ist gefordert. Training mit Kraftmaschinen, aber mit kleinsten Gewichten, ist anzustreben.

Die kleinen Gewichte müssen bevorzugt werden, um durch keine Fehlbelastung die Koordinierung zu stören bzw. durch die noch nicht optimale Koordinierung Kraftspitzen und unkontrollierte Muskelabläufe für Muskeln, Sehnenansätze und die entsprechenden reparierten Kreuzbänder zu vermeiden.

Ein allgemeines Sporttraining mit Laufen (sog. Jogging), Ski-Langlauf, Radfahren, Kraulen und Rückenschwimmen sollte im 6. Monat der Nachbehandlung erreicht sein.

Selbstverständlich ist hier, je nach Stand der Behandlung, die täglichen Übungen auf 3—4 Trainingseinheiten pro Woche zurückzunehmen. Diese Übungsmaßnahmen haben aber nach wie vor unter Aufsicht eines sogenannten "Rehabilitationstrainers" stattzufinden. Zwischenzeitlich muß aber der Sportler wieder Gymnastik und Übungen zur Verbesserung der Muskelausdauer durchführen.

Kontrolliert werden sollten diese Schritte durch das isokinetische Trainingssystem mit den angeschlossenen Computern, wie die Systeme des Cybex, des Acrons oder des Kin-Com. Erlaubt ist das allgemeine Training, wie oben angeführt, wenn ein Defizit von 10% zwischen gesunder und kranker Muskulatur im Rechts-Links-Vergleich vorliegt. Des weiteren muß das normale Verhältnis zwischen Streckung und Beugung von 3:2 erreicht sein. Dies kann man nur nach einer 5–6monatigen intensiven Behandlung erwarten. Die Voraussetzungen eigenständige Übungen, die wir jetzt in dieser Phase vorgeschlagen haben, werden unserer Meinung nach zu diesem Zeitpunkt erfüllt, da ein Patient, der bis zu diesem Zeitpunkt alle Maßnahmen durchgeführt hat, mit Sicherheit das Behandlungskonzept verstanden hat und sich daran halten wird. Also, wir können am ersten Schritt sagen, daß eine Sporterlaubnis nach 6 Monaten nach einem guten Rehabilitationsprogramm möglich und erlaubt ist. Jogging, Radfahren, Schwimmen wie Kraulen/Rücken, Ski-Langlauf, Gehen, Gymnastik etc. sind möglich. Die Technikteile für die Sportarten Volleyball, Basketball, Handball ohne Sprungübungen und Gegnerkontakt sind erlaubt. Technische Übungen im Fußball wie das Laufen mit geführtem Ball durch Stangen hindurch etc. ist möglich und sollte gefördert werden.

Der volle Einsatz in den Kampfsportarten oder Sportarten mit Körperkontakt ist aber frühestens nach 9 Monaten bzw. 12 Monaten je nach Kampfsportart erlaubt. Auch hier schließen wir uns der allgemeinen Literatur an.

Die Anforderungen sind, das wissen wir, sehr hoch. Es bedarf besonders an geeignetem Personal. Die Krankengymnastin mit einem Sportdiplom wäre ein Idealfall. Eine Lösung ist vielleicht, eine Krankengymnastin mit einem Diplom-Sportlehrer zusammen diese Rehabilitation durchführen zu lassen. Der sogenannte Rehabilitationstrainer (ein Studiengang Diplom-Sportlehrer plus 2semestrigem Aufbaustudium) ist zur Genehmigung der Landesregierung Düsseldorf vorgelegt worden. Das erscheint uns insgesamt aber als Studienplan sehr dürftig. Auch besteht die Gefahr, daß diese wichtige Nachbehandlung in die Hände der sogenannten Fitness-Center bzw. Body-Building-Studios abgleitet. In jeder Zeit der Nachbehandlung muß aber bei auftretenden Komplikationen der Operateur dazu Stellung nehmen können. Auch ist der Operateur derjenige, der Komplikationen im Vorfeld erkennen kann. Es muß gewährleistet sein, daß in dieser langen Nachbehandlungsphase die ärztliche Betreuung durch den Operateur weitestgehendst gesichert ist.

Somit kann ich zusammenfassend sagen:
Eine Sportfähigkeit ist nach Kreuzbandverletzungen gegeben, aber nur dann, wenn eine optimale Nachbehandlung durchlaufen wird. Sportarten, ich wiederhole, wie Joggen, Radfahren, Schwimmen, Ski-Langlauf, Gehen, Gymnastik sind nicht nur erlaubt sondern gefordert, um die im nachhinein auftretende mehr oder weniger starke Instabilität musculär zu kompensieren.

Kampfsportarten und Sportarten mit Gegnerkontakt, dazu zählen wir auch Volleyball, Basketball oder Sportarten mit schnellen abrupten Bewegungsabläufen wie Tennis, Squash usw., sind sehr eingeschränkt zu erlauben. Zu erlauben sind sie nur dann, wenn die Sportart regelmäßig mit einem 3–4maligen Training in der Woche absolviert wird und nicht, und das ist das gefährliche Gegenteil, Gelegenheitssport betrieben wird, der nebenbei vielleicht alle 14 Tage einmal stattfindet. Hier besteht die Gefahr, bei mangelhaftem Training aller fünf motorischen Hauptbeanspruchungsformen, daß die falschen Bewegungsmuster Folgeverletzungen erzeugen.

Bei nicht stattgefundener Nachbehandlung und Aufbautraining ist absolutes Sportverbot für die obengenannten negativen Sportarten auszusprechen. Bei unbefriedigenden klinischen Ergebnissen darf der verantwortungsbewußte Sportmediziner sich nicht scheuen, auch Sport zu verbieten, aber auch hier nur von den Negativ-Sportarten.

Das Sportlerglück allein liegt nicht im Fußball.

Die Sportfähigkeit nach Bandplastiken am oberen und unteren Sprunggelenk

H. Zwipp, E. Scola und H. Thermann

Unfallchirurgische Klinik der Medizinischen Hochschule Hannover, Konstanty-Gutschow-Straße 8, D-3000 Hannover 61

Einleitung

Seit dem radiologischen Nachweis der chronischen OSG-Instabilität von Moehring im Jahre 1916 als "habituelle Luxatio pedis" und der pathomechanischen Definition der Instabilität in 2 Ebenen durch Dehner als "Adduktionsupinationsdistorsion" im Jahre 1933 — was heute als antero-laterale Rotationsinstabilität definiert ist — sind bisher mehr als 40 operative Methoden zur Behandlung dieses Krankheitsbildes bekannt geworden.

Tenodesetechniken haben sich zur Restabilisierung seither bewährt, werden aber von verschiedenen Autoren [1, 2, 4, 5, 7, 9] zugunsten der direkten Bandrekonstruktion oder Periostlappenplastik wegen der nicht-anatomischen Komponente und der konsekutiven Supinationseinbuße abgelehnt.

In der vorliegenden Arbeit sollte anhand des eigenen Krankengutes die Sportfähigkeit nach modifizierter Tenodesetechnik bei OSG- und USG-Instabilität bzw. kombinierten Instabilitätsformen überprüft werden.

Krankengut und Methodik

In der Unfallchirurgischen Klinik der Medizinischen Hochschule Hannover wurden von 1972–1986 insgesamt 347 rekonstruktive Eingriffe bei isolierter Instabilität des OSG durchgeführt (Tabelle 1), wobei seit 1981 zunehmend mehr Periostlappenplastiken und direkte Bandrekonstruktionen zuungunsten der Tenodesetechnik angewandt wurden (Abb. 1).

Nach Einführung einer speziellen Röntgentechnik zur Erkennung der isolierten Instabilität des Subtalargelenkes [13] wurden von 1981 bis 1986 insgesamt 37 Patienten mit isolierter Instabilität des USG (n = 19) und kombinierter Instabilität OSG/USG (n = 18) mit einer speziellen modifizierten Elmslie-Tenodese [15] versorgt (Tabelle 2).

Tabelle 1. Operative Verfahren bei chronischer ALRI-OSG (n = 347), 1972–1986

Tenodese – mod. Evans	124
Periostlappenplastik	58
Bandrekonstruktion	65

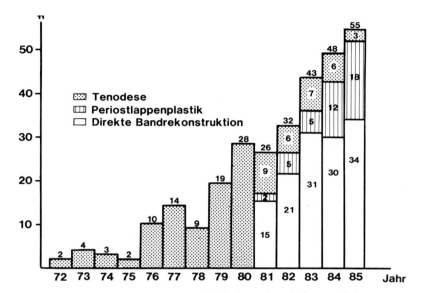

Abb. 1. Wandel der Op-Technik zur direkten oder indirekten Bandrekonstruktion zuungunsten der Tenodese-Technik in den Behandlungsjahren 1972 bis 1985

Tabelle 2. Operations-Verfahren bei chronischer ALRI-OSG/USG (n = 37), 1981–1986

mod. Elmslie – USG	19
mod. Elmslie – USG/OSG	18

Das mittlere Alter der Patienten betrug zur Zeit der Operation 28 Jahre, das asymptomatische Intervall von der anzunehmenden Erst-Ruptur bis zur dynamischen Dekompensation und Operation betrug im Mittel 8 (0,5–16) Jahre, die mittlere Zeitspanne bei den Patienten, bei denen noch eine direkte Bandrekonstruktion am OSG möglich war, betrug 2 (0,5–6) Jahre.

Von den Patienten, die in der vorliegenden Studie zur Beurteilung der Sportfähigkeit kontrolliert wurden, waren 62% präoperativ nicht sportfähig, 38% nur bedingt, d.h. mit Tape-Verband oder Orthese.

Präoperativ wurden zur Operationsplanung klinische und radiologische Stabilitätsprüfungen vorgenommen (Abb. 2).

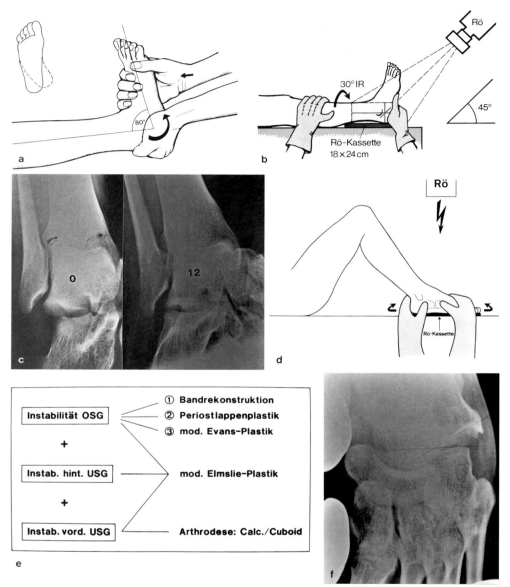

Abb. 2a–f. Klinische und radiologische Stabilitätsprüfung, Verfahrenswahl: **a** Bei der klinischen Prüfung der isolierten Instabilität im Subtalargelenk wird der Fuß maximal dorsal flektiert, so daß sich der Talus mit seiner breiteren Rolle in der Knöchelgabel fest einstellt, und ein vermehrtes mediales Abkippen des Fersenbeines bei Varusstreß erkennbar wird. **b** Röntgentechnik der gehaltenen Aufnahme des Subtalargelenkes. **c** Bei Instabilität des Subtalargelenkes shiftet der Calcaneus nach medial, eine talo-calcaneare Kippung wird sichtbar (*links*). Stabile Verhältnisse 12 Monate nach modifizierter Elmslie-Plastik (*rechts*). Werte der oberen Norm: 5 mm Medialverschiebung, 5° talo-calcaneare Kippung. **d** Röntgentechnik der gehaltenen Aufnahme vorderes USG. **e** Patient mit chronischer Instabilität im vorderen USG mit calcaneo-cuboidaler Kippung und bereits fortgeschrittener Arthrose. **f** Operative Verfahrenswahl

Das operative Procedere wurde wie präoperativ geplant – bzw. intraoperativ korrigiert – nach einem abgestuften Verfahrensplan (Abb. 2f) durchgeführt, der verschiedene Op.-Techniken vorsieht (Abb, 3, 4, 5) wie früher beschrieben [16, 17].

Die Nachbehandlung erfolgte bei allen rekonstruktiven oder bandplastischen Maßnahmen mit einer Ruhigstellung im Gehgipsverband für insgesamt 6 Wochen. Danach wurde das bereits präoperativ begonnene Muskeltraining mit Eigenreflexaufschulung wiederaufgenommen, zusätzlich eine laterale Schuhranderhöhung von 0,5 cm für 6 Monate rezeptiert.

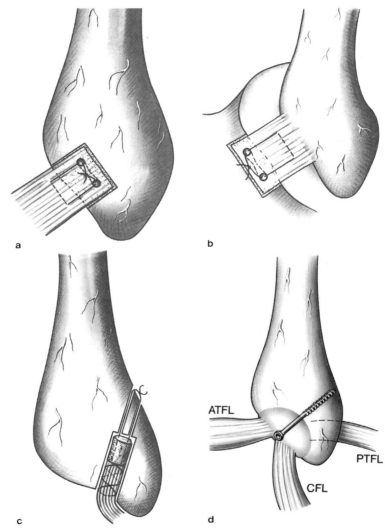

Abb. 3a–d. Techniken der direkten Bandrekonstruktion, wobei das fehlverheilte Band an den anatomischen Ort zurückgebracht wird und dort mit transossären Nähten nach Anfrischen des Insertionsbereiches angeheftet wird

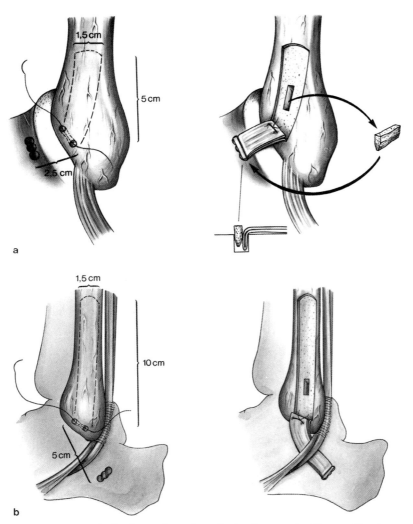

Abb. 4a, b. Technik der gedoppelten Periostlappenplastik zum Ersatz nur eines der Bänder (FTA oder FC)

Ergebnisse

Von den 129 Patienten, die im Mittel 5 Jahre postoperativ nach einem 100-Punkte-Schema [12] kontrolliert wurden, waren 79% der Patienten erst durch die Operation (im Mittel nach 1 Jahr), wieder voll sportfähig geworden, 12% bedingt sportfähig, nur 9% sportunfähig verblieben (Tabelle 3, 4). An Komplikationen konnten bei 129 bandplastischen Maßnahmen 2 tiefe Weichteilinfekte beobachtet werden, die nach radikalem Debridement zur Ausheilung kamen. Des weiteren wurden 2 Wundrandnekrosen beobachtet und 2 Hämatome

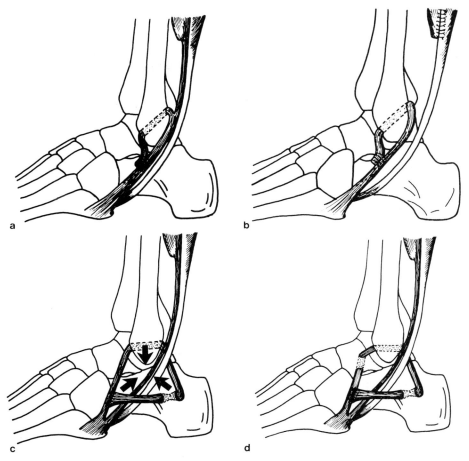

Abb. 5a–d. Tenodese-Techniken. **a** Modifizierte Evans-Plastik mit halber Peronaeus brevis-Sehne. **b** Modifizierte Evans-Plastik mit Verwendung der gesamten Sehne. **c** Modifizierte Elmslie-Plastik bei isolierter Instabilität des Subtalargelenkes. **d** Modifizierte Elmslie-Plastik zur Stabilisierung des OSG und USG bei kombinierter Instabilität

revidiert. Eine Thrombose mit einer klinisch gut zu behandelnden Lungenembolie konnte nur in einem Fall gesehen werden.

Ein Supinationsdefizit von 7,5° im Mittel war nur bei 38% aller Patienten beobachtbar.

Diskussion

Die Auffassung verschiedener Autoren [2, 10, 11], daß die Tenodeseverfahren mit der Peronaeus brevis oder longus-Sehne als unphysiologisch abzulehnen seien, kann nach früheren Untersuchungen [12, 16] und den vorliegenden Ergebnissen nur eingeschränkt geteilt werden. Erhebliche Einbußen der Supination, wie von Evans 1953 beschrieben, konnten

Tabelle 3. Ergebnisse in der Gesamtbeurteilung nach einem 100 Punkte Schema (n = 129)

Op-Methode	n	sehr gut	gut	befriedigend
mod. Evans	98	39	50	9
mod. Elmslie	31	12	17	2

Tabelle 4. Sportfähigkeit postoperativ bei gegebener Sportunfähigkeit präoperativ in 62% der Fälle, bedingter Sportunfähigkeit (Tape, Orthese) in 38%

Op-Methode	ja	bedingt	nein
mod. Evans	79%	12%	9%
mod. Elmslie	26/31	3/31	2/31

bei der Anwendung einer modifizierten Technik in diesem Ausmaß nicht gesehen werden. Eine mittlere Supinationseinbuße von 7,5° bei 38% aller Patienten stellte keine Einschränkung der Sportfähigkeit dar und wurde von den meisten Patienten nicht bewußt wahrgenommen. Eine Schwächung der Peronealmuskulatur konnte weder subjektiv von dem Patienten noch klinisch gesehen werden, selbst bei Verwendung der ganzen Peronaeus brevis-Sehne der ersten Behandlungsjahre.

Die 9% befriedigenden Ergebnisse bzw. die 2 von 31 Patienten mit modifizierter Elmslie-Plastik am OSG/USG, die sich auch in den 9% bzw. 2 von 31 sportunfähigen Patienten (Tabelle 3, 4) widerspiegeln, waren bedingt durch arthritische Beschwerden aufgrund der präoperativ langjährig bestehenden OSG-Instabilität, so daß der relative Mißerfolg nicht der operativen Methode, sondern der zu spät gestellten Indikation anzulasten war.

Als Nachteile der Methodik können neben dem irrelevanten Supinationsdefizit eher eine erhöhte Komplikationsrate mit 2 tiefen Weichteilinfekten gelten, welche zwar nach radikalem Debridement zur Ausheilung kamen, aber bei direkt rekonstruktiven Eingriffen bzw. Periostlappenplastiken (n = 213) nicht beobachtbar waren.

Wie früher dargestellt [15] lassen direkte Bandrekonstruktionen und Periostlappenplastiken nahezu keinerlei Supinationseinbußen erkennen, sind aber bei der radiologischen Stabilitätstestung geringfügiger instabil (7,1° Taluskippung, 5,2 mm Talusvorschub im Mittel) als die angewandte modifizierte Tenodesetechnik, die in der Regel als mechanisch stabilste Methode gelten kann (3,3° Taluskippung, 4,8 mm Talusvorschub im Mittel).

Zusammenfassung

1972 bis 1986 wurden in der Unfallchirurgischen Klinik der Medizinischen Hochschule Hannover insgesamt 347 rekonstruktive Bandoperationen am oberen Sprunggelenk durchgeführt, davon 124 als modifizierte Evans-Plastik. Im Zeitraum 1981 bis 1986 wurden 37 Patienten mit isolierter Instabilität des Subtalargelenkes bzw. bei kombinierter Instabilität des OSG/USG mit einer modifizierten Elmslie-Plastik versorgt. 79% der kontrollierten Patienten mit modifizierter Evans-Tenodese und 26 von 31 untersuchten Patienten mit modifizierter Emslie-Plastik wurden erst durch den operativen Eingriff wieder sportfähig, 12% (bzw. 3/31) nur bedingt und 9% (bzw. 2/31) nicht sportfähig. Die Ursache der weniger erfolgreichen Ergebnisse lag nicht in einer relevanten Supinationseinbuße, sondern in arthritischen Beschwerden aufgrund der bereits präoperativ jahrelang bestehenden Instabilität (Arthrose Grad II nach Bargon). Eine gewisse Selektion dieses Patientengutes war dadurch gegeben, daß bei der Indikationsstellung der chronischen ALRI-OSG seit 1981 eine Tenodesetechnik nur dann angewandt wurde, wenn beide Bänder völlig insuffizienzt und nicht rekonstruierbar waren, eine langjährige Anamnese und eine erhebliche mechanische Instabilität bestand. Verfahren der ersten Wahl — wie die direkte Bandrekonstruktion — sind erfahrungsgemäß nur bei kurz- oder mittelfristiger Anamnese möglich (im Mittel 2 Jahre), Verfahren der zweiten Wahl wie die gedoppelte Periostlappenplastik kommen dann zum Einsatz, wenn nur eines der beiden Bänder (FTA oder FC) ersetzt werden muß. Für kombinierte Instabilitäten des OSG/USG bzw. bei isolierter Instabilität des USG sind direkte bandrekonstruktive Techniken nicht möglich. Patienten mit diesem Krankheitsbild weisen häufig eine lange Phase der Instabilität auf, da die Entität dieser Instabilitätsform wenig bekannt, oftmals verkannt und meist frustran konservativ vorbehandelt ist. Als Nachteil der Tenodese-Technik muß eine etwas erhöhte Komplikationsrate gegenüber anderen bandrekonstruktiven Eingriffen angesehen werden, als Vorteil die dauerhafte mechanische hohe Stabilität.

Literatur

1. Blanchet A (1974) La refection capsulo-ligamentaire dans les instabilites chroniques de la tibio-tarsienne. Rev Chir Orthop (Suppl II) 61:175
2. Broström L (1966) Sprained ankles. IV. Surgical treatment of "chronic" ligament ruptures. Acta Chir Scand 132:551
3. Dehne E (1933) Die Klinik der frischen und habituellen Adduktions-Supinations-Distorsion des Fußes. Dtsch Chir 242:40
4. Duquennoy A, Decoulx J, Bouretz JC (1972) Les lesions ligamentaires du cou-de-pied. Acta Orthop Belg 38:672
5. Erikkson E (1981) Diskussionsbemerkung: International Course on Treatment of Ski Injuries. Bormio, Italy, 5.–7.6.1981
6. Evans DL (1953) Recurrent instability of the ankle — a method of surgical treatment. Proc Roy Soc Med 46:343
7. Moberg E (1973) Zitat n. Huggler AH [14]
8. Moehring P (1916) Ein Fall von habitueller Luxatio pedis. Monatsschr Unfallheilkunde 23:41
9. Kuner EH (1983) Die Periostzügelplastik bei der habituellen Distorsion des oberen Sprunggelenkes — eine einfache und sichere Methode. In: Rahmanzadeh R, Faensen M (Hrsg) Bandverletzungen am Schulter-, Knie- und Sprunggelenk. Schmelzor, Konstanz
10. Stören H (1959) A new method for operative treatment of insufficiency of the lateral ligaments of the ankle joint. Acta Chir Scand 117:501
11. Weber BG, Hupfauer W (1969) Zur Behandlung der frischen fibularen Bandruptur und der chronischen fibularen Bandinsuffizienz. Arch Orthop Unfall-Chir 65:251
12. Zwipp H, Oestern HJ (1981) Ergebnisse einer muskelaktivierten M. peroneus brevis-Plastik. Akt Traumatol 11:185
13. Zwipp H, Tscherne H (1982) Die radiologische Diagnostik der Rotationsinstabilität im hinteren unteren Sprunggelenk. Unfallheilkunde 85:494

14. Zwipp H, Oestern HJ (1983) Die Bandrekonstruktion am oberen Sprunggelenk. In: Rahmanzadeh R, Faensen M (Hrsg) Bandverletzungen am Schulter-, Knie- und Sprunggelenk. Schmetzor, Konstanz
15. Zwipp H, Tscherne H (1984) Zur Behandlung der chronischen Rotationsinstabilität im hinteren unteren Sprunggelenk. Unfallheilkunde 87:196–200
16. Zwipp H, Tscherne H (1984) Zur Behandlung der chronischen antero-lateralen Instabilität des oberen Sprunggelenkes: Direkte Bandrekonstruktion – Periostlappenplastik –Tenodese. Unfallheilkunde 87:405
17. Zwipp H, Krettek CH (1986) Diagnostik und Therapie der akuten und chronischen Bandinstabilität des unteren Sprunggelenkes. Orthopäde 15:472–478

Sportfähigkeit nach endoprothetischer Versorgung

H. Mittelmeier und J. Heisel

Orthop. Univ.-Klinik und -Poliklinik (Direktor: Prof. Dr. H. Mittelmeier), D-6650 Homburg/Saar

Der Sport spielt heute hierzulande als Leistungssport, aber auch sog. Breitensport, eine große Rolle. Andererseits sind aber auch viele, vor allem ältere Menschen, hierzulande sportlich nicht mehr aktiv tätig.

Im Fall einer schweren destruktiven Gelenkerkrankung, insbesondere der stark belasteten Hüft- und Kniegelenke, ergibt sich meistens zwangsläufig eine *Einschränkung der Sportfähigkeit,* da bei stärkerer Belastung und extremer Gelenkbewegungen vermehrt Schmerzen auftreten. Beschwerden bei stärkerer sportlicher Belastung allein stellen jedoch in der Regel keine Indikation zum Gelenkersatz dar. Erst wenn *auch im allgemeinen Leben starke therapieresistente Beschwerden* vorliegen, welche auch mit gelenkerhaltenden Operationen nicht mehr beseitigt werden können, ergibt sich die *Indikation zur Versorgung mit einer Endoprothese.* Dennoch spielt bei der Entscheidung des Patienten für die endoprothetische Versorgung vielfach der Wunsch mit, hierdurch wieder Sportfähigkeit zu erlangen. Das hieraus erwachsende Aufklärungsbedürfnis der Patienten verlangt eine Stellungnahme des Arztes, für die allgemeine Grundsätze, inzwischen langjährige Erfahrung, Berücksichtigung der Art der prothetischen Versorgung und auch individuelle Gesichtspunkte maßgeblich sind.

Grundsätzliches

Bei den Kunstgelenken handelt es sich um *technische Produkte,* welche – im Gegensatz zu den natürlichen Skelettstrukturen – durchaus der Gefahr mechanischer Überlastung und insbesondere auch des Verschleißes ausgesetzt und zu keiner spontanen Regeneration mehr fähig sind. Dabei ist insbesondere zu berücksichtigen, daß es sich hierbei nicht nur um das

Problem einzelner *Höchstbelastungen* dreht, sondern insbesondere die *Dauerbelastung* eine bedeutende Rolle spielt.

Die bei den Endoprothesen heute viel verwendeten *Edelmetalle* unterscheiden sich bereits deutlich bezüglich ihrer Festigkeit. Der von Charnley ursprünglich verwendete rostfreie Stahl ist zugunsten verbesserter Stähle, aber anderer Edelmetall-Legierungen (hauptsächlich mit Cobalt-Chrom, Nickel, Molybdän, Titan, Vanadium u.a.), in den Hintergrund getreten. Mit diesen Legierungen konnte die Zug- und Biegebelastungsfähigkeit, insbesondere aber auch die Dauerwechselbiegefestigkeit, wesentlich gesteigert werden. Wurden in der Anfangszeit, vor allem auch noch bei varischer hoher Fehlimplantation, relativ viele *Stielbrüche* mit den Cobalt-Chrom-Gußlegierungen berichtet (Beck et al.), so sind dieselben heute durch die verbesserten Legierungen zur *Seltenheit* geworden. Es ist aber zu berücksichtigen, daß Prothesen mit Oberflächenstrukturierungen zum Zwecke zementfreier Verankerung, insbesondere bei nachträglicher Beschichtung, eine Verminderung der Festigkeit erfahren, welche allerdings in der Regel für *normale* Belastungen noch im Toleranzbereich liegt.

Weitaus problematischer sind die *Polymere,* vor allem das heute noch sehr häufig verwendete Polyäthylen und der PMMA-Knochenzement. Hier haben wir bei Auswertung unserer revisionsbedürftigen Hüftprothesen mit Polymeren noch eine beachtliche Quote von Polyester- aber auch *Polyäthylen-Pfannenbrüchen* gesehen, vor allem aber die bei zementierten Prothesen mit aseptischen Lockerungen fast regelmäßig anzutreffenden *Zementbrüche* (Abb. 1).

Während die metallischen Werkstoffe die Eigenschaft der sogenannten *Dauerschwingfestigkeit* besitzen, d.h. einer bestimmten Belastung dauerhaft gewachsen sein können, trifft dies für die einfachen Polymere nicht zu. Bei diesen fällt vielmehr die Dauerwechselbiegefestigkeit im Laufe der Zeit immer mehr ab, so daß es letztlich fast nur eine Frage der Zeit ist, bis sie schließlich brechen, wie wir bereits 1956 in unserer ersten Untersuchung über die Judet-Prothesen aus Plexiglas festgestellt haben, welches ja dem Knochenzement chemisch entspricht (PMMA).

Während rostfreier Stahl eine *Dauerschwingfestigkeit* von etwa 250 N/mm^2, verbesserte Metall-Legierungen etwa 400 bis 500 N/mm^2 zeigen, beträgt die annähernde Dauerschwingfestigkeit (nach 20 Millionen Lastwechseln) beim PMMA-Knochenzement in hochviscöser Form nur etwa 8 N/mm^2, bei den vor allem in Amerika empfohlenen niederviscösen Zementen dagegen nur etwa 2 bis 3 n/mm^2, also *allenfalls ein Fünfzigstel der gebräuchlichen Metalle.*

Dementsprechend stellt auch gemäß der inzwischen etwa 25jährigen Erfahrung mit zementierten Prothesen der zur Verankerung derselben verwendete Knochenzement zweifelsfrei das schwächste Glied dar und ist die häufigste Ursache für die schließlich auftretenden Fehlschläge. Dabei spielt auch der *Abrieb* eine gewisse Rolle, da er zu *Separationsgranulomen* zwischen Zement und Knochen führen kann, so daß der Zement die Stützung des Knochens verliert, erhöhten Schwingungen ausgesetzt ist und somit leichter brechen kann (Abb. 2).

Insbesondere aber zeigen verschiedene Untersuchungen, daß *bei jüngeren Patienten* mit stärkerer beruflicher und insbesondere auch sportlicher Belastung die zementierten Prothesen wesentlich früher versagen als bei älteren, nicht mehr berufstätigen und meistens auch im täglichen Leben weniger aktiven Menschen (Pellici u.a.).

Dementsprechend hat Charnley auch selbst die zementierbare Hüftprothetik auf *ältere relativ inaktive Patienten jenseits des 60sten Lebensjahres* beschränkt.

Die *Fremdkörpergranulome auf Abriebmaterial und den Zement,* die mit einer Destruktion des Kochenlagers der Prothese einhergehen, führen aber auch zu einer *Bruchgefährdung des Knochens,* vor allem im Femurbereich. Schon bei Normalbelastung können nach einigen Jahren Spontanfrakturen auftreten; bei höherer Sportbelastung kann es dadurch aber schon *früher* zum Knochenbruch kommen (Abb. 3).

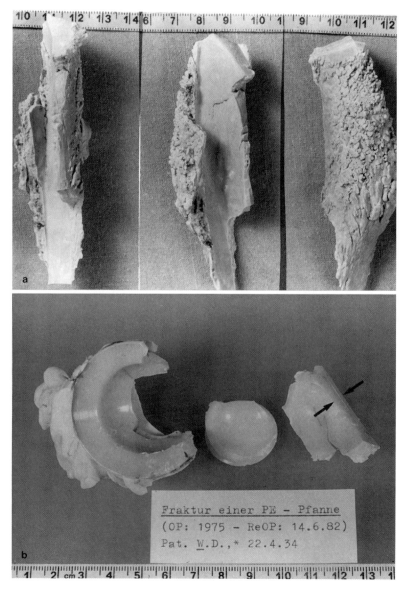

Abb. 1a, b

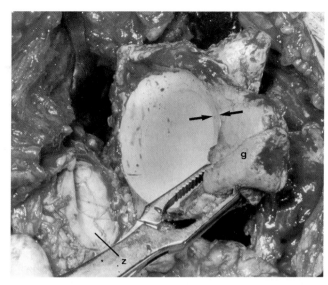

Abb. 2. OP-Situs bei Wechsel einer konventionellen zementierten Metall-PE-Prothese (Charnley-Müller). Nach Entfernung des Femurteils der Prothese zeigt sich der *in mehrere Bruchstücke zerfallene Zementköcher (Z)*, welche noch in situ liegen. Die PE-Pfanne ist am cranialen Rand durch Abrieb verschmächtigt *(Pfeile)*. Darüber (und auch dahinter) befindet sich eine bis 3 cm *dicke Fremdkörper-Granulationsgewebe-Schicht,* in der die gelockerte Prothese "schwimmt". Diese "Separationsgranulome" gehen mit schweren Knochenzerstörungen einher, so daß der Prothesenwechsel sehr schwer und oft nur mit schwierigen Knochenaufbauplastiken überhaupt noch möglich ist

Durch die *Entwicklung verbesserter zementfreier Prothesen* nach dem *Prinzip der Oberflächenvergrößerung* mit Gewinden, Tragrippen, Porosierungen aus dauerschwingfesten Materialien wie des Metalls, aber auch Einführung von *Aluminiumoxyd-Keramik,* war es möglich, auch *jüngeren Patienten mit stärkerer körperlicher Belastung im Beruf und insbesondere auch sportlichen Ambitionen* einen Gelenkersatz anzubieten (Judet 1970; Mittelmeier 1974; Lord 1975 u.a.). Hier hat inzwischen die Erfahrung gezeigt, daß dabei

◀

Abb. 1. a *Gebrochener Zementköcher* einer Hüftprothese vom Femur (anläßlich Prothesenwechsel gewonnen). **b** *Gebrochene Polyäthylen-Pfanne* nach 7jähriger Implantation (anläßlich Prothesenwechsel gewonnen). Man erkennt am ausgebrochenen cranialen Prothesenstück eine starke Randverschmälerung *(Pfeile)* durch Abrieb; weiterer Ausbruch des Pfannengrundes *(Mitte).* Alle nicht faserverstärkten Polymere besitzen — im Unterschied zu den Metallen — nicht die Eigenschaft einer regelmäßigen Dauerschwingfestigkeit. Ihre dynamische Belastungsfähigkeit ist von Anfang an vergleichsweise gering und fällt zunehmend weiter, bis schließlich ein Dauerschwingbruch eintritt und zum Versagen der Arthroplastik führt. *Hohe dynamische Dauerbelastungen, wie beispielsweise beim Sport, führen zwangsläufig zu einem früheren Versagen der Endoprothetik mit Polymeren.* Endoprothesen mit unverstärkten Polymeren und insbesondere Knochenzement haben langfristig *nur einen Bruchteil der Dauerschwingfestigkeit zementfreier Arthroplastiken* mit Prothesen aus hochwertigen Metallegierungen und zementfreier Selbstverankerung, hochwertiger Aluminiumoxydkeramik oder kohlefaserverstärkte Duroplaste

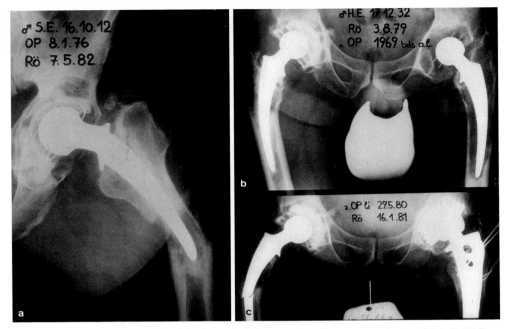

Abb. 3a—c. Knochenbruchgefährdung bei konventionellen zementierten Metall-PE-Prothesen. **a** Versagen einer konventionellen Hüftarthroplastik durch Pfannenlockerung sowie *Fraktur des Femur* durch Fremdkörper-Separationsgranulome (*g*) mit Lockerung der Hüftpfanne und des Femurstiels bei Zementbruch (*Pfeil*). **b** Beiderseitiges Versagen einer konventionellen zementierten Charnley-Müller-Prothese nach Alloplastik im Alter von 37 Jahren (in einem auswärtigen Krankenhaus). Links Entwicklung massiver *Separationsgranulome mit ausweitender Zerstörung des Becken- und Femurknochens bis auf eine dünne "Eierschale"*; Prothesenlockerung, hochgradige Bruchgefährdung; auch rechts bereits beginnende Pfannenlockerung und Femurdestruktion durch Seprationsgranulome. **c** Der gleiche Fall nach Revisionsoperation links mit Verwendung einer zementfreien Keramik-Autophor-Prothese sowie aufbauender Knochenplastiken. Während der Einheilungszeit links ist es zu einem *spontanen Prothesenstielbruch re. mit Femurfraktur* gekommen. Anschließend auch hier Austauschoperation mit zementfreier Prothese

trotz der höheren Belastungen bei Vermeidung des Knochenzementes *nur noch ausnahmsweise Materialbrüche* auftreten. Hier ist vielmehr, vor allem anfangs, mehr das Problem einer tatsächlich stabilen Verankerung im Knochengewebe aufgekommen. Durch zielstrebige Verbesserung der Oberflächenstrukturen, vor allem der hauptsächlich kritischen femoralen Komponenten der Hüftprothesen, ist es heute jedoch größtenteils überwunden, *allerdings unter der Voraussetzung, daß die Patienten keinen starken und dauerhaften Überlastungen unterliegen.* Hier stellt vor allem die Verankerungszone im Knochen den kritischen Bereich dar, welcher sowohl bei hohen Spitzenbelastungen als auch bei Dauerbelastungen versagen kann.

Schon in unseren ersten grundlegenden Arbeiten über die gewebliche Anpassungsvorgänge an Gelenkprothesen haben wir herausstellen können, daß *biomechanischen Faktoren* für die Verankerung der Prothesen maßgebliche Bedeutung zukommen, indem *bei Überlastung des Prothesenlagers eine osteoclastische Knochenresorption* auftritt, welche die erfreulichen Anpassungsstrukturen des Knochenlagers zunichte macht und zur Prothesenlockerung führt.

Dementsprechend aber kann es dadurch natürlich gerade *bei wiederholten hohen Spitzenbelastungen im Sport* (unterhalb der Bruchgrenze) zum Auftreten osteoplastischer Resorptionserscheinungen und damit *biomechanisch vermittelten aseptischen Lockerungen* der Prothesen kommen.

Durch das Prinzip der Verankerung mittels Oberflächenvergrößerung (Mittelmeier u. Singer 1956) entsteht eine verbesserte Lasteinleitung und damit Druckreduzierung am Knochen, so daß die *normalen täglichen Belastungen ohne Knochenresorption* ertragen werden können. Zementfreie Prothesen mit Oberflächenprofilierung und Poro-Struktur bzw. Beschichtung können aber — vor allem bei runder markfüllender Stielform mit großflächiger direkter Anlagerung an der Schaftcorticalis — infolge unmittelbarer Verwachsung mit derselben auch zu einer *spongiösen Inaktivitätsosteoporose der Corticalis* führen. Dies beinhaltet aber natürlich auch eine verminderte Belastungsfähigkeit des Knochen und damit erhöhte Bruchgefahr. Deshalb haben wir bei unseren beschichteten Autophor-Prothesen (Typ 900 S) die grundsätzliche Rechteckform beibehalten und *die der Corticalis anliegenden verrundeten Stielkanten von der Beschichtung ausgenommen.* Auf diese Weise entsteht gleich primär an den Stielflächen eine *neue knöcherne Aufnahmezone etwas abseits der Corticalis,* welche aufgrund elastischer spongiöser Aufhängung an der Corticalis deren natürliche mechanische Verhaltensweise weniger beeinträchtigt und mit geringerer Porosierung einhergeht.

Insgesamt ergeben *zementierte* Prothesen *am Anfang* zwar eine relativ problemlose, rasche und gute Stabilisierung, beinhalten aber *langfristig* aus materialspezifischen Gründen, bei sportlicher Überlastung aber schon relativ frühzeitig, die Gefahr des Versagens der Arthroplastik. Aufgrund der abfallenden Dauerfestigkeit der Polymere steigt die Gefahr des Versagens der zementierten Polymer-Prothesen im Laufe der Zeit an, zugleich aber auch mit der Höhe der sportlichen Belastung.

Zementfreie Prothesen sind dagegen — korrekten Einbau vorausgesetzt und rein materialtechnisch betrachtet — *viel weniger bruchgefährdet.* Sie beinhalten aber andererseits immer noch gewisse Verankerungsprobleme, welche mehr *biomechanischer Natur* sind. Die Entwicklung der letzten 15 Jahre spricht jedoch dafür, daß mit verbesserten zementfreien Prothesen das Verankerungsproblem gelöst werden kann und dann — vor allem bei guten Knochenverhältnissen — *längerfristig mit guten Ergebnissen gerechnet werden kann* (Abb. 4). Dies gilt aber insbesondere gerade für jüngere Patienten mit sportlichen Ambitionen und Aktivitäten, allerdings mit eingeschränkter sportlicher Belastung unter Vermeidung gefährdender Sportarten. Auch den Trägern von zementfreien Prothesen muß man deshalb *grundsätzlich empfehlen, bezüglich der sportlichen Belastung ihrer Prothesen Zurückhaltung zu üben,* um sowohl hohe akute Spitzenbelastungen als auch überdurchschnittliche Dauerbelastungen zu vermeiden.

Abgesehen von diesen grundsätzlichen mechanischen und biomechanischen Grundlagen spielen jedoch auch noch *individuelle Faktoren* eine wesentliche Rolle, nämlich die Lokalisation der Prothesenversorgung, beispielsweise ob Hüft- oder Kniegelenke usw., weiter die Ausgangsform des zu versorgenden Gelenkes, z.B. Dysplasie, Protrusio acetabuli an der Hüfte, das Alter der Patienten, insbesondere das biologische Knochenalter und das hiermit verbundene Problem der Osteoporose, Stoffwechselstörungen (Osteomalacie), Medikamenteneinnahme (z.B. Corticoide), aber auch die allgemeine körperliche Mobilität und Behendigkeit, Berufsbelastung sowie das Körpergewicht.

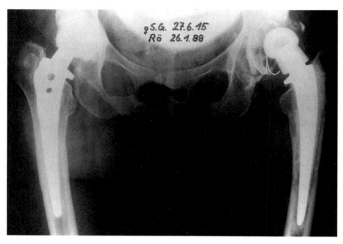

Abb. 4. Röntgenbild einer 73jährigen Patientin mit bilateraler Hüftprothetik, *links 1979 mit zementierter, rechts 1980 mit zementfreier Keramikhüftprothese.* Links nach 9 Jahren Versagen durch Bruch der Polyäthylenpfanne; Separationsgranulome im Pfannengrund und auch am Femur. Rechts dagegen bei polymerfreier Prothese dichte Integration der keramischen Schraubpfanne in den Beckenknochen und auch einwandfreie Stabilisierung des metallischen, aus Endocast gefertigten Verankerungsstiels im Femurschaft (Prothesentyp Autophor II)

Liegen diesbezüglich *ungünstige Risikofaktoren* vor, so sind die Prothesen natürlich gefährdeter, um bei stärkerer Belastung zu einer Lockerung und damit zum Versagen der Arthroplastik zu führen.

Sportliche Gesichtspunkte

Hier ist zunächst festzustellen, daß schon der gesunde Organismus — allerdings bei individueller Konstitution und Disposition — sowie in Abhängigkeit von der Sportart und Intensität der sportlichen Betätigung zu Sportverletzung und Sportschäden neigt. Die *Sportverletzungen* spielen heute insgesamt in der Unfallchirurgie und Orthopädie quantitativ eine bedeutende Rolle, ebenso aber auch degenerative *Überlastungsschäden* an den Gelenken und Sehnen sowie Bandansätzen. Für die akuten Verletzungen spielt auch der Trainingszustand der Sporttreibenden eine wichtige Rolle. Patienten mit großer sportlicher Erfahrung und "Fitness" sind prinzipiell weniger gefährdet, Sportverletzungen durch unkontrollierte Bewegungen zu unterliegen, sind andererseits aber durch die höheren Belastungen, denen sie sich aussetzen, wieder mehr gefährdet. Bei den Prothesenträgern ist aber diesbezüglich zu berücksichtigen, daß sie oftmals wegen der vorangegangenen jahrelangen Beschwerden des *Sportes entwöhnt* sind und erst wieder langsam aufbauend "Tritt fassen" müssen. Vor allem aber sollte für sie der Grundsatz gelten, daß sie *gefährliche Sportarten,* die mit *unvorhergesehenen Akutbelastungen verbunden sind, insbesondere Kampfsportarten,* bei denen auch noch starke Abhängigkeit von sportlichen Partnern

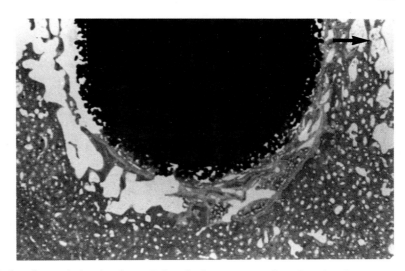

Abb. 5. Histologischer Querschnitt durch *porös beschichtete zementfreie Rundstielprothese im Femurschaftbereich:* Infolge des primären weitgehenden Anliegens des Rundstielschaftes im Markraum an der Knochencorticalis ist es infolge mechanischer Arretierung derselben entsprechend der hohen Metallsteifigkeit zu einer erheblichen *Porosierung der Corticalis* gekommen *(Pfeil).* Im unteren und linken Bildabschnitt *Abrücken der Corticalis* vom Prothesenstiel zwecks "mechanischer Befreiung" derselben unter Aufbau eines federnden spongiösen Netzwerks ("Metaphysierung" des Schaftes). Die wiedergewonnene mechanische Verbesserung (Verdichtung) der Corticalisstruktur

besteht, möglichst vermeiden. Dies gilt aber auch im Hinblick auf höhere Dauerbelastungen. Gerade der Prothesen versorgte sollte vorsorglicherweise die natürlich übertriebenen, aber doch bedenklichen Slogans berücksichtigen wie "Sport ist Mord" oder "Treibe Sport *oder* bleibe gesund"!

Die *Vernunft,* die beim Sport überhaupt ebenso wie im täglichen Leben vorherrschen sollte, es aber leider oft nicht tut, ist besonders dem Prothesenträger anzuraten. Vor allem sollten sich die Prothesenträger *nicht von "ehrgeizigen Sportarten" verleiten lassen,* ihre Arthroplastik und damit ihre Gesundheit und die wiedererlangten Fähigkeiten für das allgemeine Leben und den Beruf leichtfertig aufs Spiel zu setzen. Die für die medikamentöse Behandlung in der Medizin von dem großen Arzt Paracelsus geschaffene Maxime: "Alles ist Gift, nichts ist Gift, die *Dosis macht's"* gilt auch bezüglich der sportlichen Empfehlungen und Betätigung für den Prothesenträger.

Als *ungünstige und möglichst zu vermeidende Sportarten* sollten vor allem gelten: Fußball, Handball, Basketball, Volleyball, Karate, Fechten, Boxen, Ringen, alpiner Skisport (mit Einschränkungen), Hochsprung, Weitsprung, Sprung über Geräte, hoher Abgang von Turngeräten, Trampolin u.ä.

Bedingt zulässige Sportarten sind unseres Erachtens zurückhaltendes Skifahren, Tennisspielen, Bodenturnen und dergleichen, jeweils unter Vermeidung starker Sprünge und starker kinetischer Belastungen. Man kann *diese Sportarten "so oder so" treiben.* Je mehr sie als Wettkampf-Sport betrieben werden, umso größer ist hier natürlich die Gefährdung.

Erlaubte und in der Regel unproblematische Sportarten (mit Ausnahme!) sind unseres Erachtens Schwimmen, Radfahren (für Hüpftprothesen, nicht für Knieprothesen), Kegeln, Segeln, Rudern, Golfspielen, Tischtennis, Wandern, Skilanglauf, Reiten (natürlich unter Berücksichtigung der Sturzgefahr). Auch ist gegen *schonende Gymnastik unter Vermeidung extremer Bewegungen der betroffenen Gelenke* wenig einzuwenden (Abb. 6).

Völlig unproblematisch sind natürlich Sportarten, welche mit keinerlei wesentlicher Belastung der betroffenen Gelenke verbunden sind, wie beispielsweise Schießsport, Angelsport und Denksportarten (Schach, Kartenspiel).

Wegen zahlreicher Anfragen beim Deutschen Sportärztebund wurden aufgrund einer *Expertenumfrage* von Jochheim und Schüle (Institut für Behinderten-Sport der Deutschen Sporthochschule Köln) durch Rost (Dortmund) 1986 *"Richtlinien für Sport bei Endoprothesenträgern"* aufgestellt, die im wesentlichen Berücksichtigung finden sollten.

Dessen ungeachtet hören wir natürlich von manchen Patienten, daß sie – *entgegen diesen Empfehlungen* – *intensivere Sportarten,* zumindest über eine gewisse Zeit und manchmal Jahre hinweg problemlos betreiben. Dies darf man jedoch nicht zur Regel machen.

Insbesondere wissen wir von Trägern zementfreier Keramik-Hüftprothesen, daß sie belastendere Sportarten betreiben, beispielsweise ein Artist, der mitteilte, daß er problemlos die Arbeit auf dem Pferd mit Salto und den Kampf mit dem Löwen vorführte, oder eines Patienten mit früherer Hüftgelenktuberkulose, der seine wiedergewonnenen *Fußball-Möglichkeiten* in einer Wochenendzeitschrift zum besten gab, oder einem Sportlehrer, der nach beidseitiger Operation mit 63 und 65 Jahren in alter Weise seinem *Bergsteiger-Hobby* frönte, dann nach unserer Verwarnung mitteile, daß er dies immer noch könnte, schließlich aber doch auf einer Seite mit einem älteren Prothesentyp zum Stielwechsel kam, nun

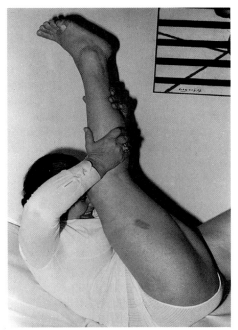

Abb. 6. *Extreme Bewegungsgymnastik ist für Prothesenträger ungünstig,* es hierbei zum Halsanschlag an der Pfanne und somit zusätzlichen mechanischen Lockerungsfaktoren sowie heraushebelnden Subluxation des Gelenkes kommen kann, welche auch bei hochabriebfesten Keramikprothesen Randabrieb und Dauerschlagbrüche erzeugen können

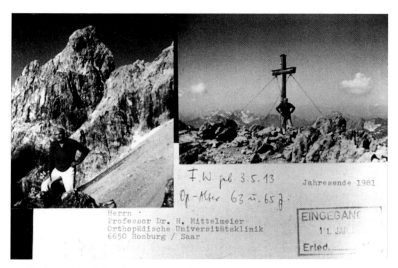

Abb. 7. Ausschnitt aus Patientenbericht über *wiedererlangte passionierte Bergsteigertätigkeit* bei pensioniertem Sportlehrer mit beiderseitiger zementfreier Hüftprothese (s. Text)

aber mit dem neuen, beschichteten Stieltyp wieder uneingeschränkt seinem Hobby frönt (Abb. 7).

Wir haben auch Berichte von Patienten, daß sie wieder *Rudern* "wie einst im Mai", beispielsweise von einem früheren Mitglied eines Sportruder-Clubs oder einem jüngeren Patienten, der wieder gemäßigt, aber regelmäßig *skifährt*.

Ein Patient kam schon vor Jahren zu uns und bat um eine zementfreie Prothese, weil zwei seiner Freunde im Tennis-Club wieder *uneingeschränkt Tennis* spielen würden. Ein Patienten berichtete kürzlich nach 10jährigem Tragen einer zementfreien Prothese, daß er seither jährlich mindestens 2000 km mit dem *Fahrrad* führe.

Erhebungen über sportliche Tätigkeit bei Prothesenträgern

Im Rahmen einer Ende 1987 und anfangs dieses Jahres durchgeführten Nachuntersuchung von den seit 1984 operierten Hüftprothesen vom Typ Autophor 900 S (zementfrei mit Stielbeschichtung) bei 389 Patienten mit 450 Prothesen und durchschnittlichen Merle d'Aubigne-Werten um bzw. über 5 Punkten ergab die *gezielte Befragung von 81 nachuntersuchten Patienten mit Primäralloplastiken*, daß eine *regelmäßige sportliche Aktivität,* mindestens einmal wöchentlich bei *45,7%* angegeben wurde, der *Rest (54,3%)* aber *keinen Sport* betreibe (Tabelle 1).

Die Befragung der nicht Sporttreibenden ergab jedoch, daß hier *keine Unfähigkeit zum Sport* vorliege, sondern sie *am Sport nicht interessiert* wären.

Bei den 36 sporttreibenden Patienten handelte es sich um 15 Männer und 23 Frauen, was erstaunlicherweise zeigt, daß bei sonst annähernd ausgeglichenem Geschlechtsverhältnis *die Frauen häufiger zum Sport neigen!* Bemerkenswert ist, daß es sich bei 2 Patienten um beiderseitige Prothesenträger handelt (Tabelle 2).

Tabelle 1. Sportfähigkeit von Hüftendoprothesenträgern (Befragung von 81 Patienten; Primäralloplastik)

Keinerlei sportliche Aktivität	45 – 54,3%
Regelmäßig Sport (1mal pro Woche)	36 – 45,7%

Tabelle 2. Sportfähigkeit von Hüftendoprothesenträgern (n = 36 Sporttreibende; Primäralloplastik)

TEP bei Männern	14 (1x TEP beidseits)
TEP bei Frauen	22 (1x TEP beidseits)

Altersverteilung Lebensalter	TEP bei Frauen (n = 23)	TEP bei Männern (n = 15)	Gesamt (n = 38)
< 20 Jahre	–	1	1
21 – 30 Jahre	–	–	–
31 – 40 Jahre	2	–	2
41 – 50 Jahre	4	1	5
51 – 60 Jahre	6	6	12
61 – 70 Jahre	9	5	14
> 70 Jahre	2	2	4

Bezüglich der *Altersverteilung* der Sporttreibenden ist festzustellen, daß es sich *erstaunlicherweise vor allem um die ältere Altersgruppe handelt* und darunter insbesondere auch viele 50- bis 70jährige (26 Fälle von 36) vertreten sind.

Bei den betriebenen *Sportarten* handelt es sich vorzugsweise um Schwimmen, Gymnastik, Radfahren und Fitness-Training, seltener auch um andere Sportarten. Wir ersehen daraus, daß sich *die Patienten im allgemeinen an unsere mäßigenden Empfehlungen halten* (Tabelle 3).

Tabelle 3. Sportfähigkeit von Hüftendoprothesenträgern. Betriebene Sportart (Primäralloplastik) (n = 38)

	Männer (n = 15)	Frauen (n = 23)	Gesamt (n = 38)
Schwimmen	5	9	14
Gymnastik	–	11	11
Radfahren/Heimtrainer	4	3	7
Fitness-Training/Jogging	2	–	2
Golf	1	–	1
Wandern	1	–	1
Skifahren (Alpin u. Langlauf)	1	–	1
Tennis	1	–	1

Tabelle 4. Sportfähigkeit von Hüftendoprothesenträgern. Hüftwert nach Merle d'Aubigne in Abhängigkeit vom Alter (n = 38 implantierte Prothesen, Primäralloplastik)

Lebensalter	Hüftwerte nach Merle d'Aubigne			
	sehr gut (16–18 P.)	gut (13–15 P.)	mäßig (10–12 P.)	schlecht (unter 10 P.)
< 20 Jahre	1	–	–	–
21 – 30 Jahre	–	–	–	–
31 – 40 Jahre	2	–	–	–
41 – 50 Jahre	1	3	–	1
51 – 60 Jahre	5	7	–	–
61 – 70 Jahre	5	5	3	1
> 70 Jahre	–	3	1	–

Interessant ist auch noch die *Aufschlüsselung der Sporttreibenden nach Hüftwerten* von Merle d'Aubigne unter Berücksichtigung des Lebensalters: Hier zeigt sich, daß es sich überwiegend um Patienten mit sehr guten und guten Ergebnissen handelt, aber *auch um Patienten mit mäßigen und sogar schlecht zu beurteilenden Verhältnissen,* die Sport betreiben (Tabelle 4).

Interessant erscheint auch das *subjektive Operationsergebnis* bei den Sporttreibenden und nicht Sporttreibenden 81 befragten Patienten mit *Primäralloplastik:* Dabei ergab sich, daß zwischen den regelmäßig sporttreibenden 36 Patienten und den nicht sporttreibenden 45 Patienten im Hinblick auf das erreichte Alloplastik-Ergebnis nur ein geringfügiger Unterschied dahingehend besteht, daß bei den nicht Sporttreibenden das durchschnittliche Operationsergebnis *etwas mäßiger* als bei den regelmäßig Sporttreibenden ist. Wie dargelegt kann dies jedoch nicht dahingehend gedeutet werden, daß die Patienten mit nicht ganz so guten Ergebnissen weniger Sport betreiben möchten, da sie ja angaben, kein Bedürfnis danach zu haben. *Es spricht dies vielleicht eher dafür, daß sich bei regelmäßig aber mäßig betriebenem Sport in der Sportgruppe unserer Patienten möglicherweise durch die körperliche sportliche Betätigung ein besseres Ergebnis hinsichtlich Beweglichkeit und Gehvermögen ergab* (Tabelle 5).

Bei 16 Patienten mit *Wechseleingriffen* (ohne Vorauswahl) gaben erstaunlicherweise *auch 43,8%* an, daß sie Sport betreiben würden. Die Hüftwerte waren dabei sehr gut, gut oder zumindest befriedigend. Es wurden dabei *praktisch die gleichen Sportarten wie bei den Primäroperationen* angegeben (Tabelle 6, 7).

Tabelle 5. Sportfähigkeit von Hüftendoprothesenträgern. Subjektives Operationsergebnis (n = 81 befragte Patienten; Primäralloplastik)

Ergebnis	Gesamt (n = 81)	kein Sport (n = 45)	regelmäßig Sport (n = 36)
sehr gut	6	3	3
gut	47	23	24
zufriedenstellend	18	11	7
ausreichend	7	6	1
schlecht	3	2	1

Tabelle 6. Sportfähigkeit von Hüftendoprothesenträgern (Befragung von 16 Patienten; Wechseleingriffe)

Keinerlei sportliche Aktivität	9 — 56,2%
Regelmäßig Sport (1mal pro Woche)	7 — 43,8%
Männer 4	
Frauen 3	
Hüftwerte 11—18 Punkte	

Tabelle 7. Sportfähigkeit von Hüftendoprothesenträgern. Betriebene Sport (Wechselgriffe) (n = 7)

	Männer (n = 4)	Frauen (n = 3)	Gesamt (n = 7)
Gymnastik/Schwimmen	—	3	3
Fitness-Training (Jogging)	1	—	1
Fahrradfahren (Heimtrainer)	1	—	1
Bergwandern	1	—	1
Sportlehrer (ohne Einschränkung!)	1	—	1

Abschließend ist also zu sagen, daß die Prothesenträger aus guten Gründen, nämlich mechanischen und biomechanischen Überlegungen, aber auch aus der Erfahrung heraus, *möglichst keine stark belastenden Sportarten mehr betreiben sollten.* Wir haben schon vor vielen Jahren hierzu einmal den Spruch geprägt, daß ein Zahnprothesenträger mit seinem künstlichen Gebiß doch möglichst keine Nüsse mehr knacken und dementsprechend auch eine Gelenkprothesenträger gewisse Rücksichten nehmen sollte. Dies bedeutet natürlich zweifellos, daß sich die *Wunschträume mancher Patienten im Interesse ihrer Prothesensicherheit nicht mehr erfüllen lassen.* Es ist aber eine *Frage der Vernunft und Patientenführung,* die Patienten auf die leichteren, ungefährlicheren Sportarten zu verweisen, was in der Regel auch gelingt.

Wichtig erscheint mir nur, daß wir als Ärzte *gemeinsam* in diesem Sinne wirken. Es muß vermieden werden, daß in den Medien, beispielsweise im Fernsehen, wie früher geschehen, Patientengruppen von Prothesenträgern beim Fußballspielen gezeigt werden. Leider sind die *Medien,* die das Spektakuläre lieben, hier viel uneinsichtiger. Beispielsweise hat die Wochenendzeitschrift, welche den Artikel unseres bereits erwähnten fußballspielenden Patienten mit früherer Hüft-Tuberkulose brachte, *unsere warnende Stellungnahme nicht abgedruckt* (Abb. 8).

Leider zeigt sich eben hier oft, daß *derjenige, der nicht hören will, schließlich fühlen muß,* wie beispielsweise unser fanatischer Bergsteiger-Patient, der — allerdings bei einem älteren Prothesentyp — schließlich eine Lockerung erwarb. Allerdings zeigt der gleiche Patient, daß der verbesserte Prothesentyp nach 8 Jahren noch seinen Dienst tut und es durch den *Wechsel auf die neue beschichtete Prothese* (Typ Autophor 900 S) auch möglich war, die problematisch gewordene Hüfte wieder "bergfähig" zu machen.

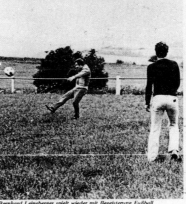

Abb. 8. *Ungünstige sensationelle Darstellung wiedererlangter Fußball-Tüchtigkeit bei zementfreier Keramikprothese eines jüngeren Patienten. Die mechanischen Belastungen bei derartigen Kampfsportarten sind auch bei zementfreien Prothesen für die Verankerung ungünstig und gefährlich — ganz abgesehen von der Gefahr von Bruchverletzungen. Übermäßiger Sport kann den Segen einer geglückten Hüftarthroplastik für das allgemeine Leben und den Beruf unnötigerweise zunichte machen*

Wir sind überzeugt, daß die *Weiterentwicklung der Hüftprothetik* mit zunehmend besserer Verankerung vielleicht auch die *Sportfähigkeit zukünftig noch erweitern wird.*

Letztlich ist noch besonders darauf zu verweisen, daß *zementierte Prothesen* mit ihrer guten anfänglichen Lasteinleitung und Reaktionslosigkeit die Patienten leicht dazu verleiten können, sich zuviel zuzumuten, bis es plötzlich bei einer Hochleistung "kracht" und dann der Zementbruch meistens nicht mehr ganz verschwindende, sondern zunehmend Lockerungsschmerzen erzeugt.

Im Unterschied dazu reagieren die zementfreien Hüften – von Verletzungen abgesehen – auf sportliche Überlastungen meist *nicht sofort schlagartig "sauer";* vielmehr zeigt sich hier den Patienten doch zunächst ein nur nach der Belastung vorhandener *"Warnschmerz",* der durchaus wieder abklingen kann, wenn der Patient die Belastung auf vernünftige Maße zurückführt, bei fortgesetzter Überlastung schließlich aber in einen anhaltenden Lockerungsschmerz übergehen kann.

Als *Fazit* können wir sagen: Vermeidung gefährlicher und stark belastender Sportarten, Empfehlung leichter bis mäßiger sportlicher Betätigung, Beachtung evtl. auftretenden Warnschmerzes – also *angemessener Sport mit Vernunft.*

Zusammenfassung der Diskussion zum Hauptthema VI
Die postoperative Sportfähigkeit

H.H. Mellerowicz und R. Wolff

Orthopädische Klinik und Poliklinik der Freien Universität Berlin im Oskar-Helene-Heim, Clayallee 229, D-1000 Berlin 33

Die postoperative Sportfähigkeit stellt ein wesentliches Kriterium für den Erfolg von bandplastischen Maßnahmen im Bereich von Knie- und Sprunggelenk dar. Im Idealfall wird die vorherige sportliche Leistungsfähigkeit wieder erreicht bzw. übertroffen.

Die Sportfähigkeit nach bandplastischen Maßnahmen hängt einmal vom biologischen Einheilverhalten ab (Lobenhoffer und Blauth), dann von der während der Rehabilitation erreichten Stabilität, Beweglichkeit, Muskelkraft und Koordination. Zu einer Funktionsminderung führen Bewegungseinschränkung und Schmerz.

Oberes Sprunggelenk: Nach bandplastischen Maßnahmen am oberen Sprunggelenk wird im allgemeinen eine volle Sportfähigkeit wieder erreicht. Eine Tenodese führt zwar häufig zu einer endgradigen Bewegungseinschränkung (insbesondere Supinationseinbuße, Zwipp), funktionell werden jedoch gute Ergebnisse erzielt. Bei einer Periostlappenplastik bleiben die anatomischen Verhältnisse des Gelenkes weitgehend unverändert, Bewegungseinschränkungen sind hier weniger zu erwarten, jedoch häufiger eine geringe Instabilität (Zwipp).

Problematischer sind die Ergebnisse nach Kreuzbandplastiken. Die Einheilung ist nicht vor neun Monaten abgeschlossen, vorher sollte keine volle Belastung des Kniegelenkes erfolgen (Lobenhoffer und Blauth). Nach Settner erfolgt die operative Rekonstruktion eines Kreuzbandschadens unter dem Aspekt der Alltagsbelastung und der Arthroseverhütung, eher sekundär zur Wiedererlangung der sportlichen Leistungsfähigkeit. Eine Sportfähigkeit wird nur bei optimaler Nachbehandlung erreicht, wobei der gezielte Muskelaufbau unter Einsatz der proprioceptiven neuromusculären Fascillation (PNF) von zunehmender Bedeutung ist. Die sportliche Belastung sollte erst gestattet werden, wenn die musculären Stabilisatoren 75% der Kraft der gesunden Seite erreicht haben (Test mit Cybex-Geräten). Nach Kreuzbandplastiken sollten Kampfsportarten gemieden werden. Langfristig erreichen etwa 30% der Athleten wieder ihr ehemaliges Leistungsniveau. Die erreichte Stabilität durch bandplastische Maßnahmen scheint dabei eher einen geringeren Einfluß auf die Sportfähigkeit zu haben.

Da teilweise immer jüngere Patienten mit einer Endoprothese versorgt werden, stellt sich hier zunehmend die Frage der sportlichen Belastbarkeit. Entsprechende Empfehlungen wurden von einem Ausschuß des Deutschen Sportärztebundes erarbeitet (Orthopädische Praxis, 12/87). Bereits präoperativ sollten übertriebene Erwartungen bezüglich der Sportfähigkeit gedämpft werden, eine restitutio ad integrum ist nicht möglich. Entsprechend ist eine individuelle Beratung über die postoperative Belastbarkeit indiziert. Zum Joggen sollte wegen der doch erheblichen Stoßbelastungen vom Mehrfachen des Körpergewichtes nicht von vornherein geraten werden, Fahrradfahren wäre hier vorzuziehen. Beim gelegentlichen – eher langsamen – Lauf sollte auf eine geeignete Schuhsohle geachtet werden, um die axiale Stoßbelastung zu dämpfen, Sprungbelastungen sind generell zu vermeiden.

VII. Spezielle Probleme der Sportorthopädie

Der Leistenschmerz des Fußballers

W. Pörschke und F. Durbin

Orthopädische Universitätsklinik (Direktor: Prof. Dr. med. H. Rettig) der Justus-Liebig-Universität Gießen, Paul-Meimberg-Straße 3, D-6300 Gießen

Viele Fußballer kennen den Leistenschmerz als lästigen Spielverderber und hoffen, diese Beschwerden ohne lange Trainingspause wieder loswerden zu können. Diesem Wunsch kann häufig entsprochen werden, da bei einer Reihe von Schmerzsyndromen schnell wirksame Behandlungsverfahren, z.B. aus der Manualtherapie, zur Verfügung stehen. Voraussetzung ist aber in jedem Fall eine gezielte differentialdiagnostische Abklärung, wobei aufwendige apparative diagnostische Verfahren nur selten erforderlich werden.

Am häufigsten werden die Schmerzen von den Fußballern im Bereich der Adduktorenursprünge lokalisiert, sind abhängig von der Belastungsdauer und klingen erst Stunden nach Beendigung des Trainings oder Wettkampfes ab. Oft werden die Schmerzen auch am Ursprung des Rectus abdominis lokalisiert. Ebenso oft ist jedoch der Fußballer nicht in der Lage, die auftretenden Schmerzen zu lokalisieren, und so werden die Schmerzen als ausstrahlend zum Hüftgelenk hin, in die Leistenregion, in die Bauchdecken oder zur Analregion hin angegeben.

Als prädisponierende Bewegungen für den Leistenschmerz des Fußballers sind folgende typische Bewegungen zu erwähnen:

a) Paß mit der Innenseite, Flankenball;
b) Sliding tackling;
c) Preßschlag mit der Innenseite.

Das Ausführen der Bewegungskombination umfaßt die Flexion in der Hüfte und des Unterschenkels im Knie sowie die Adduktion und Außenrotation des Femurs. Zur Durchführung dieser Bewegungsabläufe werden sowohl die Adductoren als auch der Musculus iliopsoas benötigt. Ebenso ist eine reflektorische Mitreaktion des Musculus rectus abdominis gegeben.

Das Problem in der Behandlung des Leistenschmerzes liegt zwar in vielen Fällen in dem Erkennen der Ursache und der sich daraus ableitenden Konsequenz, in ebenso vielen Fällen liegt es jedoch auch an der fehlenden Einsicht des Fußballers zur Stabilisierung der Rücken- und Bauchmuskulatur. Ein noch viel größeres Problem stellt jedoch die teilweise völlig insuffiziente Vorbereitung auf Training und Wettkampf dar.

Im einzelnen ist differentialdiagnostisch an folgende Krankheiten zu denken:
1. *Inguinal- und Scrotalhernien* — sie bedürfen der operativen Versorgung.
2. Die sogenannte *weiche Leiste* — es ist unabdingbare Voraussetzung für jeden Untersuchungsgang, den Leistenkanal auszutasten. Das Vorliegen einer weichen Leiste bedarf der operativen Versorgung des Leistenkanals.
3. *ISG-Blockierung* — die Blockierung des Kreuzdarmbeingelenkes in Verbindung mit einer Verkürzung der ischiocruralen Muskulatur führt zu einer funktionellen Dysbalance im Bereich der Beckenringmuskulatur. — Die Mobilisierung bzw. Manipulation des Kreuzdarmbeingelenkes mit nachfolgender Dehnung der ischiocruralen Muskulatur läßt innerhalb weniger Tage die Schmerzhaftigkeit im Bereich der Adductoren zum Abklingen bringen.
4. *Das thoracolumbale Syndrom.* Hypomobilität bzw. Blockierung der Wirbelbogengelenke im Bereich des thoracolumbalen Überganges können eine Irritation des Nervus ilioinguinalis nach sich ziehen und unter Belastung zu Schmerzen im Bereich der Leiste führen. — Mobilisation und Manipulation mit nachfolgender Stabilisierung der Rückenmuskulatur unter krankengymnastischer Anleitung führen auch hier in wenigen Tagen zur deutlichen Befundbesserung.
5. *Urologische Affektionen.* Bei Therapieresistenz der Leistenschmerzen des Fußballers sollte an eine urologische Erkrankung wie z.B. bei der entzündlichen Erkrankung der Prostata oder anderer Organe des Genitaltraktes gedacht werden.
6. *Abdominelle Erkrankungen.* — In einem unserer Fälle waren die therapieresistenten Leistenschmerzen nach Entfernen des Bilddarmes nicht mehr vorhanden.
7. *Ansatztendinose des Musculus rectus abdominis.* — Läßt sich die angegebene Symptomatik auf die Ansatzstelle des Muskels am Os pubis lokalisieren, so haben wir durch gefächerte Infiltration der Ansatzstelle mit einem Anaestheticum und nachfolgend selbständig durchzuführenden Eisabreibungen innerhalb von 3 Wochen Beschwerdefreiheit erreichen können.
8. *Ansatztendinose der Adductorenmuskulatur*
    a) In der Regel handelt es sich um chronische Überlastungsyndrome, bedingt durch ein Mißverhältnis zwischen der Belastung und der Belastbarkeit der Sehnenansätze. Dies liegt in erster Linie an der Verkürzung der Adductorenmuskulatur, bedingt dadurch, daß Fußballer nicht in der Lage sind, diese Muskulatur entsprechend den verschiedenen Anteilen zu dehnen. Hinzu kommt, daß aufgrund fehlerhafter Trainingsanleitungen in der Aufwärmphase häufig ruckartige Bewegungen durchgeführt werden, was nicht zu einer Dehnung, sondern zu einer reflektorischen Verkürzung der Muskulatur führt. Als weitere Gründe sind nichtausbehandelte Verletzungen im Bereich der gesamten Extremität aufzuführen, was kompensatorisch zu Fehlbelastungen führen kann. Ebenfalls eine Ursache für das Auftreten dieser Insertionstendopathie kann das Spielen und Trainieren auf ungewohntem festem Untergrund sein, zum Beispiel zunehmende Einbeziehung von Hallenturnieren und Trainingseinheiten in das Sportprogramm.

    Therapeutisch bedarf die chronische Ansatztendinose der Adductoren weder einer infiltrativen noch medikamentösen Therapie. Vielmehr bedarf es nach unserer Auffassung einer gezielten Dehnung der Muskulatur nach vorheriger Aufwärmarbeit, und so ist der Sportler in der Lage, nach spätestens 14 Tagen wieder am Spiel bzw. Trainingsbetrieb teilzunehmen.

b) Die akute Ansatztendinose ist derart schmerzhaft, daß bei Auftreten derselben der Fußballer nicht in der Lage ist, auch nur einen einzigen Schritt schmerzfrei zu gehen. Klinisch ist der gesamt Adductorenansatzbereich äußerst druckschmerzhaft. — Therapeutisch haben wir alternierend zur Behandlungsschemata durchgeführt:

I. Sofortige Infiltration mit 10 ml eines Anaestheticums lokal, Gabe eines Antiphlogisticums. Sportverbot. Wiederholung der Infiltration am nächsten und übernächsten Tag. Aufnahme des Lauftrainings nach 1 Woche mit nachfolgender vorsichtiger Dehnung der Adductorenmuskulatur, wobei darauf geachtet wurde, daß in der Dehnungsphase keinerlei Schmerzen auftraten.

II. Infiltration mit Peroxinorm plus Carbostesin am 1. und 3. Tag bei gleichzeitiger Einnahme eines Antiphlogisticums. Sportverbot. Auch hier Aufnahme des Trainings nach 1 Woche mit entsprechender Dehnungsarbeit.

Unabhängig vom Behandlungsschema war es uns nicht möglich, Fußballer mit akuten Ansatztendinosen innerhalb von 4 Wochen zur vollen Belastungsfähigkeit zu führen. Durchschnittlich gaben die Fußballer an, nach 38 Tagen wieder voll belastungsfähig gewesen zu sein.

Einer operativen Versorgung mußte keiner der Verletzten Fußballer im Verlauf der letzten 4 Jahre zugeführt werden. Unsere Erfahrungen hinsichtlich der postoperativen Leistungsfähigkeit nach Adductoreneinkerbung beziehen sich daher ausschließlich auf auswärts voroperierte Patienten. Die Tatsache, daß eine Weiterbehandlung offensichtlich erforderlich war, mag ein negatives Ausleseskriterium darstellen. Nach unserer Erfahrung finden sich in dieser operierten Gruppe aber nicht selten Patienten, die trotz regelrecht aufgebautem Muskel und voller Dehnungsfähigkeit der Adductorenmuskulatur nicht wieder sportleistungsfähig werden, weil chronische Schmerzsymptome resultieren, die weder durch eine medikamentöse noch infiltrative Maßnahme dauerhaft zu beheben sind.

Die sportliche Belastbarkeit bei angeborenen Fehlformen im Bereich der Hüfte (Coxa valga)

A. Rohlmann, G. Bergmann und R. Wolff

Orthopädische Klinik und Poliklinik der Freien Universität im Oskar-Helene-Heim (Ärztl. Direktor: Prof. Dr. G. Friedebold), Clayallee 229, D-1000 Berlin 33

Sogenannte angeborene Fehlformen des Hüftgelenkes führen beim Jugendlichen nicht zwangsläufig zu einer Beeinträchtigung der Belastbarkeit des Gelenks. Häufig werden sie nur zufällig entdeckt. Insbesondere bei angehenden Sportlehrern stellt sich dann die Frage, ob der angestrebte Beruf später ausgeübt werden kann. Auch für Patienten, bei denen wegen Hüftbeschwerden eine intertrochantäre Varisierungsoteotomie durchgeführt worden ist, ist die sportliche Belastbarkeit von Interesse. Ein mögliches Entscheidungskriterium ist die zu erwartende Belastung beim Gehen.

Grundsätzlich können Belastungen, also Kräfte und Momente, sowohl gemessen als auch berechnet werden. Eine in vivo-Messung der Gelenkbelastung ist nur mit instrumentierten Endoprothesen möglich. Sie scheidet beim Sportler grundsätzliche aus.

Kraftberechnungen sind nur für ausgesuchte Aktivitäten möglich. Stets ist dabei eine Reihe von Annahmen zu treffen, und Vereinfachungen sind unumgänglich. Am häufigsten wurde bisher die Standphase des langsamen Gehens untersucht. Diese täglich einige hundertmal auftretende Belastung wird von vielen Forschern als die wichtigste angesehen.

In der Standphase des Gehens versucht das um das Gewicht des Standbeins verminderte Körpergewicht, das Becken um den Drehpunkt des Hüftgelenks zu kippen (Abb. 1). Diesem Drehmoment wirken die Abductoren entgegen. Um das Gleichgewicht zu erhalten, muß wegen ihres kleineren Hebelarms die Muskelkraft M etwa 2,5mal so groß sein wie das Partialkörpergewicht KG_5. Die geometrische Summe aus Partialkörpergewicht und Muskelkraft ergibt die resultierende Hüftgelenkskraft R. In der Standphase des Gehens ist diese Kraft etwa dreimal so groß wie das Gesamtkörpergewicht. Sie ist im Normfall gegenüber der Vertikalen um einen Winkel von etwa 16° nach medial geneigt (Pauwels 1936).

Amtmann und Kummer (1968), Hamacher und Roesler (1971), Debrunner (1975), Legal und Ruder (1977) und andere haben das Rechenmodell nach Pauwels erweitert und verbessert. Beim Vorliegen einer a.p.-Röntgenaufnahme des Beckens ist die Berechnung der Hüftgelenkskraft und des mittleren Gelenkdruckes möglich.

Wir haben das Modell nach Legal und Ruder verwendet. Dabei sind zur Berechnung der Hüftgelenkskraft und des mittleren Gelenkdruckes folgende Kenngrößen der Röntgenaufnahme zu entnehmen (Abb. 2):

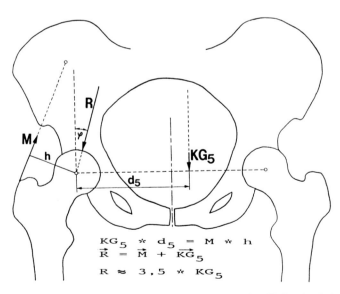

Abb. 1. Ebenes Modell zur Bestimmung der Hüftgelenkskraft R in der Standphase des Gehens. M = Muskelkraft der Abductoren, KG_5 = Partialkörpergewicht (Körpergewicht minus Gewicht des Standbeines)

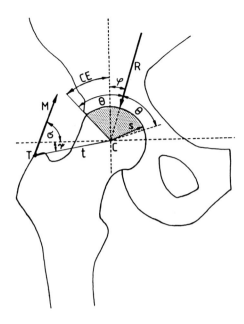

Abb. 2. Schematische Darstellung der für die Kraft- und Druckbestimmung benötigten Größen

— der Abstand der Hüftkopfmittelpunkte,
— der Abstand t des Hüftkopfmittelpunktes vom Ansatzpunkt T der Adductoren am großen Trochanter,
— der Hüftkopfradius S,
— der Zentrum-Ecken-Winkel CE,
— und der Winkel φ zwischen der Horizontalen und Verbindunglinie zwischen Hüftkopfmittelpunkt und Ansatzpunkt T der Abductoren.

Das Modell ist ein ebenes Modell, das die projizierten Längen und Winkel in der Frontalebene verwendet. Markante Punkte des Beckens wurden bei allen Röntgenbildern ausgemessen, um eventuelle geringe Unterschiede bei den Abbildungsmaßstäben der Aufnahmen vor und nach der Operation auszugleichen. Der Hüftkopf wurde bei unseren Untersuchungen als Kugelabschnitt vorausgesetzt. Aus diesem Grund waren der Hüftkopfradius, der Abstand der Hüftkopfmittepunkte sowie der Zentrum-Ecken-Winkel vor und nach der Operation gleich groß.

Aus den geometrischen Größen läßt sich die Hüftgelenkskraft nach Betrag und Richtung berechnen. Dividiert man die Kraft durch die belastete Fläche, erhält man den mittleren Druck bzw. die Spannung. In der Literatur werden verschiedene Formeln zur Berechnung der wirksamen Fläche angegeben (Brinckmann et al. 1974; Kummer 1968; Legal et al. 1978). Die tragende Fläche wird dabei als Kreis, Kugelzweieck oder Ellipse angenommen. Einen wesentlichen Einfluß auf die Größe dieser Fläche haben der Hüftkopfradius S, der Zentrum-Ecken-Winkel CE und der Winkel φ zwischen der Hüftresultierenden und dem Lot. Über die Verteilung des Druckes innerhalb der Fläche müssen entsprechende Annahmen getroffen werden. Die einfachste Annahme ist eine konstante Verteilung des Druckes in dieser Fläche. Legal et al. (1978) schlagen einen linearen Druckabfall vom Pfannenerker

226

in Richtung Pfannengrund vor. In einer weiteren Arbeit (Legal et al. 1980) setzen sie voraus, daß sich der Gelenkknorpel nach dem Hookeschen Gesetz ideal elastisch verhält und berechnen die Druckverteilung nach den Gesetzen und Elastizitätslehre. Das Modell ist sehr anspruchsvoll und mit erheblichem Rechenaufwand verbunden.

Der mittlere Druck korreliert nur beschränkt mit dem Maximaldruck im Gelenk. Zu dessen exakter Berechnung sind umfangreiche und komplizierte Rechnungen notwendig, so daß der Aufwand nur bei wenigen theoretischen Fragestellungen gerechtfertigt ist. Insbesondere bei vergleichenden Untersuchungen liefert der mittlere Gelenkdruck brauchbare Ergebnisse.

Ergebnisse

Wir haben die Gelenkkraft und den mittleren Druck im Gelenk bei mehr als 20 Patienten mit Coxa valga und anamnestischen Hüftbeschwerden berechnet.

Abb. 3a zeigt die Beckenübersichtsaufnahme einer 22jährigen Patientin mit Beschwerden hauptsächlich in der linken Hüfte. Bei ihr wurde eine Varisierung beider Hüften vorgenommen (Abb. 3b). Für die linke Hüfte ist in Abb. 3c die Hüftgelenkskraft und in Abb. 3d der mittlere Druck im Hüftgelenk jeweils in Abhängigkeit vom Winkel Sigma dargestellt. Der Winkel Sigma ist der Winkel, den die Abductoren mit der Horizontalen bilden. Der

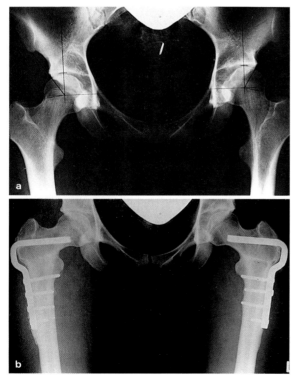

Abb. 3a, b

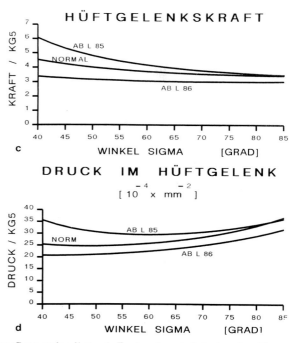

Abb. 3. a Pat. A.B., 22 Jahre. Diagnose: Coxa valga links. **b** Zustand nach intertrochantärer Varisierungsosteotomie. **c** Auf das Partialkörpergewicht bezogene Gelenkkraft in der linken Hüfte als Funktion der Richtung der Muskelkraft der Abductoren. Die Kurve mit der Bezeichnung AB R 85 entspricht dem Kraftverlauf vor der Operation und die Kurve mit der Bezeichnung AB R 86 repräsentiert den Kraftverlauf nach der Varisierung. **d** Verlauf des auf das Partialkörpergewicht bezogenen mittleren Druckes in Abhängigkeit der Richtung der Muskelkraft

Wert dieses Winkels kann nur angenähert bestimmt werden. Für die Standphase des Gehens ermittelten Hamacher und Roesler (1972) 66,5° als Mittelwert des Winkels Sigma. Die Kraft und auch der Druck sind auf das Partialkörpergewicht KG_5 bezogen. In den Abbildungen sind jeweils die Werte vor und nach der Varisierungsosteotomie dargestellt. Für Vergleichszwecke ist eine Normkurve angegeben, bei der die Mittelwerte nach Hamacher und Roesler (1972) zugrunde gelegt wurden. Sowohl für die Hüftgelenkskraft als auch für den Druck im Hüftgelenk liegen die berechneten Werte vor der Operation oberhalb und nach der Operation unterhalb der Normkurve. Durch die Varisierung wurde eine Reduzierung des mittleren Druckes um 23%, bezogen auf den Normwert, erzielt. Bei der rechten Hüfte lagen die Kurven vor der Operation schon unterhalb der Normkuruve. Durch die Varisierung wurde auf der rechten Seite eine Reduzierung des mittleren Druckes um 9,2% erreicht. Die Patientin ist heute, zwei Jahre nach der Operation, beschwerdefrei.

Für eine 17jährige Patientin zeigen die Abb. 4a, b die Röntgenaufnahmen vor und nach der Varisierung der rechten Hüfte. Die dazugehörigen Kraft- und Druckkurven sind in den Abb. 4c, d dargestellt. Auffallend ist, daß bereits vor der Operation der Druck im Hüftgelenk deutlich unterhalb der Normkurve liegt. Durch die Operation wurde er um 9% gesenkt.

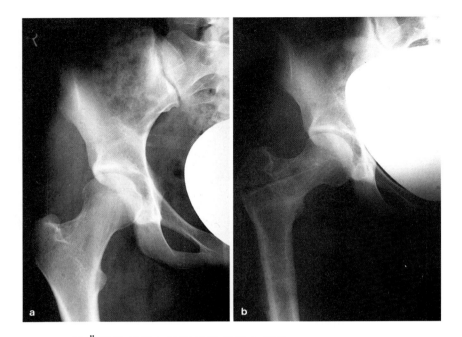

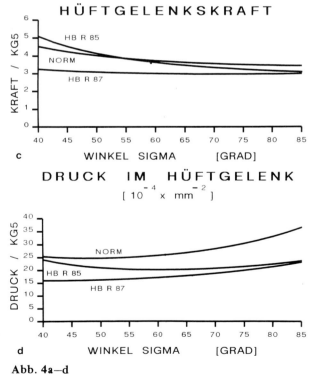

Abb. 4a–d

Abb. 5a zeigt das Röntgenbild eines 73jährigen Patienten mit einer angeborenen Hüftdysplasie. Der Patient hat keine Hüftbeschwerden. Die dazugehörige Kraftkurve lag etwas unterhalb der Normkurve. Die Druckkurve der rechten Hüfte ist in Abb. 5b dargestellt. Der Druck im Hüftgelenk ist, hauptsächlich bedingt durch den großen Hüftkopf, 32% niedriger als der Normwert.

Diskussion

Ist der senkrechte Abstand der Abductoren vom Drehpunkt des Hüftkopfes verkürzt, wie das bei einer Coxa valga meistens der Fall ist, dann ist eine größere Muskelkraft M erforderlich, um Momentengleichgewicht mit dem Partialkörpergewicht KG_5 zu erreichen. Eine höhere Muskelkraft bedingt eine höhere Hüftgelenkskraft. Bei einer Coxa vara mit einem vergrößerten Abstand des Punktes T vom Hüftkopfmittelpunkt sind dagegen die notwendige Muskelkraft und die Hüftresultierende kleiner als im Normalfall.

Hähnel und Ehricht (1979) weisen auf die psychologisch negativen Aspekte einer Schulsportbefreiung hin. Sie halten vom 1. bis 4. Schuljahr eine Schulsportbefreiung generell nicht für empfehlenswert, da in diesem Alter der Schulsport überwiegend einen Spielcharakter hat. Um Schüler mit Fehlstellungen der Hüfte nicht zu überlasten, sollte der Sportlehrer jedoch von der speziellen Leistungseinschränkung informiert sein. Vom 5. Schuljahr an sollte bei entsprechenden Befunden eine Teilsportbefreiung erfolgen. Es sollten insbesondere Übungen vermieden werden, die das Gelenk stauchen.

Bei der Kraft- und Druckanalyse waren ungesicherte Annahmen und Vereinfachungen unumgänglich. Vor allem muß betont werden, daß die Analyse in der Frontalebene durchgeführt wurde. Die Genauigkeit der Rechnungen sinkt mit zunehmendem Antetorsionswinkel. Der große Vorteil einer ebenen Analyse besteht darin, daß eine normale a.-p.-Aufnahme des Beckens zur Bestimmung der interessierenden Größen ausreicht. Bei den Berechnungen wurde weder eine Beckenkippung noch eine eventuelle Verlagerung des Körperschwerpunktes berücksichtigt. Zudem wurde bei den Muskelkräften die Wirkungsweise der einzelnen Portionen der Abductoren vereinfachend zusammengefaßt. Unterschiedliche Beinstellungen sowie Abweichungen der Strahlenachse der Röntgenröhre von der Medianebene gehen ebenfalls als Fehler in die Rechnung ein. Bei der Druckberechnung wurde ein mittlerer Druck bestimmt, der für vergleichende Untersuchungen gut geeignet ist, jedoch wenig über den höchsten tatsächlich auftretenden Druck aussagt.

Mehrere Patienten klagten über Schmerzen im Hüftgelenk, obwohl der berechnete Druck deutlich unterhalb der Normkurve lag. Dabei ist anzumerken, daß die von uns untersuchten Patienten vor der Operation im Durchschnitt eine 2,3% geringere Hüftkraft und einen 13,5% geringeren mittleren Druck aufwiesen als die Normwerte, die mit den Durchschnittswerten von Hamacher und Roesler (1972) berechnet wurden. Beschwerden im Hüftgelenk werden offensichtlich nicht nur durch extrem hohe Drucke verursacht. Das macht eine exakte

---

Abb. 4. a Pat. H.B., 17 Jahre, Diagnose: Coxa valga rechts. **b** Zustand nach intertrochantärer Varisierungsosteotomie. **c** Auf das Partialkörpergewicht bezogene Hüftgelenkkraft auf der rechten Seite in Abhängigkeit von der Richtung der Muskelkraft. Die Kurve mit der Bezeichnung HB R 87 entspricht der Situation nach der Operation. **d** Verlauf des mittleren Druckes als Funktion der Richtung der Muskelkraft der Abductoren

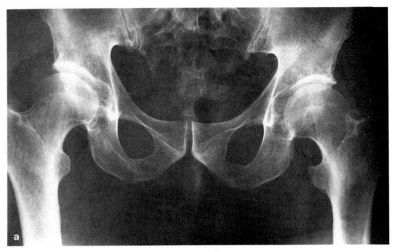

DRUCK IM HÜFTGELENK

$[\,10^{-4} \times mm^{-2}\,]$

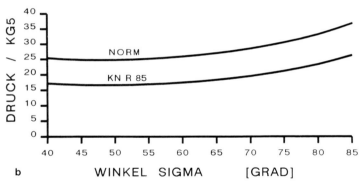

Abb. 5. a Pat. K.N., 73 Jahre. **b** Auf das Partialkörpergewicht bezogener Druck im rechten Hüftgelenk als Funktion der Richtung der Muskelkraft

mechanische Begründung und quantitative Berechnung so schwierig. Die Ergebnisse zeigen, daß verträgliche Drucke individuell verschieden sind. Aus dem berechneten Wert kann deshalb eine Schädlichkeit nicht mit Sicherheit abgeleitet werden. Ein mittlerer Druck unterhalb des Normwertes sagt für sich allein wenig aus. Liegt jedoch beim Gehen der Druck bereits oberhalb des Normwertes, sollte von Sportarten, die das Hüftgelenk stark beanspruchen, abgeraten werden.

Bei den von uns untersuchten Patienten wurde durch eine Varisierung eine durchschnittliche Reduzierung der Hüftgelenkskraft um 11,5% und des mittleren Druckes um 9,1% erreicht.

Literatur

Amtmann E, Kummer B (1968) Die Beanspruchung des menschlichen Hüftgelenkes. II. Größe und Richtung der Hüftgelenksresultierenden in der Frontalebene. Z Anat Entwickl Gesch 127:286–314

Brinckmann P, Hoefert H, Jongen HTh, Polster J (1974) Die Biomechanik des Hüftgelenks. Orthopäde 3:104–118

Debrunner HU (1975) Studien zur Biomechanik des Hüftgelenkes. Z Orthop 113:377–388

Hamacher P, Roesler H (1971) Die Berechnung von Größe und Richtung der Hüftgelenksresultierenden im Einzelfall. Arch Orthop Unfallchir 70:26–35

Hamacher P, Roesler H (1972) Ergebnisse der Berechnung von Größe und Richtung der Hüftgelenksresultierenden im Einzelfall. Arch Orthop Unfallchir 72:94–106

Hähnel H, Ericht H-G (1979) Zur sportlichen Belastung des dysplastischen Hüftgelenks bei Kindern und Jugendlichen. Medizin und Sport 19:289–298

Kummer B (1968) Die Beanspruchung des menschlichen Hüftgelenks. I. Allgemeine Problematik. Z Anat Entwickl Gesch 127:277–285

Legal H, Ruder H (1977) Zur biostatischen Analyse des Hüftgelenks I. Z Orthop 115:215–234

Legal H, Reinecke M, Ruder H (1978) Zur biostatischen Analyse des Hüftgelenks II. Z Orthop 116:889–896

Legal H, Reinecke M, Ruder H (1980) Zur biostatischen Analyse des Hüftgelenkes III. Z Orthop 118:804–815

Pauwels F (1935) Der Schenkelhalsbruch, ein mechanisches Problem. Beilagenheft Z Orthop Chir 63. In: Pauwels F (1965) Gesammelte Abhandlungen zur funktionellen Anatomie des Bewegungsapparates. Springer, Berlin Heidelberg New York

Diskussionbemerkungen zum Hauptthema VII
"Spezielle Probleme der Sportorthopädie"

H. Mellerowicz

Institut für Leistungsmedizin, präventive und rehabilitative Sportmedizin, Forchenbeckstraße 21, D-1000 Berlin 33

Beim Leistenschmerz des Fußballspielers sollte diagnostisch vor allem auch die Beinlängendifferenz Beachtung finden, da ein Ausgleich den Schmerz zumindest in den meisten Fällen erheblich reduzieren kann (Brussatis).

Beschwerden bei Sportlern im Hüftbereich, die bei Vorliegen einer Coxa valga meistens auf diese zurückgeführt werden, sind nicht selten auf Myotendinosen am M. glutaeus zurückzuführen (Brussatis). Andere Ursachen, z.B. die weiche Leiste, sind dabei natürlich differentialdiagnostisch in Erwägung zu ziehen.

Ungelöste Probleme bei der Behandlung nach Verletzungen von Leistungssportlern

G. Hierholzer und E. Ludolph

Berufsgenossenschaftliche Unfallklinik Duisburg-Buchholz (Dir.: Prof. Dr. G. Hierholzer), Großenbaumer Allee 250, D-4100 Duisburg 28

Einleitung

Die Erstversorgung und die ärztliche Nachsorge nach Verletzungen bei Leistungssportlern unterscheiden sich im streng medizinischen Sinne nicht von der Therapie nach Verkehrs- oder Arbeitsunfällen. Die bestehenden offenen Fragen sind zwar im wesentlichen nicht ärztlicherweise verursacht, sie müssen aber bei einem Behandlungsplan mitberücksichtigt werden, sofern dieser erfolgversprechend sein soll. Es ist verständlich, daß der Leistungssportler die Hoffnung hat, nach einer Verletzung in möglichst kurzer Zeit wieder zu extremen Belastungen fähig zu sein, er erwartet berechtigterweise ärztliche Hilfe nach dem Stand der wissenschaftlichen und klinischen Erkenntnisse. Eine Problematik ergibt sich erfahrungsgemäß überwiegend aus einer Planung von sportlicher Hochleistung um jeden Preis. Dem Gesichtspunkt der ärztlichen Verantwortung stehen oft die Eigengesetzlichkeit des Leistungssports mit von außen einwirkenden Einflüssen und einem zeitlichen Druck gegenüber, die nicht selten den Regeln der Vernunft zuwiderlaufen.

Die Resonanz und die Zustimmung, die der Leistungssport in unserer Gesellschaft findet, wird an dem zunehmenden Anteil der täglichen Berichterstattung in den Medien deutlich. Als Ärzte müssen wir diese Entwicklung umsetzen, Hinweise auf vermeidbare Sportverletzungen sowie eine Kritik an empirischen und teilweise auch paramedizinischen Maßnahmen sind ohne gleichzeitige Lösungsvorschläge unwirksam. Zu oft dirigieren der "Marktwert eines Sportlers, die finanzielle Auswirkung eines ausfallenden Sportlers, die Unwissenheit oder eine fehlgeleitete Hilfebedürftigkeit" das Gesamtverhalten des Betroffenen und seiner Umgebung. Unser Auftrag überschreitet somit die rein chirurgische Fragestellung erheblich.

Für den Berufssportler ist die Durchführung eines Heilverfahrens nach einer Sportverletzung durch die in der Reichsversicherungsordnung seit Jahrzehnten festgelegten Richtlinien definiert. Wie die Entwicklung zeigt, bekommen diese zunehmend auch für die anderen Leistungssportler Gültigkeit. Es besteht also keine Berechtigung, ausgerechnet im Leistungssport den Aufgabenbereich der Therapie einer falschen Auslegung der Begriffe "Selbstbestimmungsrecht und freie Arztwahl" zu überlassen.

Primärversorgung

Der Leistungssportler ist in seinem Selbstverständnis, seiner wirtschaftlichen Existenz und in seinem sozialen Ansehen von der körperlichen Leistungsfähigkeit abhängig. Nach Sportverletzungen erwartet er die funktionelle Wiederherstellung mit allen vertretbaren Mitteln, und es ergeben sich daraus zwei wichtige Gesichtspunkte – die Motivation, die die ärztliche

Therapie unterstützt, aber auch eine Erwartungshaltung, die die ärztlichen Möglichkeiten nicht selten übersteigt. Die funktionelle Wiederherstellung ist oft mit einem operationstechnisch anspruchsvollen Vorgehen verbunden und beinhaltet zwangsläufig auch ein Behandlungsrisiko. Dabei haben wir nicht nur das Recht, sondern auch die Pflicht, deutlich zu machen, daß dieses Risiko partnerschaftlich zwischen Patient und Arzt getragen werden muß. Die Verwirklichbarkeit von Wünschen ist realistisch zu beurteilen, und wir müssen als Ärzte die Grenze der Verantwortbarkeit des Handelns aufzeigen. Lehnt ein Sportler im Hinblick auf eine wieder angestrebte Spitzenleistung oder aus beruflichen Gründen eine bestimmte Behandlungsalternative ab, so ist diese Entscheidung nachvollziehbar zu dokumentieren. Der Arzt muß sich auch der ausdrücklichen Zustimmung über den zu erwartenden zeitlichen Ablauf einer Behandlung versichern.

Für die Behandlung eines Leistungssportlers hat die "Risiko- oder Eingriffsaufklärung" vor diagnostischen oder therapeutischen Maßnahmen besondere Bedeutung. Sie ist geboten, um dem Patienten die sinnvolle Ausübung seines Selbstbestimmungsrechtes zu ermöglichen. Eine Einwilligung, der keine nachvollziehbare Aufklärung vorausgegangen ist, entbehrt der rechtlichen Wirksamkeit. Der Arzt haftet dann auch bei lege artis durchgeführter Therapie.

Nicht weniger bedeutsam ist die "Sicherungsaufklärung". Es handelt sich dabei um eine Aufklärung zur Gefahrenabwehr mit nachvollziehbaren Hinweisen auf das Verhalten des Patienten. Die "Befund- und Diagnoseaufklärung" kann für den Arzt in Fällen zur Mitteilungspflicht werden, sofern diese für die zukünftige Entwicklung des Patienten Entscheidung gewinnt.

Die Erkenntnis, einem Leistungs- oder Spitzensportler nach Verletzungen hohe Aufmerksamkeit widmen zu müssen, entspricht nicht dem Aufruf nach einer Zweiklassenversorgung. Diese Patientengruppe ist durch den Ausfall einer Sportfähigkeit besonders betroffen und anfällig für äußere Einflüsse, die im Widerspruch zu der ärztlichen Therapie stehen können. Die Patientenführung muß berücksichtigen, daß der Sportler medizinischer Laie ist und von sich aus alle Wege geprüft wissen will, um in möglichst kurzer Zeit das bestmögliche Behandlungsergebnis zu erzielen. Insofern hat das wiederkehrende und den Behandlungsablauf begleitende Informationsgespräch besondere Bedeutung und Berechtigung.

Der ärztliche Behandlungsauftrag für Leistungssportler wird von uns nicht allein dadurch erfüllt, daß wir für unsere Kliniken einen hohen Standard therapeutischer Maßnahmen nachweisen können. Wie zahlreiche Beispiele zeigen, ist die medizinische Behandlung von Leistungs- und Spitzensportlern noch nicht befriedigend geregelt. Es nützt weder dem Patienten, dem Arzt oder dem Versicherungsträger, daß die zum berufsgenossenschaftlichen Heilverfahren zugelassenen Zentren die Voraussetzungen für einen Behandlungserfolg erbringen, diese aber nicht grundsätzlich genutzt werden. Leider entscheidet unter Umgehung der ärztlichen Zuständigkeit nicht selten ein Trainer, ein Funktionär oder ein Sponsor über Art und Ort des Behandlungsweges.

Dem Versicherungsträger kann nicht zugemutet werden, seine Rolle auf die Begleichung von Rechnungen über unsachgemäße Maßnahmen nicht zuständiger Behandlungseinrichtungen zu beschränken. Schaden von einem verletzten Leistungssportler abzuwenden und eine ungerechtfertigte Inanspruchnahme der Solidargemeinschaft zu verhindern, setzten voraus, daß alle am Heilverfahren aktiv oder passiv beteiligten Personen über ein entsprechendes Verantwortungsbewußtsein verfügen. Das Beispiel eines Spitzensportlers, der nach über 20 vorangegangenen Verletzungsabläufen sich wieder einmal in die Behandlung eines nichtzuständigen Instituts begibt, ist kein Einzelfall. Andererseits werden Sportverletzungen auch von "Sportmedizinern" behandelt, die zwar einen hohen Bekanntheitsgrad aufweisen, aber weder im Fachgebiet der Chirurgie noch der Orthopädie eine Qualifikation erworben haben und diese durch eine Polypragmasie mit Medikamenten ersetzen.

Nachbehandlung

Zweifelsohne ist es bisher nicht in dem wünschenswerten Maße gelungen, Leistungsportler in die Nachbehandlung operativ tätiger Kliniken zu integrieren. Diese Tatsache begründet sich teilweise durch die ärztlich richtige Einstellung, Werbung nicht betreiben zu dürfen, teilweise aber auch durch ein gewisses Desinteresse an der physikalischen Therapie, der Krankengymnastik und an Fragen des sportartspezifischen Trainings. In den zurückliegenden Jahren haben sogenannte sporttherapeutische Einrichtungen die Aufgabe der physikalischen Therapie und des Aufbautrainings übernommen und sich inzwischen in der Umgebung der großen Sportzentren etabliert. Einige Vereine unterhalten selbst entsprechende "therapeutische Abteilungen". Die Akzeptanz dieser Institute erklärt sich durch eine äußere Aufmachung, die Art der Einrichtung, die Inaussichtstellung bestimmter Therapieerfolge und durch psychologisch beeindruckende Maßnahmen. Oft wird rationales Denken durch irrationales Handeln ersetzt, d.h. ohne naturwissenschaftliche Begründung und mit dem Hinweis auf "gute Erfahrungen" behandelt. Der Leistungssportler fühlt sich u.U. besonders umsorgt, und es wäre falsch, die Kritik bei ihm anzusetzen. Sie muß sich vielmehr gegen die verantwortlichen Personen richten, bei denen die Kenntnis über die Grundsätze der Therapie als bekannt vorauszusetzen sind.

Als Traumatologen müssen wir darauf hinwirken, daß der Operateur die krankengymnastische Behandlung, die physikalische Therapie und das Aufbautraining verantwortlich überwacht und nicht organisatorisch selbständigen Nachbehandlungsinstituten überläßt. Der klinisch tätige Arzt, der den Erstbefund kennt, einen operativen Eingriff durchgeführt und die Verantwortung im postoperativen Verlauf wahrgenommen hat, kann allein die Grenze der Beanspruchung und das Maß einer zunehmenden Belastung beurteilen. Seine fachliche Zuständigkeit und seine persönliche Kenntnis befähigen ihn, im besonderen Maße die Frage einer sich anbahnenden Komplikation beurteilen zu können. Da die Nachbehandlung eines Leistungssportlers im Prinzip den gleichen Grundsätzen folgt, die für andere Patienten Gültigkeit haben, ist es nicht vertretbar, ausgerechnet diese Patientengruppe einem sogenannten "Fitnesscenter" zu überlassen, das in der Regel nicht einmal die Einbeziehung ärztlichen Sachverstandes gewährleistet. Die Kritik wird auch nicht durch eine Alibifunktion entkräftet, die nach außen ärztliche Verantwortung vortäuscht, diese aber nach Art und zeitlicher Inanspruchnahme in Wirklichkeit nicht gewährleistet.

Als Traumatologen sollten wir uns den grundsätzlich vorhandenen Leistungswillen des aktiv Sporttreibenden oder des Spitzensportlers zunutze machen. Dabei müssen wir uns bewußt sein, daß sich besonders in der Nachbehandlungsphase aus dem Gesundungswillen auch ein risikoträchtiges Verhalten ergeben kann. Die ärztliche Überwachung ist also lückenlos zu gewährleisten, und diese Erkenntnis hat ihre Auswirkung auf die Rahmenbedingungen eines vorzuhaltenden Therapieplanes, der nicht starr auf den Zeitbereich zwischen 7.30 Uhr und 16.00 Uhr begrenzt sein darf. Je schwerer das Leistungsdefizit wiegt und damit die Frage nach einer vollständigen Wiederherstellbarkeit besteht, um so sorgfältiger und langsam aufbauender muß die ärztliche Therapie und die ärztliche Führung dieser Behandlungsphase erfolgen.

Lösungsmöglichkeiten

Die wichtigste Forderung für eine erfolgreiche Behandlung von Sportverletzungen besteht in einer geeigneten Steuerung des Heilverfahrens, d.h. in der Beachtung und Durchführung der in der Reichsversicherungsordnung definierten Richtlinien. Weiterhin ist eine Trennung zwischen der traumatologischen Erstversorgung und der nachfolgenden Behandlungsphase zu vermeiden. Dies wird nur zu erreichen sein, sofern bei der Behandlung die fachliche Qualifikation und die sächlichen Voraussetzungen für die Erstversorgung, die physikalische Therapie und für das sportartspezifische Aufbautraining gewährleistet sind. Zur Lösung beizutragen, kann bedeuten, dem Leistungssportler das bestehende Ausmaß einer Schädigung oder Gefährdung durch eine nochmalige Verletzung vor Augen zu halten, und von einer Fortsetzung des Leistungssports abzuraten. Unabhängig von der Erfolgsaussicht unserer Bemühungen sollten wir es auch an dem Hinweis auf besonders gefährliche Sportarten nicht mangeln lassen.

Vielleicht haben wir in den zurückliegenden Jahren uns zu sehr auf die kritische Beobachtung beschränkt und zu wenig den Versuch unternommen, die Gesamtproblematik der Behandlung von Sportverletzungen aktiv zu beeinflussen.

Sachverzeichnis

Achillessehne
–, Ruptur 84, 89, 117
–, Sonographie 62, 88ff.
Andry, N. 2
Arthrose 23
–, posttraumatische 143
Arthrographie 53, 58
Arthroskopie
–, Aussagekraft 58, 91
– und Ellenbogengelenk 49
– und Handgelenk 50
– und Hüftgelenk 51
–, Indikation 41, 59, 91
– und Kniegelenk 44
–, Nachteile 43
– und Schultergelenk 46
– und Sprunggelenk 48
–, Vorteile 43
aseptische Lockerung 209
Außenbandruptur 119ff., 140
–, Nachbehandlung 141

Bandplastik
–, Knie 186ff.
–, oberes Sprunggelenk 143ff.
Bandverletzung
–, Daumengelenk 109ff.
–, Ellenbogengelenk 104
–, Fingergrundgelenk 108
–, Handwurzel 151ff.
–, Kniegelenk 119
–, Sprunggelenk 143ff., 157ff.
Bankart-Läsion 46–47, 103
Basic Multicellular Unit 25–26
Belastungstoleranz 24
Boutonniere-Deformity s. Knopflochdeformität
Bruchlast 28
Bruchmoment 31

Chondropathia patellae 49
coraco-acromiales Fenster 62
Coxa valga 223
Cybex-Gerät 187

Dämpfungseigenschaft 17
Dämpfungskapazität 14, 37
Dauerschwingfestigkeit 205
De Quervainscher Verrenkungsbruch 151, 156, 174
Diffusion 22
Diffusionsstrecke 26
Discus articularis 50–51
Discusverletzung 155
Dissoziation, scapho-lunäre 153
Domäne 20

Eaton und Littler, Op. nach 112
Elmslie-Plastik 203
Ermüdungsfraktur 30–31, 38, 135
–, Diagnostik 31
– und Insertionstendopathie 32
– und Muskulatur 31, 38
–, operative Therapie 121
–, Szintigraphie 31

Fersenbeinbruch 118
Finite Elemente 28
Fixateur externe 134
Frank, J.P. 7
Freizeitunfälle 94

Galen 6
giving way 149, 177
Glucosaminoglykane 20

Hämarthros 45, 52
Hämatom, subunguales 105
Haglund-Exostose 88
Hangman's fracture 130
Hill-Sachs-Läsion 46–47, 103
Hippokrates 6
Hoffmann, F. 7
Hüftgelenk 224ff.
Hygieia 2
Hygiene 6
Hystereseschleife 12

Inaktivitätsatrophie 25
Instabilität, chronische 143, 149
–, funktionelle 177
–, perilunäre 154
ISG-Blockierung 222

Jumpers-Knee 121

Karystos, Diokles von 6
Knochen 25
–, Belastung 26–27
– und Dehnung 29
– und Druck 29
–, Überlastung 30
Knopflochdeformität 106–107
Knorpel und Druck 21
–, funktionelle Hypertrophie 21
–, hyaliner 20
– und Mikrotrauma 23
– und Muskulatur 20
– und Scherkräfte 21
–, Trainingswirkung 22
–, Überlastung 23
–, Zusammensetzung 20
Kohlefaser-Plastik 144
Kompartment-Syndrom 86, 121
Kontaktheilung 25
Kraftwirkung beim Gehen 27
– beim Sprint 27
– beim Weitsprung 27
Kreuzbandruptur 169, 177

Leistenschmerz 221
Ligament-Sicherungssystem 162
Luxation, Ellenbogengelenk 104
–, Fingergrundgelenk 108
–, Kahnbein 151
–, perilunäre 151
–, Schulter 103
Luxatio pedis cum talo 116
Lysholm-Score 189

Makrotrauma 14
Mallwitz 2, 7
Mikrofraktur 30
Mikrotrauma 14, 17
– und Sehne 14, 17
Momentengleichgewicht 229
Muskelkater 78
Muskelriß 78ff.
Muskelverletzungen 77
Myositis ossificans 78, 87

Operative Therapie, Achillessehnenruptur 117
– –, Acromioclaviculargelenk 102
– –, Bandinstabilität 119ff., 140
– –, Bandruptur, Sprunggelenk 116ff.
– –, Ermüdungsbruch 121
– –, Fersenbeinbruch 118
– –, Fingerverletzung 106ff.
– –, Indikation 93ff.
– –, Kompartmentsyndrom 121
– –, Rotatorenmanschette 103
– –, Schulterluxation 103
– –, Wirbelsäule 129ff.
Osteochondronekrose 15
Osteoclasten 26
Osteogenese 25

Paratenonitis 89
Pauwels, F. 29
perilunäre Verrenkung 151, 174
Periostlappenplastik 119, 144, 159, 200
Peronaeus-brevis-Plastik 201
Philotimos 6
planar crimp 12
Platon 1
PNF (proprioceptive neuromusculäre Fascillation) 194
Praxagoras 6
Proteoglykane 20
Prothese, zementiert 209
–, zementfrei 209

Rehabilitation 179
Remodeling 25, 29
–, externes 26
–, internes 26
Rotatorenmanschette 51, 53, 103
Roux 11, 24

Scapho-Capitate-Fracture-Syndrome 151, 157
Schmidt, F.A. 7
Schreber 2
Schultergelenk, Instabilität 64
–, Retrotorsionswinkel 64, 68
Schulterinstabilität 103
Schutzreflexe, neuromusculäre 188
Second-Stage-Ruptur 116
Sehne, funktionelle Anpassung 13, 17, 37
–, Hookscher Bereich 12
–, plastische Verformung 12
–, Prophylaxe 18

Sehne, Spannungs-Dehnungsdiagramm 12
—, Toepart-Bereich 12
—, Überlastung 17
Skidaumen 110
Snow, Op. nach 107
Sonographie 58, 61, 91
—, Ablenkungsphänomen 61, 63
—, Achillodynie 84—86, 88
—, Acromioclaviculargelenk 66
—, Artefaktbildung 61
—, Auflösungsvermögen 76
—, Coxitis 68
—, Ellenbogengelenk 67
—, Epiphysenlösung 68
—, Ergußbildung 69—70
—, Haglund-Exostose 88
—, Hand 67
—, Hill-Sachs-Delle 64, 66
—, Hüfte 68
—, Kniegelenk 71
—, Kompartment-Syndrom 86
—, Meniscusverletzung 71—73
—, M. Perthes 68
—, Muskelhernie 82
—, Muskelsepten 63
—, Muskelverletzungen 77ff.
—, Myogelose 82
—, Rotatorenmanschette 62, 64
—, Schulter 64, 91
—, Sehne 61, 89
—, Sprunggelenk 71
Spondylodese 135, 139
Spondylolisthesis 135
Spondylolyse 135

Sportfähigkeit, nach Bandplastik 179ff., 186ff., 189ff.
—— am OSG 196, 218
— nach Endoprothese 204ff.
— nach Kreuzbandplastik 192ff., 195, 218
—, postoperative 179
Sportmedizin, Grundsätze 9
Sportverletzungen, endogene 94, 97
—, exogene 94, 97
stress fracture s. auch Ermüdungsfraktur 30
stress protection 38
Supinatorsyndrom 104
Supraspinatussehne 65

Tenodese 144
Tissot 7
Tossy 102
Tranquilli-Leali-Kutler 105

unhappy triad 161

Versehrtensport 2—3
V-Y-Plastik 105

Watson-Jones-Plastik 144, 160
weiche Leiste 222
Witt, A.N. 2
Wöhler-Diagramm 29

Hefte zur Unfallheilkunde

Beihefte zur Zeitschrift „Der Unfallchirurg". Herausgeber: J. Rehn, L. Schweiberer, H. Tscherne

---

Heft 202: **P. Habermeyer, H. Resch**
Isokinetische Kräfte am Glenohumeralgelenk / Die vordere Instabilität des Schultergelenks
1989. Etwa 180 S. 65 Abb. Brosch. DM 86,-
ISBN 3-540-51122-9

Heft 201: **W. Hager** (Hrsg.)
Brüche und Verrenkungsbrüche des Unterarmschaftes
22. Jahrestagung der Österreichischen Gesellschaft für Unfallchirurgie, 2.–4. Oktober 1986, Salzburg
1989. XIX, 431 S. 191 Abb. 240 Tab. Brosch. DM 198,- ISBN 3-540-50741-8

Heft 200: **A. Pannike** (Hrsg.)
5. Deutsch-Österreichisch-Schweizerische Unfalltagung in Berlin 18.–21. November 1987
1988. LV, 716 S. 179 Abb. Brosch. DM 178,-
ISBN 3-540-50085-5

Heft 199: **V. Bühren, H. Seiler** (Hrsg.)
Aktuelle Aspekte in der arthroskopischen Chirurgie
Grundlagen, Techniken, Alternativen
1988. X, 203 S. 120 Abb. 55 Tab. Brosch. DM 124,-
ISBN 3-540-50073-1

Heft 198: **R. Wolff**
Knochenstabilität nach Kontakt- und Spaltheilung
Eine tierexperimentelle Studie
1989. XIV, 104 S. 46 Abb. Brosch. DM 75,-
ISBN 3-540-50107-X

Heft 196: **A. Biewener, D. Wolter**
Komplikationen in der Unfallchirurgie
Computergestützte Datenanalyse über einen Fünfjahreszeitraum
1989. VIII, 192 S. 23 Abb. 165 Tab. Brosch. DM 89,-
ISBN 3-540-50004-9

Heft 195: **P. Habermeyer, P. Krueger, L. Schweiberer** (Hrsg.)
Verletzungen der Schulterregion
VI. Münchener Innenstadt-Symposium, 16. und 17. September 1987
1988. XIV, 300 S. 162 Abb. 46 Tab. Brosch. DM 156,- ISBN 3-540-19316-2

Heft 194: **S. B. Kessler, L. Schweiberer**
Refrakturen nach operativer Frakturenbehandlung
1988. XI, 73 S. 75 Abb. Brosch. DM 68,-
ISBN 3-540-19018-X

Springer-Verlag Berlin
Heidelberg New York London
Paris Tokyo Hong Kong

Preisänderungen vorbehalten

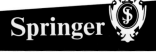

Hefte zur Unfallheilkunde

Beihefte zur Zeitschrift „Der Unfallchirurg". Herausgeber: J. Rehn, L. Schweiberer, H. Tscherne

---

Heft 193: **I. Scheuer, G. Muhr**

Die Meniskusnaht
Eine sinnvolle Therapie
1988. VIII, 102 S. 40 Abb. Brosch. DM 78,-
ISBN 3-540-18957-2

Heft 192: **C. Eggers**

Einbauverhalten autologer Knochentransplantate
Bedeutung der Transplantatverdichtung und der Lagerstabilität
1989. VIII, 114 S. 87 Abb. 17 Tab. Brosch. DM 69,-
ISBN 3-540-50514-8

Heft 191: **L. Faupel**

Durchblutungsdynamik autologer Rippen- und Beckenspantransplantate
1988. VIII, 72 S. 38 Abb. 13 Tab. Brosch. DM 53,-
ISBN 3-540-18456-2

Heft 190: **J. Hanke**

Luxationsfrakturen des oberen Sprunggelenkes
Operative Behandlung und Spätergebnisse
1989. XI, 131 S. 76 Abb. 16 Tab. Brosch. DM 78,-
ISBN 3-540-18225-X

Heft 189: **A. Pannike** (Hrsg.)

50. Jahrestagung der Deutschen Gesellschaft für Unfallheilkunde e. V., 19.-22. November 1986, Berlin
Präsident: H. Cotta
Redigiert von A. Pannike
1987. LXXV, 1243 S. (in zwei Bänden, die nur zusammen abgegeben werden). 486 Abb. Brosch.
DM 348,- ISBN 3-540-17434-6

Heft 188: **R. Op den Winkel**

Primäre Dickdarmanastomosen bei Peritonitis
Eine Kontraindikation?
1987. VIII, 122 S. 102 Abb. Brosch. DM 98,-
ISBN 3-540-17428-1

Heft 187: **W. Hohenberger**

Postsplenektomie-Infektionen
Klinische und tierexperimentelle Untersuchungen zu Inzidenz, Ätiologie und Prävention
1987. XI, 112 S. 11 Abb. Brosch. DM 46,-
ISBN 3-540-17429-X

Heft 186: **U. P. Schreinlechner** (Hrsg.)

Verletzungen des Schultergelenks
21. Jahrestagung der Österreichischen Gesellschaft für Unfallchirurgie, 3.-5. Oktober 1985, Salzburg
Kongreßbericht im Auftrage des Vorstandes zusammengestellt von U. Schreinlechner
1987. XX, 487 S. 244 Abb. Brosch. DM 198,-
ISBN 3-540-17431-1

Heft 185: **D. Wolter, K.-H. Jungbluth** (Hrsg.)

Wissenschaftliche und klinische Aspekte der Knochentransplantation
1987. XII, 319 S. 195 Abb. 19 Tab. Brosch. DM 155,-
ISBN 3-540-17312-9

Preisänderungen vorbehalten

Springer-Verlag Berlin
Heidelberg New York London
Paris Tokyo Hong Kong

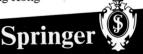